E. u. P. Friedrich

Charaktere

Teil II

Edeltraud Friedrich
Peter Friedrich

Charaktere Homöopathischer Arzneimittel Teil II

Traupe-Vertrieb
1992

TRAUPE-Vertrieb
Friedrich
Ahornring 85
8011 Höhenkirchen-Sbr.

Preis: DM 68.--

Druck: Eder & Poehlmann, 8011 Neukeferloh
Bindung: Bückers, 8011 Anzing

ISBN 3-9802834-2-9

Inhaltsverzeichnis:

Das Ganze
ist größer
als die Summe
seiner Teile

Der Charakter
ist das seelisch-geistige Gefüge eines Menschen,
in dem seine Leistungen und Schöpfungen entstehen
und auf das seine Handlungen und Verhaltensweisen
zurückgeführt werden können.

Vorwort

Kurz nach Erscheinen des ersten Bandes motivierten uns interessierte und dankbare Leser, mit der Arbeit in dieser Weise fortzufahren. Offenbar waren wir mit unseren personifizierten Darstellungen homöopathischer Arzneimittel den Wünschen vieler Homöopathen entgegen gekommen, neue Informationen und Erfahrungen durch etwas "Lebendiges" zu sammeln. Natürlich können unsere Beschreibungen nicht den einzelnen Patienten in der Praxis ersetzen, aber sie mögen eine Brücke zwischen nüchternen Symptomsammlungen und dem jeweiligen Kranken sein. Kein Patient gleicht dem anderen, und so werden auch unsere "Titelhelden" nicht haargenau dem Kranken gleichen, der sich in Behandlung gibt.

Alles Lebendige läßt sich schwer festhalten und detailliert beschreiben, weil es beweglich ist, und sich seine Ausdrucksform immer wieder wandelt. Obwohl man sich die dargestellten Charaktere variabel vorstellen muß, bieten sie die Möglichkeit, das Wesentliche darin zu erkennen und entsprechend nutzbringend anzuwenden. Bei genauer und eingehender Betrachtung des Kranken wird stets ein Zustand erkennbar sein oder zutage treten, der dem Charakter des Arzneimittels entspricht. Erst dann, wenn der Charakter des Arzneimittels im Kranken entdeckt wurde, ist dem Ähnlichkeitsgesetz genüge geleistet, und es wird Heilung erfolgen.

Um den Charakter eines Arzneimittels zu erarbeiten und ihn im Kranken zu erkennen, bedarf es umfangreicher Studien. Unsere Charakterbeschreibungen sollen dazu Impulse setzen und Anregungen geben. Es ist eine Herausforderung an jeden einzelnen, in sich selbst letztendlich den Charakter eines Arzneimittels zu empfinden, und zwar nicht nur mittels Studium der Materia Medica und Erkennen im Patienten sondern auch mittels Selbstversuche durch Arzneimittelprüfungen.

Wenn bei der Darstellung eines Arzneimittelbildes die geistigen und seelischen Symptome in den Vordergrund gestellt werden, so bedeutet dies nicht, daß die vielen körperlichen Symptome außer acht gelassen werden. Körperliche Symptome sind zwar ein wichtiger Bestandteil eines jeden Arzneimittelbildes, sie sind jedoch wiederum eine Manifestation der geistig-seelischen Prozesse. Aus diesem Grund ist es bei der Behandlung von großer Bedeutung, den Erkrankten gerade von der geistigen und emotionalen Seite her zu erkennen und zu verstehen.

Die körperliche Symptomatik kann derart umfangreich sein, daß das Erkennen des jeweiligen Charakters sehr schwer ist. Wer den zahlreichen körperlichen Symptomen mehr Aufmerksamkeit widmen möchte, sollte nicht nur Allens "Encyclopedia", Herings "Guiding Symptoms" oder den "Clarke" studieren, sondern auch die "Reine Arzneimittellehre" und die "Chronischen Krankheiten" von S. Hahnemann.

Demjenigen, der den Charakter eines Arzneimittels einmal erarbeitete und erlebte, wird es nicht mehr möglich sein, z. B. Rhus-t. nur wegen Verzerrungen, Lyc. nur wegen Blähungen, Agar. nur wegen Zuckungen usw. zu geben. Er wird von nun an neben der akuten Symptomatik den gesamten charakteristischen Zustand im Kranken erkennen, in den Vordergrund stellen und die Reichweite des verabreichten Arzneimittels bewußt erleben.

Wir hoffen, daß auch dieser Band dazu beiträgt, in der Homöopathie nicht nur die Symptome zu behandeln, sondern den Kranken in seinem charakteristischen Zustand zu erfassen und dadurch mit dem zutreffenden Arzneimittel nach dem Ähnlichkeitsgesetz behandeln zu können.

April 1992
Edeltraud Friedrich, HP
Peter Friedrich, HP

Hinweis:
Bei der Symptomauflistung wurde das Synthetische Repertorium verwendet, um eine umfangreichere Darstellung zu ermöglichen. An dieser Stelle soll erwähnt werden, daß Symptome an sich, wie sie im Repertorium vorgefunden werden - ohne dem Wissen des Charakters eines Arzneimittels -, lediglich als ein Indexbegriff in einem Buch anzusehen sind. Der Indexbegriff, also das Symptom, vermittelt noch nicht, um welchen Zustand und Charakter es sich handelt. Um den Charakter eines Symptoms zu erleben und zu empfinden, ist nicht nur das Studium der Materia Medica unter sämtlichen Aspekten sondern auch das Studium des Kranken in seinen entsprechenden Strukturen nötig.

Verwendete Symbole:
< = schlechter
> = besser

Bei den Symptomen wurden absichtlich Freiräume für persönliche Eintragungen gelassen.

"Es gibt einige wenige Arzneien, deren meiste Symptome mit den Symptomen der gewöhnlichsten und häufigsten Krankheiten des Menschens, wenigstens in Europa, an Ähnlichkeit übereinstimmen und daher sehr oft hilfreiche homöopathische Anwendung finden. Man könnte sie Polychreste nennen."
(Samuel Hahnemann, Reine Arzneimittellehre, Band 1, Seite 192)

AGARICUS MUSCARIUS

Die Familie Agaricus hatte wenig Geduld mit dem kleinen Muscarius, denn dieser benahm sich oft sehr ungeschickt. Es dauerte lange, bis sich Muscarius tolpatschig und unsicher fortbewegen konnte, und es schien seinen Eltern wie eine Ewigkeit, bis er endlich die ersten zaghaften Worte sprach. Vater und Mutter hätten gerne ein gewandteres Kind gehabt, was sie den Kleinen durch ihr barsches Wesen auch oft genug merken ließen. Muscarius war schnell überfordert und zeigte bei der kleinsten Anstrengung rote Ohren. Seinen einfältigen, naiven Blick bezeichnete der Vater immer wieder als idiotischen und tölpelhaften Gesichtsausdruck, wodurch sich Muscarius gedemütigt fühlte. Der Junge machte viele Fehler beim Sprechen, was des Vaters Ungeduld natürlich auf die Spitze trieb.
"Sprich ordentlich, du Trottel!" schrie er seinen Sohn an, der allmählich und unbemerkt verängstigt mit den Augen zu zwinkern begann.

War der Vater einmal besserer Laune, so nannte er seinen Jüngsten spaßhaft "Pilz". Weder Vater noch Mutter merkten, daß sich dieser Pilz langsam zu einem Giftpilz entwickelte, weil ihm immer wieder die Erlaubnis verweigert wurde, sich ganz ungezwungen so zu geben, wie er nun mal war. Seine Eigenart wurde unterdrückt, wodurch Muscarius immer mehr zu einem gehemmten Kind wurde. Wenn er Gegenstände fallen ließ oder Fehler beim Sprechen machte, reagierten seine Eltern bestenfalls mit "Oh, Gott!" und zeigten ansonsten wenig Verständnis für die Tolpatschigkeit ihres Sohnes. Muscarius begann schließlich zu stottern und auch zucken. Er konnte sich in keiner Weise mehr gelöst äußern.

Als der Vater eines Tages auf Muscarius' Grimassen aufmerksam wurde, dachte er an eine Narretei und verabreichte seinem Sohn eine Ohrfeige. Dieser bekam auf die Bestrafung hin Zuckungen am ganzen Körper und stieß dabei die wertvolle Edelpilz-Käseplatte vom Tisch. Auch in dieser

Handlung vermutete der Vater eine böswillige Absicht, weshalb er sich den unverschämten Frechdachs wutentbrannt übers Knie legen wollte. Da merkte er gerade noch rechtzeitig, daß Muscarius' Körper ziemlich steif war und heftig von schleudernden, blitzartigen Bewegungen ergriffen wurde. Der daraufhin gerufene Arzt stellte einen Anfall von "Chorea minor" fest und erteilte den Rat, das Kind schlafen zu legen, wodurch dieser Zustand bald wieder verschwand.

In der Schule hatte Muscarius, wie nicht anders erwartet, Schwierigkeiten bei der Konzentration und bei der Koordination. So konnte er beispielsweise die einzelnen Buchstaben lesen, brachte sie aber nicht zusammen in ein ganzes Wort. Er konnte die Dinge schwer auf einen Nenner bringen, was sich auch später beim Bruchrechnen bemerkbar machte. Manchmal sah er beim Lesen Flecken oder Fliegen vor den Augen, aber kein Mensch glaubte ihm. Besonders sein Vater dachte dabei wieder an einen speziellen Gag und schickte Muscarius deshalb kurze Zeit später als "Fliegenpilz" zur Faschingsfeier in die Schule. Muscarius empfand das als schlimme Strafe, weil seine Freunde alle als Cowboys oder Indianer verkleidet waren, und zuckte deshalb nervös mit den Mundwinkeln. Die Mutter wollte ihm zum Abschied noch eine rote Pappnase umbinden, als sie dabei verblüfft feststellte, daß die Nasenspitze ihres Sohnes noch roter war als das Provisorium und daß sich deshalb solche Verkleidungen erübrigten.

Wenn Muscarius abends zu Bett gehen sollte, wurde er oft erst so richtig aktiv. Er kramte allerlei Spiele herbei, hüpfte, sprang und tanzte heiter herum. Fröhlich sang er ein Liedchen nach dem anderen, juchzte, pfiff, lachte und schrie ausgelassen und in großer Begeisterung seine Gedichte hinaus. Es fielen ihm sogar völlig neue Reime ein, die er schnell vor sich hinplapperte. Ermahnungen, endlich ins Bett zu gehen, überhörte er gänzlich, weil er vor lauter Reden nichts aufnehmen konnte. Muscarius sprach unentwegt und ließ sich durch nichts in seinem Redefluß unterbrechen. Fragen seiner Eltern überging er, während er in seiner Geschwätzigkeit ohne Unterbrechung von einem Thema zum anderen übersprang. Eines Tages wurde es seinem Vater zu bunt, weshalb er Muscarius fassen und zu Bett bringen wollte. Dieser aber wich ihm flink aus, sprang mit einem Satz auf die Kommode und setzte von dort quietschend auf den Kaminsims über. Während der Vater hinter ihm nachjagte, wich Muscarius juchzend und schreiend auf das Fensterbrett aus und blinzelte ihm von dort aus schelmisch zu. Vergnügt stürzte er sich von dieser Position aus auf die Couch und war für den rasenden Vater einfach nicht zu greifen.

Am Morgen danach lag Muscarius wie tot im Bett und reagierte äußerst verdrießlich, als er zum Schulgang geweckt wurde. Er wollte sich weder anziehen, waschen, noch frühstücken, und reden mochte er überhaupt nie mehr. Träge und apathisch ließ er sich ins Badezimmer schieben, wo er sich müde, verwirrt und überaus schwach am Waschbecken festhielt, während die Mutter ihn waschen mußte. Stumpf ließ er sich ankleiden und saß danach unentschlossen, schmollend und mit zuckenden Augenlidern vor seinem Frühstück. Traurig und beinahe leblos schlich er zuletzt aus dem Haus und schleppte sich der Schule entgegen.

Manchmal bekam Muscarius einen unerträglichen Juckreiz, der sich über den ganzen Körper erstreckte und beim Kratzen ständig die Stelle wechselte. Das war besonders dann zu beobachten, wenn der Junge nervös und kraftlos war. Solche Gelegenheiten ergaben sich zum Beispiel am Nachmittag beim Bearbeiten seiner Hausaufgaben. Erschöpft von der Schule und unruhig durch Mutters hartnäckige Anforderungen spürte er bald ein Stechen und Brennen am Rücken, bald ein Kribbeln an den Oberschenkeln und ein Beißen an den Armen. Er kratzte sich bisweilen blutig, aber das half ihm wenig. Je mehr er sich geistig anstrengen mußte, desto schlimmer wurde der Juckreiz.

Muscarius ließ sich im allgemeinen sehr viel gefallen, weil er zu gutmütig und zu unbeholfen war, um sich entsprechend zur Wehr zu setzen. Dafür schnappte er hin und wieder wegen winziger Kleinigkeiten über. Man konnte den Eindruck gewinnen, daß Muscarius immer wartete, bis das Maß voll war, weshalb dann ein einziger Tropfen ausreichte, um das Faß zum Überlaufen zu bringen. So genügte es, wenn ein Mitschüler auf dem Pausenhof zufällig seinen Arm streifte, um launisch loszubrüllen. Zog sich der Gemaßregelte nicht sofort zurück, zeigte sich Muscarius dermaßen erregt und unbeherrscht, daß er wütend und gehässig auf ihn einzuschlagen begann. Gegenwehr reizte ihn noch mehr, und so konnte sich Muscarius ohne weiteres in ein rasendes Delirium steigern. Hatte er sich auf diese Weise ausgetobt, war er hinterher schlaff, matt und wie betäubt.

Nachdem Muscarius erwachsen war, zeigte sich in seinem Verhalten keine wesentliche Veränderung. Immer noch war er ein ausgesprochener Morgenmuffel, der abends manchmal nicht zu bremsen war. Er verbrachte viele durchzechte Nächte, in denen er fröhlich Karten spielte und in einem endlosen heiteren Monolog verwaschen und nuschelnd seine Verse zum besten gab. Wenn er in seinem Redefluß großartige Prophezeiungen machte, sperrten seine Kameraden Augen und Ohren auf und wollten Näheres darüber wissen. Aber Muscarius beantwortete nicht eine einzige Frage, sondern sprang zur allgemeinen Verwirrung stattdessen schon wieder auf ein völlig anderes Thema über.

Manchmal war Muscarius völlig von Sinnen, wenn sein Magen nicht in Ordnung war. Er empfand ein drückendes Gewicht wie von einem schweren Klumpen in der Magengegend und mußte immer wieder Luft aufstoßen. Das genügte ihm bereits, um eine unheilbare Krankheit wie Magenkrebs zu befürchten und sich sowie seine ganze Umgebung mit seiner ungeheueren Furcht verrückt zu machen. Er begann damit, alles mit Krankheit und Tod zu assoziieren, weil das wohl das ergreifendste Thema für ihn war.

Nicht immer war Muscarius am Abend gut aufgelegt. Er konnte auch völlig nervös und erschöpft von der Arbeit nach Hause kommen, ein Krabbeln, Kriechen und Ameisenlaufen unter seiner Haut spüren und dennoch in diesem Zustand zum Kartenspielen gehen. Dann war er unruhig, kratzte und schruppte seine beißende und kribbelnde Haut oder empfand einen Schmerz, als ob eiskalte Nadeln ihm unter die Haut fuhren. Gelegentlich zwinkerte, blinzelte oder zuckte er zusammen, was beim Kartenspielen sehr verhängnisvoll werden konnte, weil es wie eine verbotene Information an den Partner und damit wie ein Betrug an der Gegenpartei aussah. Bei einer solchen Gelegenheit wagte es ein Mitspieler, Muscarius zu Ordnung und Solidarität zu ermahnen. Muscarius reagierte daraufhin wie ein Stier, der ein rotes Tuch sah, und tobte wie wahnsinnig in ungeheuerer Zerstörungswut herum. Zu später Stunde torkelte und stolperte er dann in berauschtem Zustand nach Hause.

Der Morgen spielte sich natürlich noch wesentlich schlimmer als in seiner Kindheit ab. Er fühlte sich hundeübel und war total verzweifelt. Aber dennoch blieb ihm nichts anderes übrig, als sich depressiv auf den Weg zur Arbeit zu machen. Muscarius mußte Montagearbeiten durchführen, wobei er gelegentlich auch Tätigkeiten im Freien zu erledigen hatte. Bei solchen Gelegenheiten reichte im Winter eine Unterkühlung aus, um Erfrierungserscheinungen an den Ohren, im Gesicht sowie an Händen oder Füßen aufzuweisen. Während die Berufsgenossenschaft eine angemessene Entschädigung für seine Frostballen und die meisten Erfrierungen bezahlte, weigerte sie sich gleichzeitig, auch seine rotblaue Nase als Berufsleiden anzuerkennen. Sinngemäß teilte man ihm mit, daß ein anderer, völlig unpopulärer Grund als Ursache für seine Knollennase in Frage käme.

Obwohl Muscarius verheiratet war, kam es eines Tages zu einem ungewollten Flirt. Muscarius blinzelte und zwinkerte aus Nervosität vor sich hin, was eine Frau wohl mißverstand, denn sie verwickelte ihn sofort in ein anzügliches Gespräch. Dabei kam Muscarius' Lüsternheit an die Oberfläche und konnte nicht mehr eingedämmt werden. Er folgte ihr in die Wohnung, wo er sich ziemlich gierig an sie heranmachte. Allerdings ließ seine Potenz plötzlich sehr zu wünschen übrig, was die aufgeheizte Stimmung schnell abflauen ließ. Als er auch noch daran dachte, wie fürchterlich er sich nach dem letzten Koitus vor einem Jahr gefühlt hatte, konnte keine Begeisterung mehr in ihm aufkommen. Damals war er vor Schwäche beinahe ohnmächtig geworden und hing tagelang schlaff und matt mit schlimmsten Depressionen herum.

Dieser Gedanke verdarb ihm letztendlich jeglichen Appetit auf Sex und veranlaßte ihn, sich in einem günstigen Augenblick schnellstens aus dem Staub zu machen. Fluchtversuche gehörten schließlich zu seinen Spezialitäten, wenn er keine andere Möglichkeit mehr sah, um sich die nötige Freiheit zu verschaffen. Leider hatte er in seiner Verwirrung die Schuhe vergessen und mußte deshalb trotz Schnee und Kälte barfuß nach Hause laufen. Zitternd und schnatternd fiel ihm ein, daß die neuen Frostballen auf das Konto der Berufsgenossenschaft gingen, weil es wohl eine "Säufernase", aber keine "Säuferfüße" gab.

Dieser Schabernack heiterte ihn trotz Eiseskälte auf. Hüpfend, springend und singend bewegte er sich seinem Heim entgegen, wobei er wieder poetisch wurde. Glucksend und lachend sang er seine Reime in die Nacht hinaus:

"*Ohnmacht und Depression -*
welcher Mann will das schon?
Ist dein Pilz klein und schlapp -
*haust du am besten a*b!"

WESEN:

Agaricus muscarius, der Fliegenpilz, wächst in Wäldern und Heidelandschaften und kann je nach Herkunftsgebiet unterschiedliche Giftigkeitsgrade aufweisen. Muskarin, das im Fliegenpilz enthaltene Gift, ähnelt in seiner Wirkung teilweise dem Atropin der Tollkirsche. Es ruft starke Ängste, Reizbarkeit, Erregung bis hin zu Tobsuchtsanfällen mit anschließenden Lähmungserscheinungen hervor. Nordische Völkerstämme nahmen früher den Pilz zu sich, wenn eine Schlacht bevorstand, weil sie dadurch aufgeheizt und in blinde Wut gesteigert wurden. In Asien gilt der Fliegenpilz als Rauschgift. Er vermag den Menschen in Ekstase zu steigern und kann wie andere Drogen Halluzinationen hervorrufen und Verzückung bewirken. Der Berauschte verläßt seinen Körper und erlebt eine verklärte Traum- und Wunschwelt, weshalb sich das anschließende Zurückkehren in die weit weniger angenehme Wirklichkeit als ziemlich ernüchternd und erdrückend erweist.

Das Vergiftungsbild nach dem Verzehr von Fliegenpilzen zeigt im allgemeinen Übelkeit, Erbrechen, Speichelfluß, brennenden Durst, Koliken, Durchfall, Berauschtheit mit unsicheren Bewegungen, Zittern, Zucken und Krämpfe. Es besteht eine große Empfindlichkeit gegen Licht und Berührungen. Anschließend kommt es zur Verlangsamung oder Einschränkung sämtlicher Funktionen bis zur Ohnmacht oder sogar zum Herzstillstand.

Der Agaricus-muscaricus-Patient ist im allgemeinen gemütlich, gemächlich und bequem. Er gehört zu den Spätentwicklern, muß alles gründlich verarbeiten und braucht für seine Persönlichkeitsentfaltung viel Sicherheit und Geborgenheit. Aufgrund seiner Gutmütigkeit und Naivität hat er eine sehr weit gesteckte Toleranzgrenze und kann viel erdulden. Es fällt ihm schwer, sich zu wehren und sich selbst zu verteidigen, wodurch er leicht in das Schlepptau stärkerer Personen und damit in Abhängigkeit gerät. Er erwartet Beistand durch andere, weil er sich für eine ausreichende Eigeninitiative nicht stark genug fühlt. Die bedächtige Verarbeitungsweise sowie die Gutmütigkeit und das mangelnde Durchsetzungsvermögen hindern ihn immer wieder daran, seine Aggressionen auszuleben. Deshalb kommt es bei ihm zu Affektstauungen, die sich zu einem späteren Zeitpunkt plötzlich gewaltsam entladen können, sobald seine Geduld am Ende ist.

Das Agaricus-Kind ist meistens etwas behäbig, träge und ungeschickt. Aus diesem Grunde entwickelt es sich langsam und lernt erst spät zu gehen und zu sprechen. In schlimmeren Fällen kann es tolpatschig, dumm oder stumpfsinnig wirken. Durch seine Plumpheit, Unbeholfenheit und Ungeschicklichkeit fühlt sich das Kind sehr gehemmt und möglicherweise erfährt es durch seine Umgebung noch eine zusätzliche Hemmung. Oft fehlt den Eltern das Verständnis und die Geduld, mit diesem Kind umzugehen, weshalb sie harte und strenge Erziehungsmethoden anwenden. Das Kind kann sein Recht auf Eigenart nicht wahrnehmen und unterdrückt aus Angst vor Strafe Gefühlsäußerungen wie Wut, Haß, Neid und Eifersucht. Es verdrängt den eigenen Willen, äußert seine Aggressionen nicht und beugt sich der Macht anderer.

Darf sich das Kind körperlich nicht ausdrücken und entfalten, wie es seiner Eigenart entspricht, so wird ihm durch die Bewegungseinschränkung das gesunde Gefühl für seinen Körper genommen. Das Kind fühlt sich in seinem Körper nicht wohl, entwickelt eine große Unsicherheit gegenüber seinen Äußerungen und untersagt sich deshalb weitgehend seinen expansiven körperlichen Ausdruck. In scheinbarer Willen- und Machtlosigkeit läßt es alles über sich ergehen, während sich innerlich die Aggressionen anstauen. Zwischen innen und außen kann kein harmonischer Austausch mehr stattfinden, und so werden schließlich Bewegungsfluß und Sprachfluß gehemmt.

Weil der Patient nicht die Stärke aufbringt, Herr über sich selbst zu sein, und sowohl sich als auch seine Bewegungen nicht unter Kontrolle hat, entgleisen schließlich die dem Willen unterworfenen Funktionen und machen sich selbständig. Es kommt zu unwillkürlichen und ungeordnet ablaufenden Bewegungen, zu Blinzeln, Zucken, Stottern und Krämpfen. Die unzusammenhängende und fehlerhafte Sprache des Patienten sind Ausdruck nicht gewagter Trotzhandlungen und symbolisieren Zweifel und Zögern, ob er das überhaupt aussprechen darf, was er sagen will.

In der Schule kommt das Agaricus-Kind nur mühsam vorwärts, weil es ihm besonders am Morgen schwer fällt, sich zu konzentrieren und Dinge zu koordinieren. Dafür kann es sich abends in nicht enden wollende Aktivitäten und in einen unbezwingbaren Redefluß steigern. Dabei überhört es stets die Ermahnungen der Erwachsenen, endlich zu Bett zu gehen. Wird es aufgrund seiner Unfolgsamkeit bestraft, so können anstelle von unterdrückten Trotzhandlungen Zuckungen und Krämpfe auftreten.

Die nicht gewagten Widerstände können sich jedoch auch in Form von Ungeschicklichkeit manifestieren. Dann läßt der Agaricus-Patient Dinge fallen und macht mit seiner Tölpelhaftigkeit die Umgebung unsicher. Immer wieder entgleitet ihm etwas, wofür er nicht verantwortlich gemacht werden kann. Gelegentlich benützt er auch aufdringliches und ununterbrochenes Reden als Ersatzhandlungen für seine unterdrückten und gehemmten Aggressionen, obwohl er im allgemeinen eher als wortkarg gilt.

Die Hemmung des Agaricus-Patienten erstreckt sich auch auf den sexuellen Bereich, denn trotz starker Libido sind seine Erektionen mangelhaft und unzuverlässig. Wenn der Druck durch Aggressions- und Triebhemmung in ihm zu stark wird, lösen sich die Stauungen, und es kommt zu unwillkürlichen Entladungen, denn nach soviel vorangegangener Hemmung kann der Patient durch nichts mehr gestoppt werden. Das mag sich entweder in Form von Zuckungen, Krämpfen und Chorea auf der körperlichen Ebene äußern, oder aber auf der emotionalen und mentalen Ebene in Tobsuchtsanfall, Verwirrung und Delirium manifestieren.

Zeigt sich das Erregungsstadium auf der körperlichen Ebene, sind ungewollte, fahrige und zuckende Bewegungen die Folge. Die Funktionen der unwillkürlichen Muskulatur entziehen sich der menschlichen Kontrolle und machen sich selbständig. Durch die gestörte Motorik kommt es zu schleudernden, blitzartigen Bewegungen, weil plötzlich irgendwelche Impulse in den Körper einschießen. Dabei kommt es zu Zwinkern, Grimassen, Verzerrungen und Zuckungen der Gesichtsmuskulatur, aber auch zu Tics, Zittern und Krämpfen am ganzen Leib. Der Patient wird steif, läßt Gegenstände fallen, taumelt, torkelt und stolpert. Seine in Veitstanz ausartenden Anfälle können durch Schlaf gebessert werden.

Verwirklicht sich das Erregungsstadium im emotionalen Bereich, so benimmt sich der Patient zunächst nervös, ruhelos und hektisch. Mürrisch und eigensinnig verträgt er in diesem Zustand keinerlei Unterdrückung oder Einschränkung. Stellt sich ihm in dieser Verfassung etwas entgegen, reagiert er sehr gereizt, heftig und zornig. Ein unbedeutender Anlaß kann rachesüchtige Gedanken in ihm entfachen und ihn in einen gehässigen, boshaften, wütenden Menschen verwandeln, der mutwillig Dinge vernichtet und in Tobsucht und Wahnsinn endet. Da ihn solche Aktionen seiner gesamten Kräfte berauben, folgt hinterher große Erschöpfung, Niedergeschlagenheit oder sogar Ohnmacht. In der gleichen Weise scheint auch der Koitus den Patienten übermäßig zu beanspruchen und völlig zu überfordern, so daß anschließende Ohnmachten auftreten können.

Beim Agaricus-Patienten wechseln sich verschiedene Zustände ab. Er neigt zu extremen Stimmungsschwankungen und pendelt zwischen Gegensätzen hin und her. Dem ekstatischen Hineinsteigern in eine ungewöhnliche Verfassung folgt jeweils ein jäher Fall ins andere Extrem. Gemäßigtes findet man bei ihm nicht viel, dafür aber umso mehr Exzesse. Seine Fröhlichkeit wird zur Ekstase gesteigert, seine Aggression zur Tobsucht. Auf seine übermäßige Kraftentfaltung und übertriebenen Willensäußerungen bei Tobsuchtsanfällen folgen extreme Schwäche und Willenlosigkeit bis hin zur Ohnmacht. Seine Hochstimmung flaut enorm ab und endet am tiefsten Punkt, nämlich in der Depression.

Wenn er gelegentlich in Hochstimmung ist, was meist abends der Fall ist, zeigt er sich überaus rege, aktiv und aufgedreht. In seiner Ausgelassenheit kennt er keine Grenzen mehr und ist durch nichts zu bremsen. Fröhlich und heiter tanzt, singt, pfeift und juchzt er. Seine Begeisterungsfähigkeit geht ins Übertriebene und Unnatürliche. Er sagt Reime und Verse auf und wird des Redens und Plapperns nicht müde. Sein unentwegtes Reden, das oft unverständlich und verwaschen klingt, kann durch nichts unterbrochen werden. Einmal im Redefluß, läßt er sich durch keine Fragen und kein Dazwischenreden blockieren. Wenn er so richtig in Fahrt gekommen ist, wechselt er sprunghaft ohne Schnaufpause seine Themen und beginnt sogar Prophezeiungen zu machen.

Der Agaricus-Patient leidet an den Folgen von Ausschweifungen, wobei besonders der übermäßige Alkoholgenuß zu erwähnen ist. Er wird erst am Abend so richtig aktiv und steigert sich in sein Trinkgelage. Da Alkohol enthemmend wirkt und die Schleusen öffnet, bringt er die jeweilige Stimmung des Patienten offen hervor. So trinkt sich dieser entweder Mut an, um sich gelöst, glücklich und redefreudig zu zeigen, oder er bringt durch den Alkohol seine verborgenen Aggressionen an die Oberfläche und ist durch nichts mehr in seiner Wut und Gehässigkeit aufzuhalten. Wenn er betrunken ist, lallt und nuschelt er unentwegt vor sich hin und kann durch nichts mehr - außer durch seinen eigenen Schluckauf - unterbrochen werden. Er torkelt, stolpert und hat nichts mehr im Griff. Am nächsten Morgen fühlt er sich dann abscheulich. Er ist meist total frustriert, depressiv, verwirrt und benommen.

Durch die abendliche Verausgabung seiner Kräfte verläuft der Morgen für den Agaricus-Patienten entsprechend schleppend und unerfreulich. Müde, schwer und träge kennt er zu diesem Zeitpunkt keine Beschäftigung, die ihm Freude machen könnte. Geistig zeigt er sich stumpf, unentschlossen oder verwirrt, während er emotional einen schmollenden, verdrießlichen oder verzweifelten Eindruck macht und sich sehr wortkarg gibt. Je ausgelassener er sich in Hochstimmung zeigt, desto trauriger und deprimierter stellt er sich in seinem gegensätzlichen Stadium dar.

Auch unter Sensibilitätsstörungen hat der Agaricus-Patient zu leiden. Er neigt zu Parästhesien wie Kältegefühl, Prickeln, Kribbeln, Kriechen, Ameisenlaufen, Taubheit und Jucken. Das unerträgliche Jucken kann ohne äußere Ausschläge auftreten, kann auch durch Kratzen nicht gebessert werden und erfährt durch geistige Anstrengungen und körperliche Betätigungen noch eine zusätzliche Verschlimmerung. Ein besonders auffälliges Symptom sind im akuten Zustand die Mißempfindungen von eiskalten stechenden Nadeln unter der Haut. Der Patient neigt zu Erfrierungen und Frostbeulen und ist empfindlich gegen kalte Luft. Gesicht, Nase, Ohren, aber auch Hände und Füße, im besonderen also die Akren, sind aufgrund ihrer Kälteempfindlichkeit rot oder bläulich, brennend, juckend und geschwollen.

Charakteristisch für den Agaricus-Patienten sind die Angstzustände, die sich aus der pervertierten Wut entwickelt haben. Es scheint, als ob der Kranke mit allen Mitteln nach einem Grund sucht, um endlich ein Ventil öffnen und die Ängste ausdrücken und formulieren zu können. Deshalb kann er eine geringfügige Erkrankung zu einem lebensbedrohlichen Zustand machen. Ein Außenstehender wird anhand der Symptome niemals ein Problem erblicken können, aber der Agaricus-Patient bündelt seine gesamten Ängste und bringt sie mit der an ihm entdeckten harmlosen Krankheitserscheinung in Zusammenhang. Er fühlt sich bedroht und verängstigt, und für diese angebliche Gefahr findet er eines Tages die Bezeichnung einer schweren, unbezwingbaren Krankheit. Das kann den Agaricus-Patienten in eine solche Furcht versetzen, daß er schließlich glaubt, seinen Verstand zu verlieren. Im Gegensatz zur Realität, wo er sich ohnmächtig empfindet und voll Selbstmitleid ist, sieht er sich in seinen Wahnideen als Kämpfer, Krieger oder Offizier, der sich sehr wohl durchzusetzen weiß.

GEMÜT:

Der Patient ist eigensinnig und mürrisch. Mutwillig, boshaft, gehässig, feindselig und hinterlistig. Reizbar. Launenhaft.

Heiterkeit. Froh, guten Mutes. Verliebt. Umarmt seine Gefährten oder küßt deren Hände. Kindisches und albernes Benehmen. Macht heftige Gesten und Gebärden.

Ruhelosigkeit. Groteskes Tanzen. Rennt herum, an den gefährlichsten Orten. Versucht zu fliehen.

Rasendes Verhalten. Anhaltende Raserei. In der Raserei vermehrte Kraft. Zerstörungssucht. Ekstase. Hysterie.

Rasendes Delirium. Delirium mit gesteigerten Kräften. Delirium wie in einem Rausch. Im Delirium springt er plötzlich aus dem Bett und entflieht.

Wahnidee, Beine und Arme gehören ihm nicht. Hört Stimmen, redet mit abwesenden Personen, sieht Tote oder Leiche seiner Schwester. Glaubt sich am Tor der Hölle und muß seine Sünden bekennen. Ein kleines Loch erscheint wie ein schrecklicher Abgrund oder ein Löffel voll Wasser erscheint wie ein See. Bildet sich ein, der ganze Körper ist verkleinert. Wahnidee, eine hochgestellte Persönlichkeit zu sein. Wahnsinn, Psychose.

Angst, besser durch tief Atmen oder Schwitzen. Angst um Zukunft oder Gesundheit. Nach Menses Angst, die Schlaf verhindert.

Furcht vor drohender Krankheit, besonders vor Krebserkrankung. Furcht, einen Anfall zu bekommen oder verrückt zu werden. Furcht vor Unglück oder Unheil.

Zusammenfahren oder Zucken, das beim Einschlafen aufhört. Schreien im Schlaf.

Schmollen. Abneigung, berührt zu werden.

Neigung zu sitzen. Faulheit und Abneigung gegen Arbeit, besonders abends oder nach Abendessen.

Ungeschickt, linkisch, läßt Dinge fallen.

Unentschlossenheit. Gleichgültigkeit, Apathie. Benommenheit, Betäubung.

Verwirrung. Verwirrung morgens, beim Erwachen, beim Gehen im Freien oder beim Lesen.

Gutes Gedächtnis, Ideenreichtum. Gesteigerte Phantasie. Rege Phantasie abends im Bett, nachts oder mit Schlaflosigkeit. Spricht vom Krieg. Bildet sich ein, er ist ein Offizier. Schmiedet rachesüchtige Pläne.

Neugier. Große Geschwätzigkeit, beantwortet aber keine Fragen. Weigert sich, eine Antwort zu geben. Wechselt schnell von einem Thema zum anderen. Macht Verse.

Fehler beim Sprechen. Vergeßlich, sucht nach Worten beim Sprechen. Unzusammenhängende Sprache. Stoßweises Sprechen.

Schweigsam, Abneigung zu reden oder zu antworten.

Geistige Anstrengung verschlechtert. Geistige Erschöpfung.

Gedächtnisschwäche für das, was er gedacht, gehört oder gerade getan hat.

Geistige Trägheit, besonders morgens und durch geistige Anstrengung. Denk- und Verständnisschwierigkeiten sind abends und nachts besser. Schwieriges Denken und Begreifen bei Kindern. Lernt langsam sprechen. Lernt nur mit Schwierigkeit. Schwierige Konzentration beim Lernen und Lesen. Imbezillität. Demenz.

Gehemmte Entwicklung bei Kindern. Lernt spät gehen.

Nach Koitus Traurigkeit, Schwermut oder Bewußtlosigkeit.

Alkoholismus, Trunksucht. Delirium tremens.

Beschwerden durch: Sexuelle Ausschweifung. Geistige Arbeit. Tadel. Erregung, Emotionen. Zorn. Trunksucht.

ALLGEMEINES:

Äußerlich drückende und wunde Schmerzen. Äußerlich und innerlich reißende, stechende oder brennende Schmerzen. Innerlich stechende Schmerzen, wie von kalten Nadeln. Splitterschmerzen.

In Knochen wunde oder reißende Schmerzen.

Empfindlichkeit gegen Schmerzen.

Gefühl von äußerlichem Zusammenschnüren. Zusammenziehungen, Stenosen nach Entzündungen.

Ameisenlaufen, besonders im Fuß. Gefühllosigkeit, Taubheit. Innerliches Schweregefühl oder Pflockgefühl. Schmerzhafte Lähmung. Paralysis agitans.

Beben. Äußerliches Zittern. Zucken. Sehnenhüpfen. Zucken beim Einschlafen. Muskelzuckungen, besonders beim Einschlafen. Wie elektrischer Schlag.

Krampfartige Bewegungen. Konvulsionen, besonders klonische oder epileptiforme. Periodisch auftretende Konvulsionen, jeden 7. Tag. Konvulsionen mit Fallen. Krämpfe nach Koitus, durch Erregung, Unterdrückung von Hautausschlägen oder Muttermilch.

Chorea, im Schlaf besser. Chorea vor Gewitter oder nach Koitus (bei Frauen).

Vermehrtes Kraftgefühl.

Fühlt sich schlechter am Beginn der Bewegung und besonders nach Bewegung. Bewegung leidender Teile bessert.

Verlangen zu sitzen. Sitzen oder Liegen verschlechtert. Ruhe verschlechtert. Aufstehen bessert.

Schwäche durch geringste Anstrengung. Schwäche während Menses. Zittrige Schwäche, mit Übelkeit.

Mattigkeit, Müdigkeit, Schwäche oder Ohnmacht nach Koitus.

Allgemeine Erschlaffung. Muskelerschlaffung. Körperliche Erschlaffung nach Koitus. Katalepsie.

Nervöse Schwäche, Neurasthenie.

Abneigung gegen Speisen mit Hunger.

Verlangen nach Brandy, Whisky. Alkohol und kalte Getränke verschlechtern.

Beschwerden nach dem Frühstück oder nach dem Essen.

Hautjucken wechselt die Stelle nach Kratzen. Muß kratzen, bis es wund ist oder blutet. Kribbelndes, beißendes oder stechendes, brennendes Jucken.

Hautgeschwüre. Atherome.

Mangel an Lebenswärme, durch Wärme verschlechtert.

Allgemeine Schwellung. Aufgedunsenheit.

Kalter Schweiß. Nachts öliger Schweiß.

Erhöhter, beschleunigter Puls, besonders morgens, aber langsam untertags und abends. Nach Stuhlgang erhöhter und unregelmäßiger Puls.

Lernt spät gehen. Ungeschicklichkeit, Inkoordination, Ataxie. Wackeliger, schwankender und taumelnder Gang.

Aussehen hell, blond, mit schlaffem Gewebe.

Beschwerden bei Kindern oder alten Leuten.

Abmagerung, Marasmus.

Beschwerden einseitig oder kreuzweise, links oben und rechts unten.

Periodizität.

Beschwerden durch: Erfrierungen. Sonnenbestrahlung. Sonnenbrand. Koitus. Sexuelle Exzesse.

MODALITÄTEN:

< durch Kälte, kalte Luft.

< durch Kaltwerden.

< durch Abdecken.

< im Freien.

< durch Gehen im Freien, im Wind.

< durch Gehen, bei Beginn.

< durch körperliche Anstrengung.

< nach Koitus.

< im Stehen, im Sitzen.

< durch Druck.

< durch Berührung.

< durch Einatmen.

< durch geistige Anstrengung.

< beim Nahen eines Sturmes.

< durch nasses, kaltes Wetter.

< im Winter.

< morgens von 5-9 Uhr.

> durch warme Luft.

> durch Warmwerden.

> bei Zimmerluft.

> durch gesteigerte Aktivität.

ALUMINA

Mina war schon als Mädchen blaß, dünn und schwächlich. Sie aß selten und dann auch nur sehr wenig, was die Eltern dazu bewog, ihr den Werdegang vom "Suppenkasper" aufzutischen. "Er wog vielleicht ein halbes Lot und war am fünften Tage tot." hieß es immer. Trotz dieser schicksalhaften Worte konnte Minas Appetit nicht gesteigert werden, stattdessen entwickelte sie ein schlechtes Gewissen und wurde nachts von Angstträumen geplagt. Ab und zu wurde sie von der Mutter erwischt, wie sie gerade an einer Eierkohle lutschte oder das Holz ihres Bleistifts abkaute. Gelegentlich sah man Mina auch aus einer Handvoll Erde feinsäuberlich die Würmer aussortieren - denn Fleisch widerte sie an - und danach den Humus heißhungrig in den Mund schieben.

Einen Großteil ihrer Zeit verbrachte Mina auf der Toilette, weil der Stuhlgang eine schwierige und langwierige Prozedur für sie war. Wenn die Mutter den Verdacht hatte, Mina wolle sich beim "Drücken" nur vor den Schularbeiten drücken, trug sie ihrer Tochter die Bücher bis zur Klosettschüssel nach.
"Wehe, wenn du deine Hausaufgaben nicht machst, dann gibt es heiße Ohren!" drohte die Mutter unnötigerweise, denn heiße Ohrläppchen bekam Mina sowieso, wenn sie sich aufregte. Und wenn sie dermaßen unter Druck gesetzt wurde, konnte sie entgegen ihrer sonstigen Gewohnheit ziemlich reizbar und widerspenstig werden.

In Minas Schulklasse gab es noch eine Namensgefährtin, was oftmals zu Verwechslungen führte. Deshalb beseitigte man dieses Problem kurzerhand, indem man Mina - weil ihr Vater eine Aluminium-Gießerei hatte, - die "Alu-Mina" nannte. Mit dem Lernen hatte Alumina Probleme, weil sie sich nur schwer konzentrieren konnte. Außerdem war sie sehr vergeßlich und sagte oft etwas anderes, als sie eigentlich meinte. Wenn sie mit der Mutter

Hausaufgaben machte, ging es zwar langsam, aber dennoch gut vorwärts. Mußte sie jedoch mit ihrem ungeduldigen Vater Nuxian lernen, wurde aus einer einfachen Sache eine Tragödie.

Einmal testete er Aluminas Englischkenntnisse: "Was heißt Pfeffer?"
Wie eine Maus nagte sie an ihrem Bleistift herum und blickte geistesabwesend in die Ferne. Je mehr der Vater sie drängte, desto weniger bestand die Möglichkeit, jemals eine Antwort auf seine Frage zu finden. Wenn sie unter Zeitdruck stand, war sie verwirrt und so aufgeregt, daß sie unmöglich etwas leisten konnte. Aluminas Ohrläppchen wurden genauso rot wie der Kopf ihres wütenden Vaters.
"Entweder heißt es pencil oder peace." sagte sie in ihrer typischen Unentschlossenheit.
"Nein, pepper!" schrie er.
"Das wollte ich ja sagen. Ich habe nur das falsche Wort erwischt." entgegnete sie daraufhin so schuldbewußt, als ob sie ein Verbrechen begangen hätte.
"Wie heißt es also?" fragte der Vater nochmals barsch nach.
Alumina überlegte abermals und konnte sich auch nach langem Zögern und Zaudern nicht entscheiden, obwohl sie die richtige Version ja bereits gehört hatte.
"Ich glaube, es heißt penny." antwortete sie mit einem zaghaften und schwachen Stimmchen.
"Bist du denn noch zu retten? Pepper! Pepper! Pepper! Warum geht das nicht rein in deinen Kopf? Du kannst auch Pep sagen! Das ist das, was dir fehlt!" rief der aufgebrachte Vater.
"Ich vertrage doch keinen Pfeffer." klagte Alumina beleidigt.
"Natürlich nicht! Der würde ja zuviel Schwung in dich reinbringen und dich aus deiner elenden Langeweile reißen! Du mit deiner Schonkost!"
"Das kannst du mir nicht vorwerfen." wies sie seine Anklage hartnäckig zurück. "Schließlich esse ich auch Kreide, Kohle, Erde, Teesatz und im Notfall sogar Lumpen."
Als der Vater das hörte, warf er das Schulbuch wütend in eine Ecke und suchte fluchend das Weite.

Später war Alumina in einem Steinzeit-Museum tätig, wo sie sicher sein konnte, daß sie nicht unentwegt mit unliebsamen Neuerungen oder Überraschungen konfrontiert sein würde. Dort hatte sie auch einen gutmütigen Vorgesetzten, der viel Verständnis für ihre Zeitlupengeschwindigkeit zeigte, weshalb sie sich in dieser Umgebung ganz wohl fühlte. Dennoch blieb sie still, ernst und zurückgezogen und mied es, sich irgendwo in einer Gruppe sehen zu lassen. Wegen ihrer Abneigung gegen Veränderungen heiratete sie dann auch bequemlichkeitshalber ihren ehemaligen Freund aus dem Kindergarten.

Ihrem Mann war sie treu ergeben, was in eine übertriebene Anhänglichkeit und Abhängigkeit ausartete. Aufgrund ihres "Tempolimits" stand sie nie richtig im Leben und zeigte wenig Selbständigkeit. Das Leben rings um sie herum beeindruckte und interessierte Alumina überhaupt nicht. Sie blieb immer unbeteiligt und brachte ihre Persönlichkeit nirgends ein. Selbst zu Hause hatte sie kaum Auftrieb und tat nur das Nötigste. Kochen vermied sie aus Trägheit, und so aßen Alumina und ihr Mann wochentags in der Kantine und gingen am Wochenende ins Restaurant. Auch der Garten interessierte sie nicht und mußte deshalb von ihrem Mann gepflegt werden. Die Wäsche wurde außer Haus gebracht, und zum Putzen hatte sie eine Hilfe. Damit war das Problem der häuslichen Pflichten auch schon erledigt.

Das Aufbrühen von Kaffee dürfte eines der wenigen Dinge gewesen sein, die Alumina zu Hause erledigte. Auch der kurze Gang zur Konditorei, um Kuchen zu holen, fiel ihr leicht. Dabei hatte sie ein bißchen Bewegung an der frischen Luft, was ihr gut zu bekommen schien. Andere Einkäufe konnte sie allerdings nicht bewältigen, weil sie dadurch körperlich zu sehr in Anspruch genommen wurde. Diese Besorgungen mußte Aluminas Mann mit dem Auto erledigen, denn sie selbst war an der Führerscheinprüfung mehrmals gescheitert. Dem unberechenbaren Verkehr war sie in ihrer trägen Reaktionsweise einfach nicht gewachsen gewesen. So blieb für Alumina zu Hause wenig zu tun, außer sich stundenlang dem Stumpfsinn vor dem Fernsehapparat zu ergeben.

Als nach Aluminas dreißigjähriger Berufstätigkeit dem Steinzeit-Museum unvorhergesehen das Bronzezeit-Museum angegliedert wurde, geriet sie zusehends in Verwirrung. Sie war hoffnungslos überfordert, denn sie war unfähig, einen Mehraufwand an Arbeit zu erbringen. Noch dazu mußte sie nun eine Tätigkeit ausführen, die häufiges Stehen und Sprechen erforderte, was ihren Zustand radikal verschlechterte. Ihre Aufnahmefähigkeit verringerte sich zusehends, und auch ihre Bewegungen wurden noch langsamer als vorher. Aber innerlich geriet sie in eine ziemliche Hektik und verlor den richtigen Bezug zur Zeit, denn die verging ihr viel zu langsam. Bereits nach halbstündiger Arbeit glaubte Alumina, sich für das Mittagessen in der Kantine fertigmachen zu müssen, was allseits großes Befremden auslöste.

Alumina wurde immer dösiger und verwirrter und konnte ein Telefon nicht mehr von einer Rechenmaschine unterscheiden. Als sich auch ihre Schritte immer stolpernder, schlurfender und schwankender zeigten, konnte man sie selbst in einem Bereich, wo die Zeit stehengeblieben war, nicht mehr gebrauchen. Sie wurde vorzeitig pensioniert und konnte sich von nun an ihrem langweiligen Leben vor dem Fernseher widmen. Leider war das kein besonderes Vergnügen für Alumina, denn sie hatte auch zu Hause ihre Schwierigkeiten. Unentwegt glaubte sie, sich Spinnweben von ihrem Gesicht wischen zu müssen, während ihre Beine immer schwerer und gefühlloser wurden. Wenn sie morgens erwachte, wurde sie von Angst und Depression befallen. Alles um sie herum erschien ihr immer unwirklicher, und manchmal wußte sie nicht mehr, wer sie überhaupt war. All diese Faktoren ließen sie letztlich befürchten, daß sie sich auf dem direkten Weg zu einer Geisteskrankheit befand.

Alumina sah so ausgetrocknet aus, daß sie von ihrem Mann, dem zwar das Lachen schon vergangen war, trotzdem scherzhaft "Zwetschgenweibchen" genannt wurde. Sie wurde immer bedrückter, trauriger und weinte besonders morgens lange Zeit vor sich hin. Auch war sie nicht mehr fähig, einfache, alltägliche Handlungen auszuführen, weshalb ihr Mann ebenfalls die Arbeit aufgeben mußte, um Alumina zu versorgen. Nun war es natürlich nicht möglich, jeden Tag zum Essen in ein Restaurant zu gehen, und so kochte der brave Ehemann für beide zu Hause.

Da es in Aluminas Kopf anders aussah als in der Wirklichkeit, sagte sie beim Fernsehen eines Tages zu ihrem Mann, der in eine Zeitschrift vertieft war: "Du mußt auch zuhören, sonst verstehe ich nichts."
Verblüfft sah er sie an und fragte: "Wie meinst du denn das?"
"Du mußt zuhören, denn ich höre durch deine Ohren."
Er schluckte und sagte: "Ist gut, Alumina ich höre zu, damit du alles

verstehst." Damit wandte er sich wieder seiner Zeitschrift zu.
"Wenn du nicht hinsiehst, sehe ich gar nichts. Deine Augen sehen für mich."
"Leider wirst du in der nächsten Stunde weder etwas hören noch sehen, weil ich jetzt unser Essen koche." antwortete er seufzend und ging in die Küche.

Wenig später kam ein Kartoffelgericht auf den Tisch. Alumina hatte anscheinend vergessen, daß sie Kartoffeln nicht vertrug, und langte nach einigen Tagen des Appetitmangels wieder kräftig zu. Kurz darauf jammerte und stöhnte sie über Magendrücken, Übelkeit und Aufstoßen. Jetzt erst fiel dem Ehemann ein, daß Alumina im Restaurant wohlweislich immer Kartoffeln gemieden hatte. Als ihre Koliken ständig schlimmer wurden, griff er zu einer List.
"Alumina," beschwor er sie, "es kann dir gar nichts passieren, denn die Kartoffeln habe doch ich für dich gegessen."

WESEN:

Alumina oder auch Aluminiumoxyd kommt in der Erdkruste vor und ist uns als Tonerde bekannt. In der Naturheilkunde findet Tonerde als aufsaugendes und entzündungswidriges Heilmittel seine Verwendung. Diese genannten Eigenschaften führten wohl auch dazu, daß Alumina in H.C. Allens "Leitsymptome" unter (Praxis-Tip des Übersetzers) als Mittel gegen die Alzheimer Krankheit und Neurodermitis erwähnt wird. Die Prüfungssymptome von Alumina zeigen, wie sehr der Körper durch den Saugeffekt des Mittels an Flüssigkeit und somit an Substanz verliert. Durch Schrumpfung des Gewebes entsteht eine welke, rissige, flechtenartige, schorfige Haut, und auch die Schleimhäute trocknen aus.

Bei der Alzheimer Krankheit schrumpft das Gehirn etwa auf ein Drittel seines ehemaligen Volumens. Diese Atrophie der Großhirnrinde und die Amyloidose in den Nervenzellen könnten den Ausschlag geben, Alumina hier anzuwenden. Auch die bisher eigene Praxiserfahrung läßt uns den Einsatz von Alumina bei der Alzheimer Krankheit hilfreich erscheinen. Alumina wurde von manchen Homöopathen gegen die Rückenmarksschwindsucht, eine Spätfolge der nicht ausgeheilten Syphilis, eingesetzt und sollte bei Multipler Sklerose in Betracht gezogen werden. Das Mittel hat einen tiefgehenden und anhaltenden Einfluß auf das Zentrale Nervensystem, allerdings dauert es lange, bis eine Wirkung erkennbar wird.

Beim Alumina-Patienten finden allmählich degenerative Veränderungen im Nervensystem statt, wodurch es zu der typischen Langsamkeit des Kranken kommt. Die Impulse im Nervensystem werden mit verzögerter Geschwindigkeit weitergegeben. Das betrifft sowohl sensorische Impulse, die aufgenommen und dann zum Gehirn weitergeleitet werden, als auch die motorischen, die vom Gehirn auf entsprechende Organe oder Körperteile geleitet werden. Es dauert lange, bis der Patient reagiert, bis er etwas versteht oder ausführen kann. Mißempfindungen, Muskelschwäche und Lähmungen folgen auf die Funktionsverlangsamung, und schließlich kann der Patient seine Bewegungen nicht mehr koordinieren.

Der Ursprung für die Pathologie des Alumina-Patienten liegt in seiner Empfindsamkeit, wodurch ihm ein übermäßiges Schutz- und Geborgenheitsbedürfnis eigen ist. Um nicht verletzt zu werden, zieht er sich immer mehr zurück und zeigt im Begegnungsverhalten eine gewisse Kargheit und Trockenheit. Zurückhaltung und Verhärtung sind Selbstschutzmaßnahmen des Alumina-Patienten, wenn er durch andere nicht genügend Schonung und Rücksicht erfährt. Verbale Äußerungen schränkt der Kranke aufgrund seiner Kontaktunfähigkeit und kommunikativer Unzulänglichkeit sehr ein. In seiner düsteren und abweisenden Stimmung hat er häufig eine Abneigung gegen Gesellschaft. Das Reden anderer stört ihn und auch er selbst zeigt durch seinen trockenen Hals und sein häufiges Räuspern, daß er nicht zum Sprechen aufgelegt ist.

Durch seine Sensibilität und Beeindruckbarkeit unterliegt der Patient großen Stimmungsschwankungen und zeigt in seiner Wechselhaftigkeit und Unbeständigkeit die verschiedensten Launen. Laune hat sich aus *luna,* dem lateinischen Wort für *Mond* entwickelt, denn die wechselnden menschlichen Gemütszustände wurden den veränderlichen Mondphasen zugeschrieben. Der Alumina-Patient wird tatsächlich sehr stark von den unter- schiedlichen Mondzyklen beeinflußt, denn er kann sowohl bei Vollmond als auch bei Neumond eine Verschlimmerung seiner Symptomatik erfahren. Der Mond hat einen starken Bezug zu allem Veränderlichen, wozu besonders die Flüssigkeiten zählen. So zeigen sich bei bestimmten Mondphasen Ebbe und Flut sehr ausgeprägt. Beim Alumina-Patienten ist der Flüssigkeitshaushalt stark gestört, sämtliche Säfte haben sich zurückgezogen, und so scheint auch hier eine deutliche Ebbe zu herrschen.

Flüssigkeit ist eine bewegliche Substanz und symbolisiert Flexibilität, während Trockenheit immer einem Mangel an Beweglichkeit entspricht. Der durch Trockenheit gekennzeichnete Alumina-Patient ist zuwenig flexibel, um sich persönlich weiterzuentwickeln. Er ist ein stiller, ernster und unscheinbarer Mensch, der sich im allgemeinen sehr wenig verändert. Aktivitäten und Unternehmungen gegenüber ist er abgeneigt. Außerdem mag er nichts Spontanes oder Unerwartetes. Er tut gerade soviel, wie unbedingt sein muß, und das am besten in seinem ihm eigenen gemächlichen Tempo. Leidenschaftslos, träge und unbeteiligt versäumt er es, etwas aus sich zu machen, während das Leben an ihm vorbeistreicht. Dabei merkt er natürlich, daß dieses Verhalten nicht das beste Mittel ist, um zufrieden sein Leben zu meistern. Dennoch werden Inhalte, die sein Leben verändern könnten, zurückgehalten und verdrängt. Durch die weitgehende Verdrängung von Aktivität und Aggression schädigt der Patient seine Gesundheit, denn die unterdrückte Energie richtet sich zuletzt gegen ihn.

Wegen seiner zunehmenden Langsamkeit und Passivität schafft der Alumina-Patient seine Arbeit nicht mehr und fürchtet deshalb, daß etwas Schlimmes passieren könnte. Häufig veranlaßt ihn seine Gewissensangst dazu, durch ein Geräusch aufzuschrecken und zusammenzufahren. Auch mit seinem Selbstwertgefühl steht es nicht gerade zum Besten, weshalb er sehr verletzbar und leicht zu beleidigen ist. Seine Vitalität ist gering, und so hat er es schwer, mit den alltäglichen Härten umzugehen und Eigenständigkeit zu entwickeln. Das veranlaßt ihn, sich an eine stärkere und aktivere Persönlichkeit anzulehnen, sich anzupassen und damit seinem Individuationsprozeß zu entgehen.

Der Eigenverantwortung weitgehend enthoben, vegetiert er saft- und kraftlos vor sich hin. Gelangweilt und desinteressiert deligiert er Rechte und Pflichten an andere, anstatt sein Leben selbst in die Hand zu nehmen. Er erfüllt die Erwartungen von Bezugspersonen und identifiziert sich weitgehend mit ihnen. Deshalb kommt es später zu den Verwirrungen um seine eigene Identität, die den Patienten glauben lassen, daß eine andere Person für ihn sieht, hört oder spricht. Er will im Grunde genommen nichts mehr erleben und gibt sich auf, was sowohl zu einem fortschreitenden körperlichen Substanzverlust als auch zur Auflösung seiner ganzen Identität führt.

Durch das Fehlen seines Ich-Bewußtseins nimmt der Patient die Dinge ziemlich unbeteiligt und distanziert wahr, weshalb ihm alles unwirklich erscheint. Der Verlust seines Realitätsbewußtseins läßt ihn schließlich begründet eine voranschreitende Geisteskrankheit befürchten. Tatsächlich werden seine Gedanken zunehmend unklar und verwirrt, wodurch er mehr und mehr seine Unterscheidungsfähigkeit verliert. Die Schwierigkeiten bei der Unterscheidung ziehen gleichzeitig eine Entscheidungsunfähigkeit mit sich, denn der Patient kann sich nicht für etwas entscheiden, was er gar nicht erkennen, auseinanderhalten oder trennen kann. Deshalb zeigt er sich oft unentschlossen, zaghaft und zurückhaltend.

Bisweilen verhält er sich ruhig, unauffällig passiv, wird aber sehr reizbar und widerspenstig, wenn er sich gestört oder bedrängt fühlt. Der Eigensinn des Kranken ist Ausdruck seiner Unbelehrbarkeit und Verschlossenheit, eine schützende Maßnahme zur Beibehaltung seines eingeschlagenen Weges, weil er in seiner Eindrucksverarbeitung sehr stark blockiert ist und Neuerungen nicht zulassen kann. So schützt und verschließt sich der Alumina-Patient sowohl durch Rückzug als auch durch Eigensinn. Da die Phasen der Unentschlossenheit und Zurückhaltung mit Halsstarrigkeit wechseln, ist Alumina unter dem Symptom "Zaghaftigkeit abwechselnd mit Sicherheit" zu finden.

Der Patient handelt so langsam, daß es wie ein Ablauf in Zeitlupe erscheint. Da er diese Langsamkeit bemerkt, aber gleichzeitig auch seine Umgebung in den Bewegungen als wesentlich schneller erfährt, entsteht eine Diskrepanz, die ihn zutiefst beunruhigt. Die innerliche Aufruhr und Hektik des Patienten im Kontrast zu seinen verzögerten Funktionen bewirken schließlich sein Mißverhältnis zur Zeit und sein Gefühl der Langeweile. Unfähig, sich in die Geschehnisse genügend einzubringen, vergeht für die Verhältnisse des Kranken die Zeit dermaßen langsam, daß ihm eine knappe Zeitspanne so langwierig wie ein ganzer Tag erscheint.

Das Erscheinungsbild des Alumina-Patienten wird nachhaltig durch seine Austrocknung geprägt. Deshalb sieht der Alumina-Patient mager, verwelkt und verschrumpelt aus und wirkt durch seine Trockenheit älter als er ist. Aber auch viele andere Beschwerden entstehen durch die Austrocknung von Haut und Schleimhaut. Das Gefühl einer eiweißartigen Substanz im Gesicht rührt von einem Zusammenziehen der schrumpfenden Gesichtshaut her. Die Schleimhäute sind so vertrocknet, daß es zu Borkenbildung in der Nase und einem Verkrampfen der Speiseröhre und des Magens kommt. Die Trockenheit der Atemwege bewirkt ein häufiges Räuspern sowie Hustenreiz und Heiserkeit. Die Menses sind kurz und spärlich, weil sich wohl die Gebärmutterschleimhaut während der Proliferationsphase nur ungenügend ausbildet.

Da der Alumina-Patient an Blutarmut leidet, hat er wenig Vitalität und Wärme, ist also schwach und friert sehr leicht. Weitere Folgen seiner Blutarmut sind Magen-Darm-Störungen, Atrophie der Zungenschleimhaut mit unerträglichem Jucken, Schwindelgefühl, Parästhesien und Gangunsicherheit. Zu den Parästhesien zählen das Kribbeln auf der Haut, Spinnwebengefühl im Gesicht, Einschlafen der Glieder und das Gefühl in der Wirbelsäule, als ob ein heißes Eisen durchgestoßen würde. Die Gangunsicherheit, eine Folge von Koordinationsstörungen, tritt besonders beim Schließen der Augen oder in der Dunkelheit auf. Der Patient bewegt die Beine marionettenhaft, so als ob sie gar nicht ihm gehörten. Er beginnt zu schwanken, stolpert und droht hinzufallen.

Das Essensverhalten des Alumina-Patienten ist teilweise sehr merkwürdig. Es ist möglich, daß Heißhunger besteht und sich der Patient beim Essen allgemein besser fühlt. Aber es kann auch Appetitlosigkeit und Völlegefühl auftreten. Durch die ausgetrockneten Schleimhäute rutschen die Speisen nicht, weshalb er nur kleine Bissen schlucken kann. Die Unverträglichkeit von Kartoffeln ist ein sehr auffälliges Symptom und dürfte mit dem hohen Stärkegehalt der Kartoffel verknüpft sein, denn Stärke saugt wiederum Flüssigkeit auf, wovon im Organismus des Alumina-Patienten ohnedies schon zu wenig vorhanden ist. Deshalb ist es umso erstaunlicher, daß der Patient anderweitig trockene Nahrung bevorzugt.

Weniger als "Nahrungsmittel", dafür aber als "trocken" zu bezeichnen, sind die Dinge, nach denen es den Kranken sonst noch gelüstet. Das Verlangen nach Sand, Kohle, Kreide, Erde, Teesatz, Lumpen und Holz gilt als ein krampfhafter Versuch, seinen Mineralienmangel auszugleichen. Der Patient darf die angegriffenen Schleimhäute nicht mit reizenden Substanzen wie Pfeffer, Salz, Essig oder Wein in Verbindung bringen, weil er sonst von sofortigen Hustenstößen befallen wird.

Die Lähmung der Darmmuskulatur stellt eine wesentliche Behinderung dar, weshalb der Darminhalt nur mühsam in Bewegung gebracht werden kann und es letztlich durch die Untätigkeit des Darmes zur Verstopfung kommt. Trotz Stuhldrang und verzweifeltem Pressen kann der Stuhl selbst bei weicher Beschaffenheit und vollem Rektum aufgrund der paretischen Muskulatur erst nach langer Zeit und nur unter größter Anstrengung entleert werden. Auch die Miktion ist durch Lähmung der Blasenmuskulatur sehr schwierig und kann nur durch viel Pressen erreicht werden.

Da es enorme Komplikationen bereitet, das Wertlose durch Rektum und Blase auszuscheiden, macht sich auch hier die Verstocktheit und mangelnde Flexibilität des Patienten bemerkbar. Der Kranke läßt aus Trägheit, Lahmheit und Angst vor Neuerungen alte, überholte Inhalte nicht los, sondern staut diese sicherheitshalber auf und hält sie fest. Im fortgeschrittenen Stadium verliert der Patient auch auf der geistigen Ebene die Unterscheidungsfähigkeit und kann Informationen nur sehr langsam oder gar nicht mehr verwerten. Der Kranke verschließt sich und gibt nichts mehr weiter, wodurch der geistige Fluß unterbrochen wird. Auf der emotionalen Ebene nimmt sich der Patient genauso zurück, so daß ein gefühlsmäßiger Austausch durch seine Kargheit unmöglich wird. Da er alles für sich behält, kommt es durch seine extreme Verschlossenheit zu Mutlosigkeit, Traurigkeit und Depression. Aufgrund der vorherrschenden Trockenheit kann bei ihm nichts mehr auf fruchtbaren Boden fallen. Der gesamte Lebensfluß versiegt.

GEMÜT:

Der Patient zeigt ein große Traurigkeit und Depression, besonders morgens beim Erwachen. Verzweiflung. Verzweifelt an der Genesung. Zweifelt an einer Genesung. Resignation.

Beklagt sich. Jammern und Lamentieren. Ein unwillkürliches Klagen. Unwillkürliches Stöhnen. Stöhnen und Wimmern mit heißen Ohrläppchen.

Weinerliche Stimmung. Weinen bei Konvulsionen oder im Schlaf. Unwillkürliches Weinen. Heulen.

Auffallende Religiosität. Beten. Ernsthaftigkeit.

Widerspenstig. Eigensinnig.

Große Furcht vor Unheil am Abend. Furcht vor drohender Krankheit, Apoplexie, Geisteskrankheit oder Selbstmord. Kann kein Blut oder Messer sehen, bekommt dadurch schreckliche Gedanken. Erschrickt leicht beim Anblick von Blut.

Neigung zu Selbstmord. Anblick von Blut oder Messer verursacht Selbstmordgedanken, obwohl der Gedanke verabscheut wird.

Verlangen, mit einem Messer zu töten. Beim Anblick eines Messers oder Gewehrs Verlangen zu töten.

Schuldgefühle, Gewissensangst. Angst mit Furcht. Angst während Fieber. Angst morgens beim Erwachen oder morgens. Angst abends, nachts oder nachts beim Erwachen. Qualvolle Angst, Todesangst, besonders morgens.

Ängstliche Ruhelosigkeit, besonders abends. Auffahren beim Einschlafen, im Schlaf oder aus dem Schlaf. Stöhnen im Schlaf.

Wahnidee, alles erscheint unwirklich. Zeit vergeht viel zu langsam. Langeweile.

Unentschlossenheit. Willensschwäche. Stilles, ruhiges Wesen. Unbekümmert, sorglos. Gleichgültigkeit, Apathie. Faulheit. Abneigung gegen Arbeit am Vormittag.

Abneigung gegen Gesellschaft. Schüchternheit. Zeigt sich abwechselnd schüchtern und sicher, mit Selbstvertrauen. Mut wechselt mit Furcht.

Verwirrung über seine Identität. Gefühl der Dualität.

Lachen im Schlaf oder bei Konvulsionen. Krampfhaftes Lachen.

Allgemein Verwirrung, besonders beim Lesen, nach dem Aufstehen, nach Weingenuß oder durch alkoholische Getränke.

Zerstreut. Geistesabwesend. Unachtsam. Unaufmerksam. Vergeßlich.

Imbezillität. Macht Fehler beim Sprechen. Benutzt falsche Worte.

Gedächtnisschwäche. Geistige Trägheit. Schwierige Konzentration. Unfähigkeit zum Rechnen und zur Geometrie. Geistige Arbeit ist unmöglich. Allgemein geistige Erschöpfung. Auffallend intensive geistige Erschöpfung nach Menses.

Andrang, Flut von Gedanken. Denken an seine Beschwerden verschlechtert.

Benommenheit. Ohnmacht, Bewußtlosigkeit. Stupor.

Leicht beleidigt. Reizbarkeit. Mürrisch und mißmutig mit heißen Ohrläppchen.

Wechselnde Stimmung. Unbeständig und labil.

Hypochondrie beim Erwachen. Hysterie. Manie. Wahnsinn, Psychose, Geisteskrankheit.

ALLGEMEINES:

Zusammendrückende Schmerzen. Äußerlich wunde, reißende, ruckartige, schneidende oder stechende Schmerzen. Innerlich brennende, stechende, zusammenziehende oder drückende Schmerzen. Besonders in Knochen und Gelenken drückende Schmerzen. In Muskeln brennend-stechende Schmerzen. Splitterschmerz.

Schmerzen an kleinen Punkten oder in Drüsen und Gelenken.

Äußerliche Spannung. Innerlich Gefühl von Zusammenschnüren, Gefühl eines Bandes. Inneres Pulsieren. Äußerliches Kribbeln, Ameisenlaufen.

Äußerliche wie innerliche Empfindlichkeit. Gegen Schmerzen sehr empfindlich.

Verhärtungen der Drüsen.

Abneigung gegen Speisen mit Hunger. Abneigung gegen Fleisch und Bier.

Kartoffeln, Milch und Salz verschlechtern.

Verlangen nach unverdaulichen Dingen, Kohle, Kalk, Erde, Lehm, Bleistift, Gewürznelken, Teesatz oder Kaffeesatz. Verlangen nach stärkehaltigen Speisen, trockenem Essen, trockenem Reis, Obst und Kaffee. Verlangen nach Gemüse und kalten Getränken, die jedoch verschlechtern.

Warme Getränke bessern.

Durstlosigkeit während Fieberhitze.

Gefühl von Trockenheit innerer Teile.

Vermehrte Schleimabsonderung. Gelber, scharfer, ätzender Schleim. Dicker, schleimiger, zäher, fadenziehender Schleim.

Starke Erkältungsneigung. Verschlechterung durch Kälte, kalte Luft oder nach Kaltwerden.

Verträgt weder Hitze noch Kälte.

Verlangen im Freien zu sein, frische Luft bessert.

Mangel an Lebenswärme, wobei Wärme verschlechtert.

Blutandrang und Plethora. Blutwallungen vor Menses. Hitzewallungen. Hitzegefühl, besonders bei Anstrengung.

Äußerliches Schweregefühl. Verlangen, sich hinzulegen. Schwankender, wackeliger und taumelnder Gang.

Mattigkeit, besonders nach Sprechen. Gehen im Freien bessert Mattigkeit. Körperliche Anstrengung verschlechtert.

Starke Müdigkeit. Müdigkeit nach dem Sprechen.

Sehr große Schwäche. Zittrige oder lähmende Schwäche. Schwäche durch Reden, Hunger oder Durchfall. Schwäche durch Gehen, besonders durch Gehen im Freien. Schwäche vor, während oder nach Menses. Schwäche mit Fluor.

Ohnmacht, besonders beim Stehen. Ohnmacht beim Anblick von Blut.

Einseitige Lähmung, nach Apoplexie. Einseitige Lähmung mit Hitze im gelähmten Teil.

Zittern, wenn hungrig. Rucken oder Zucken beim Einschlafen oder im Schlaf. Zuckungen wie bei Konvulsionen. Krampfartige Bewegungen. Hysterische Konvulsionen. Epilepsie.

Nervenschwäche, Neurasthenie.

Sinnestäuschung, berührt zu werden.

Muß sich Strecken und Dehnen, was bessert. Ausstrecken befallener Teile verschlechtert. Anziehen der Beine bessert.

Symptome treten einseitig auf, auf der rechten Seite oder kreuzweise links oben und rechts unten.

Periodizität. Beschwerden jeden 2. Tag. Chronischer Krankheitsverlauf.

Reaktionsmangel. Unempfindlich, Mangel an physischer Reizbarkeit.

Beschwerden bei alten Leuten.

Abmagerung. Marasmus. Blutungen. Chlorose.

Beschwerden durch: Durchnässung. Hunger. Chronische Bleivergiftung.

MODALITÄTEN:

< durch Kälte, kalte Luft.

< durch Hitze und Kälte.

< durch Wärme.

< durch Bettwärme oder Zimmerwärme.

< durch körperliche Anstrengung.

< durch Gehen, schnelles Gehen.

< nach Stuhlgang.

< im Stehen.

< durch Hängenlassen der Glieder.

< durch Liegen auf rechter Seite.

< durch Tabak.

< durch Samenergüsse.

< bei Neu- oder Vollmond.

< bei zunehmendem Mond.

< im Sommer oder Winter.

< morgens von 5-9 Uhr, oder um 6 Uhr.

< abends von 18-21 Uhr.

> im Freien.

> durch Gehen im Freien.

> durch Bewegung.

> durch Reiben.

> durch Baden.

> beim Essen.

> vormittags von 9-12 Uhr.

> abends von 18-21 Uhr.

APIS MELLIFICA

Die beiden Schwestern Apollonia und Isabella wurden von ihrer Mutter zu schwerer Arbeit erzogen. Da sie immer eine Arbeit für die zwei Mädchen zu verrichten hatte und ihr dieses auch nie schnell genug gehen konnte, kürzte sie deren Namen radikal ab und rief sie zusammen: "Ap-Is". Und so ergab es sich, daß die zwei Mädchen auch später noch als die Apis-Schwestern bekannt waren. Als sie erwachsen waren, verließen sie das Elternhaus und wohnten in einem gemeinsamen Haushalt. Apollonia arbeitete bei einem Paketdienst und sammelte tagtäglich mit großer Mühe Päckchen und schwere Pakete bei den Kunden ein. Rund um die Uhr plagte sie sich mit ihren Lasten, die sie jedoch geschickt und sicher herumjonglierte. Isabella war Kindermädchen bei einer wohlhabenden Familie und hatte stets alle Hände voll zu tun, um die ihr anvertrauten sieben Kinder zu versorgen und zu erziehen.

Eigentlich waren beide Frauen attraktiv und hatten eine starke erotische Ausstrahlung, jedoch hatte Apollonia durch ihre zahllosen Kontakte viel mehr Möglichkeiten, Bekanntschaften zu schließen. Durch ihre ausgeprägte Sinnlichkeit verstand sie es gut, nicht nur zu arbeiten, sondern auch das Leben zu genießen. Bisweilen benahm sie sich kindisch, albern und sogar mannstoll. Ein anderes Mal dagegen konnte sie so honigsüß sein, daß die Männer wie Wachs dahinschmolzen, ihr ungewollt auf den Leim gingen und sozusagen an ihr kleben blieben. Lange Zeit war Apollonia ziemlich rastlos, wollte stets etwas Neues erleben und wechselte häufig ihre Beziehungen. Sie brauchte einfach Gesellschaft und konnte es nicht ertragen, alleine zu sein. Deshalb war das Zuhause der Apis-Schwestern oft geprägt von einem einzigen Hin und Her, Geplappere, Geschrei und einer nicht enden wollenden Hektik und Emsigkeit, was dem Leben in einem Bienenstock gleichkam.

Einige Jahre später fand Apollonia diesen Zustand nicht mehr so ideal und schickte sich deshalb an, eine feste und verläßliche Beziehung aufzubauen.

Isabella dagegen zeigte an der Männerwelt zunächst wenig Interesse. Ihre Arbeit nahm sie dermaßen in Beschlag, daß sie weder Zeit noch Energie fand, sich mit dieser Problematik auseinanderzusetzen. Ihr Tag war damit ausgefüllt, Babys zu füttern, Rotznasen zu putzen, Windeln zu wechseln, offene Schuhe zu binden, Wehwehchen zu verarzten, Tränen zu trocknen, Märchen zu erzählen, Hausaufgaben zu kontrollieren und vieles mehr. Sie begnügte sich mit ihrer Arbeit, ja identifizierte sich sogar damit und wollte durch nichts in ihrer Tätigkeit gestört werden.

Aber auch für Isabella hielt der Zustand des Wohlbefindens nicht lange an. Sie benützte die Arbeit zu sehr als Verdrängung ihrer eigentlichen Wünsche und wurde deshalb immer unzufriedener und freudloser. Zunächst glich sie diesen glücklosen Zustand mit dem Sammeln von allerlei Gütern aus. Natürlich war sie in einer pausenlosen Geschäftigkeit, denn Besitz wollte ja schließlich erarbeitet werden. Unermüdlich trug sie Kunstschätze zusammen und stattete damit ihre anfangs gemütliche Wohnung aus, die dadurch immer enger zu werden drohte. All diese Dinge sollten eine Wertanlage darstellen und somit Sicherheit in dürftigeren Zeiten bieten, denn materielle Sicherheit war für sie genauso wichtig wie das Leben in einer Gemeinschaft. Je mehr aber die Wohnung mit Habseligkeiten überquoll, desto ungehaltener wurde die Schwester. Zeitweise kam es deswegen zu Reibereien, die nur dadurch unterbunden werden konnten, indem Isabella ihre Reizbarkeit unter starker Kontrolle hielt. Dadurch war sie aber überaus anfällig für Allergien, denn irgendwo mußte ihre Aggression einen Ablaß finden.

Einmal bekam Isabella eine schlimme Nesselsucht als Reaktion auf einen harmlosen Bienenstich. Ihr ganzer Körper quoll auf und juckte unerträglich. "Ich bekomme keine Luft mehr!" jappste sie. "Es ist, als ob sich meine Lungen nicht mehr ausdehnen können."
Apollonia hatte zwar Mitgefühl, aber sie konnte sich einer giftigen Bemerkung doch nicht erwehren.
"Jetzt weißt du, wie es mir in dieser Wohnung geht. Mir ist es hier auch zu eng, weil alles so übervoll ist. Anschwellungen scheinen für dich sehr

charakteristisch zu sein!" rief sie ärgerlich und eilte dann davon, um für Isabella kalte Umschläge zu bereiten.

Die Apis-Schwestern waren in südlichen Breiten beheimatet, wo die Sonne im Sommer in erbarmungsloser Glut niederbrannte. Beide konnten aber keine Hitze ertragen und glaubten, in einem warmen Zimmer ersticken zu müssen, weshalb sie auf Abhilfe sannen. Sie ließen eine Kaltwasser-Zerstäubungsanlage einrichten, wodurch immer für eine angenehme Temperatur und Luftfeuchtigkeit gesorgt war. Beide tranken leidenschaftlich gerne Milch, deshalb war Isabella auch nicht beunruhigt, als eines Tages milchiger Urin bei ihr abging. Überrascht war sie erst durch die Aufklärung eines Arztes, daß es zwischen diesen beiden Faktoren keinen ursächlichen Zusammenhang gäbe.

Eines morgens stand Apollonia mit gequälter Miene auf, denn nach dem Schlaf fühlte sie sich in letzter Zeit immer schlechter.
"Ich hatte ungeheuer viele Träume. Einer davon war äußerst unerfreulich. Er handelte von schwerer, unermüdlicher Arbeit. Vielleicht bin ich deswegen so kaputt. Das soll doch wohl nicht heißen, daß ich noch mehr arbeiten muß!" jammerte sie.
"Dafür waren meine Träume letzte Nacht ein guter Ausgleich zu meiner tagtäglichen Schufterei." entgegnete Isabella. "Zuerst machte ich eine Reise, dann hüpfte ich in großen Sprüngen herum und schließlich flog ich wie ein Vogel durch die Lüfte. Vielleicht sollte ich wirklich einmal einen 'Aus-flug' machen!"

Das wäre eine gute Idee gewesen, jedoch beschränkte sich Isabella weiterhin darauf, wie wild zu arbeiten und wachsam ihr Hab und Gut im Auge zu behalten. Dieser Zustand änderte sich erst, als der Liebhaber ihrer Schwester eines Tages die gemeinsame Wohnung bezog. Erst jetzt wurde ihr bewußt, wie sehr das geschlechtslose Leben sie zu ihrem Nachteil verändert hatte. Sie begann, mit dem neuen Untermieter zu kokettieren und mußte sich beherrschen, sich nicht mannstoll auf ihn zu werfen. Apollonia merkte anfangs noch nichts von den Absichten ihrer Schwester, denn sie war zu sehr damit beschäftigt, ihren Geliebten zu umsorgen und sich in Fürsorge für ihn aufzuopfern. Wenn dieser allerdings nicht rechtzeitig von seinen täglichen Geschäften zurückkehrte oder sich zu Hause einer anderen Beschäftigung widmete, wurde sie so von Eifersucht ergriffen, daß sie in ihrer Wut einige von Isabellas chinesischen Vasen an die Wand schleuderte, was ihr dann aus verschiedenen Gründen Erleichterung verschaffte.

Apollonia wurde in ihrem Bemühen um eine stabile Beziehung immer verkrampfter, und zuletzt trug auch ihre geradezu lächerliche Eifersucht dazu bei, daß sie ihre Flexibilität verlor. Schließlich traten rheumatische Beschwerden auf, die sie noch unbeweglicher machten. Aber das störte sie vorerst nicht so besonders. Sie wollte nur, daß der Angebetete ihr die ganze Aufmerksamkeit schenkte und sie unabänderlich in den Mittelpunkt stellte. Ihr besitzergreifendes Wesen schreckte den Heiratskandidaten aber zunächst ab. Als er damit begann, immer mehr Zeit unbeaufsichtigt außerhalb des Hauses zu verbringen, geriet Apollonia außer sich. Sie schrie in großer Reizbarkeit herum, und wollte vor Zorn und Ärger die venezianischen Glasschätze ihrer Schwester zerbrechen, wenn jene die Dinge nicht rechtzeitig in Sicherheit gebracht hätte.

Ruhelos rannte sie umher, bis ihre Laune wieder umkippte und sie entmutigt zu weinen begann. Dann fühlte sie sich plötzlich schwach, matt, benommen und geistesabwesend wie in einem Traum. Ihre Geschäftigkeit schlug in Faulheit um, sie murmelte unverständliches Zeug vor sich hin und beschäftigte sich sogar mit Todesgedanken. Als sie schließlich bemerkte, wie sehr Isabella ihrem Liebhaber zugetan war, geriet sie wieder in eifersüchtige Wut. Leider gab es nichts mehr zu zerbrechen, denn alle empfindlichen Kunstschätze befanden sich im Safe und das Porzellan für den Hausgebrauch hatte Isabella in ihrem Besitztumsfimmel bereits gegen Plastikutensilien vertauscht. Dafür zerbrach Apollonia ungewollt diverse Gegenstände, die sich in den Paketen befanden, mit denen sie tagtäglich hantieren mußte. Sie war so linkisch und tolpatschig geworden, daß ihr die Kartons immer wieder aus den Händen glitten.

Um diesem trostlosen Zustand ein Ende zu setzen, entschied sich Apollonia, mit ihrem Freund eine andere Wohnung zu suchen und sicherheitshalber gleich zu heiraten. Ehe dieser Entschluß in die Tat umgesetzt werden konnte, warf ein einschneidendes Ereignis seine Schatten auf das Leben der beiden Apis-Schwestern. Apollonia und Isabella trafen zufällig bei ihrer Heimkehr von der Arbeit vor der Haustür zusammen. Als sie über die

Schwelle traten, wurden sie mit einer gähnenden Leere konfrontiert. Apollonias Freund hatte mit all den Habseligkeiten Isabellas ungehindert das Weite suchen können. Somit hatten beide das verloren, was ihnen im Leben am meisten wert gewesen war. Durch diesen Schreck, der den Verlust ihrer Habe bedeutete, war die rheumatische Apollonia wie erstarrt. Isabella dagegen, die ihren Zorn zu unterdrücken versuchte, reagierte prompt mit einer Nesselsucht und begann am ganzen Körper sichtbar anzuschwellen. "Gut." murmelte bei diesem Anblick Apollonia etwas verwirrt. "Blase dich nur auf! Jetzt haben wir ja wieder Platz genug!"

WESEN:

Obwohl für das homöopathische Mittel "Apis mellifica" die ganze Honigbiene und nicht nur das Bienengift verwendet wird, ist letzteres dennoch der bestimmende Bestandteil des Medikaments. Das Bienengift ist in seiner Wirkung dem Schlangengift ähnlich, wenngleich es weniger gefährlich ist. Allerdings kann auch ein Bienenstich tödlich verlaufen, wenn das Gift direkt in eine Vene injiziert wurde. Nach einem Bienenstich treten sofort heftige Entzündungszeichen in Form von brennenden und stechenden Schmerzen, Schwellung und eventuell auch Rötung auf. Bienengift kann allergische Reaktionen auslösen, wie etwa eine Nesselsucht oder sogar einen anaphylaktischen Schock. Da Apis Konvulsionen und ein Zusammenziehen im Abdomen hervorruft, ist es aufgrund des Ähnlichkeitsprinzips ein hervorragendes Arzneimittel zur Verhinderung eines drohenden Aborts. Auffällig ist, daß das Arzneimittelbild von Apis die Symptomatik von Scharlach ziemlich gut abdeckt, und sogar das oftmals nach Scharlach auftretende rheumatische Fieber ist mit seinen Anzeichen darin enthalten. Dieser Umstand läßt eine große Ähnlichkeit in der Wirkungsweise zwischen dem Streptokokken-Toxin und Apisinum, dem Bienengift, vermuten.

Immer wieder hört man von Fällen, in denen Bienengift erfolgreich gegen Rheumatismus angewendet wurde, ohne daß das homöopathische Ähnlichkeitsprinzip bekannt gewesen wäre. Bienengift ruft im menschlichen Organismus Lähmungs- und Entzündungserscheinungen hervor, wie diese auch beim Rheumatiker auftreten. Dieser ist durch Giftablagerungen unbeweglich geworden und braucht deshalb zur Heilung das ähnliche Prinzip. Da die Thematik des Rheumatismus bei Rhus toxicodendron ausführlich behandelt wurde, soll hier nur erwähnt werden, daß der Apis-Patient keine Wärme erträgt und kalte Umschläge braucht, während die Rhus-tox-Symptome durch Wärme gebessert und durch Kälte verschlimmert werden.

Um den Apis-Patienten zu verstehen, ist es Voraussetzung, zunächst das Wesen der Biene kennenzulernen und sich einen Einblick in ihr Leben zu verschaffen. Ein Bienenstock besteht jeweils aus einer Bienenkönigin, zahlreichen weiblichen Arbeitsbienen und einigen Exemplaren männlichen

Geschlechts. Letztere dienen nur der Fortpflanzung und werden vor Anbruch des Winters aus dem Stock verwiesen, damit sie nicht durchgefüttert werden müssen. Nur die Königin und die Arbeiterinnen besitzen einen Giftapparat und benützen diesen gegen Eindringlinge oder wann immer sie ihr Hab und Gut in Gefahr wähnen. Zu ihren Feinden zählen viele andere Insekten, darunter Wespen oder sogar Angehörige eines fremden Bienenstocks. Beim tödlichen Stich gegen andere Insekten oder Kleintiere hat die Biene kein Problem, jedoch wird ihr die Elastizität der menschlichen Haut zum Verhängnis. Dort bleibt ihr Stachel mit der Giftdrüse zurück, dessen Verlust die Biene mit ihrem Leben bezahlen muß.

Während die Bienenkönigin lange Zeit damit beschäftigt ist, tagtäglich ein paar tausend Eier in die vorbereiteten Waben abzulegen, verrichten die weiblichen Arbeitsbienen alle sonstigen anfallenden Arbeiten. Dazu gehört der Bau von Waben, das Füttern der Königin und der Larven, das Sauberhalten des Bienenstocks, das Einbringen von Blütenpollen und Nektar sowie die Bewachung ihrer Behausung. Schlüpft eine neue Königin aus, so entstehen große Rivalitäten. Die alte Königin verläßt mit treuen Anhängern den Bienenstock, um sich unter viel Aufsehen und Gesumme woanders niederzulassen. Weitere ausschlüpfende Königinnen liefern sich mit der bereits inthronisierten Königin ein Giftduell oder werden noch in ihrem Larvenstadium getötet.

Diese Lebensweise, die bei den Bienen einen Naturtrieb darstellt, einen instinktiven Vorgang zur Selbst- und Arterhaltung, ist bei zwanghaftem Verhalten für das menschliche Dasein schädlich. Ein überwertiges Gefühl für Arbeit, Pflicht und Verantwortung, ein dauerndes Unterordnen an die vorherrschenden Lebensbedingungen sowie eine übermäßige Dienstbarkeit zugunsten von Familien- oder sonstigen Gemeinschaftsinteressen führt letztlich zur völligen Verdrängung des ureigensten Wesens und zur Zuwiderhandlung gegen die menschliche Natur. Eigenentwicklung, schöpferische und spielerische Fähigkeiten, Spaß, Erotik und Sexualität werden beiseite geschoben und nicht ausgelebt, wodurch sich allmählich Unzufriedenheit und Launenhaftigkeit einstellen.

Die emotionale Ebene ist durch ein Erregungs- und ein depressives Stadium gekennzeichnet, wie ja auch die Honigbiene im Sommer überaus aktiv ist und den Winter in ziemlicher Leblosigkeit und Unbeweglichkeit verbringt. Geschäftigkeit und rege Tätigkeit dienen dem Apis-Patienten dazu, seine fehlende Selbstverwirklichung und sein unbefriedigendes emotionales Leben auszugleichen. Da er sein eigenes Wesen zu wenig entwickelt hat, empfindet er wenig Selbstwertgefühl und mißt deshalb den außerhalb seiner Persönlichkeit liegenden Objekten sehr viel Bedeutung bei. Er gerät in Aufruhr, sobald jene Dinge gefährdet scheinen, die seinem Leben einen scheinbaren Halt geben und seine Lebensgrundlage ausmachen. Der Verlust all dessen, was der Patient mit Wert belegt, ist deshalb eine der häufigsten Ursachen für sein Leiden. Durch Schreck, schlimme Nachrichten oder Eifersucht gerät er in große Ruhelosigkeit, Reizbarkeit, Ärger und Zorn. Wenn er seine heftigen Emotionen äußert, tritt gelegentlich auch seine Zerstörungswut auf, die er im Zerbrechen von Gegenständen abreagiert. Hält der Erregungszustand zu lange an, so wird der Patient überaus geschwächt, entmutigt und nachfolgend seiner gesamten Freudefähigkeit beraubt. Im Laufe der Krankheitsgeschichte zeigt sich der Patient kummervoll und traurig. Apathisch, schwermütig und in großer Betrübnis ergeht er sich einem grundlos erscheinenden und schier endlosen Weinen.

Desöfteren zeigt er äußeren Gleichmut, während er innerlich von tiefer Abneigung, Widerwillen oder Wut erfüllt ist. Dann lebt er seine Aggressionen körperlich in Form einer Allergie aus. Da bei weitem nicht jeder Mensch auf einen Bienenstich mit Urticaria reagiert oder andere allergische Hautreaktionen bekommt, liegt demnach beim Apis-Patienten eine große Aggressionsbereitschaft vor, geringe äußerliche Reize mit solcher Vehemenz zu beantworten. Die Entzündungszeichen der Haut, wie Anschwellung, Hitze oder Röte stehen dann ganz im Gegensatz zu seinem äußerlichen Verhalten, geben jedoch sein wahres Inneres, seine unterdrückte Wut, wieder.

Die Wut, eine Anschwellung von Emotionen, zeigt sich beim Apis-Patienten häufig im Anschwellen der Haut. Die Kapillaren, die feinen Gefäße für den Stoffaustausch des Blutes, erweitern sich und lassen dadurch Eiweiß und Flüssigkeit ins Gewebe austreten, was als Ödem sichtbar wird. Befindet sich dann zuviel Flüssigkeit im Gewebe, reagiert der Körper mit Durstlosigkeit. Die Ödembildung wird am besten durch kühle Anwendungen reduziert, weil sich durch Kälte das ausgedehnte Gewebe wieder zusammenzieht und so ein weiteres Anschwellen unterbunden oder zumindest erschwert wird.

Wenn der Apis-Patient im emotionalen Bereich nicht zeigt, daß er vor Wut platzen könnte, muß er diese Erfahrung auf der körperlichen Ebene austragen. Beinahe im ganzen Körper treten Flüssigkeitsansammlungen auf, wobei der Patient im Extremfall aufgetrieben, bis zum Platzen mit Wasser angefüllt ist und deshalb an einem unbeschreiblichen Engegefühl leidet. Seine emotionale Einengung überträgt der Patient auf die körperliche Ebene, um sich von dem seelischen Erstickungsgefühl zu befreien. Deshalb gelangt der Kranke nun durch ödematöse Schwellungen des Kehlkopfes und der Luftwege in große Atemnot. Eine starke Beeinträchtigung und eine nicht ungefährliche Situation tritt auf, wenn sich Ergüsse im Herzbeutel, in den Pleurahöhlen oder in den Gehirnhäuten bemerkbar machen. Durch letztere kommt es zu meningitischen Erscheinungen und dem so oft bei Apis erwähnten "Cri encephalique", dem durchdringenden, gellenden Schrei von Kindern. Da bei Kleinkindern die Fontanellen noch nicht ganz verwachsen sind und sich somit die Schädelnähte noch nicht geschlossen haben, kann sich der Kopf unter der großen Spannung ausdehnen und zum "Hydrocephalus" werden. Erwachsene dagegen entwickeln durch den Druck im Kopfinnern eine Angst vor Gehirnschlag.

Die ganze Haut und sämtliche Schleimhäute können von den Entzündungen betroffen sein. Neben den bereits erwähnten Leiden sind Entzündungen der Augenbindehaut, der Lidschleimhaut, der Nasen-, Mund- und Rachenschleimhaut, des Bauchfells sowie der Schleimhäute im Anal- und Urogenitalbereich hervorzuheben. Aber auch die männlichen und weiblichen Fortpflanzungsorgane, wie Samenstränge, Skrotum, Uterus oder Eierstöcke bleiben von den ödematösen Entzündungen nicht verschont.

Der Apis-Patient fühlt sich wie die Biene als Gemeinschaftswesen, weil er seine eigene Individualität noch nicht entdeckt hat. Durch sein Verlangen nach Gesellschaft und die Angst vor dem Alleinsein ist der Apis-Patient auf Beziehungen geradezu angewiesen. Sie bedeuten für ihn eine gewisse Sicherheit, weshalb er sich in permanenter Geschäftigkeit für andere aufzuopfern bereit ist. Dies geschieht in der unbewußten Absicht, sich unabkömmlich zu machen und damit Personen intensiver an sich zu binden.

Liebgewordenes betrachtet er zu sehr als Besitz, weshalb er auch mit heftiger Eifersucht reagiert, sobald er dazu den geringsten Anlaß entdeckt. In seinem Argwohn und seiner Eifersucht befindet er sich stets bereit, beim geringsten Anlaß kämpferisch zu reagieren und zeigt sich erregt, reizbar, ärgerlich und zornig. Wie die Biene den Giftstachel benützt, um ihr Gut zu schützen, bedient sich der Apis-Patient der Eifersucht als Giftwaffe. Jedoch kann er durch die Eifersucht und sein Habenwollen nichts wirklich festhalten, denn die Dinge entgleiten im wahrsten Sinn des Wortes schließlich seiner Hand.

Er will eher besitzen und beherrschen und somit auch in Beziehungen die Kontrolle behalten, als einen Austausch auf gleicher Ebene erzielen. Letzteres würde wirkliche Liebesfähigkeit fordern, die dem Patienten jedoch fehlt. Dazu müßte er zuerst genügend Selbstvertrauen entwickeln und seinen Eigenwert erkennen oder erarbeiten. Der Patient ist jedoch noch nicht so weit, deshalb sucht er zu seiner Ergänzung auch materielle Werte und gleicht das mangelnde Selbstwertgefühl somit durch Besitztümer aus.

Da der Apis-Patient Personen und Objekte allzu sehr mit Wert besetzt und an sich bindet, ist der Verlust von Angehörigen oder von Hab und Gut ein schwerer Schlag für ihn. Der Patient leidet sehr unter Trennungsproblematik und unter den Beschwerden unterdrückter Sexualität, die mit dem Partnerverlust gekoppelt sind. Er ist sehr stark mit Triebkonflikten konfrontiert, sei es nun durch verdrängte Sexualität oder durch übertriebenes sexuelles Begehren. Ist ein übersteigerter Sexualdrang vorhanden, hat es den Anschein, als möchte der Patient die Urgründe seines Daseins voll und ganz durch die Sexualität erforschen und erleben. Selbst in dieser Hinsicht gibt es Parallelen zum Triebleben der Bienenvölker, das ebenfalls Extreme aufweist. Bei den Arbeitsbienen ist der Geschlechtstrieb völlig unterdrückt, während die Königin intensiv umschwärmt wird und sich einzig und allein ihrem Fortpflanzungsdrang widmet.

Durch die Verlustangst des Apis-Patienten entsteht sein eifersüchtiges Verhalten und ein Festhaltenwollen um jeden Preis. Je mehr er aber festhält, desto mehr verkrampft er sich, verhindert den Entwicklungsfluß, wird unbeweglich und leidet deshalb mitunter an rheumatischen Erkrankungen. Anstatt sich anderen zu öffnen und auf sie einzugehen, versucht er, sie aufgrund seines Besitzdenkens festzuhalten. Dadurch ist allerdings kein Austausch und kein ausgewogenes Verhältnis mehr möglich. Daß nichts mehr richtig fließt, beweisen auch die Nieren des Erkrankten. Nieren sind Austauschorgane, und wenn der Patient nicht mehr zum Austausch bereit ist, hält er den Harn in Form von Ödemen fest.

Schlimmstenfalls kommt es zum akuten Nierenversagen, wobei die Harnproduktion fast oder völlig erlischt. Apis kann die daraufhin eintretende Harnvergiftung verhindern, indem es die Nierentätigkeit wieder anregt und die Ödeme durch gesteigerte Harnabsonderung ausschwemmt. Ist die Diurese wieder in Gang gekommen, geht vorübergehend soviel Wasser ab, daß eine Harninkontinenz entsteht. Dieses im Körper ablaufende Geschehen symbolisiert einen enormen psychischen Prozeß. Wenn das erzwungene Loslassen und Freigeben des Festgehaltenen einmal in Gang gekommen ist, kann es durch nichts mehr unterbrochen werden. Aber gerade dieser Vorgang ist es, der dem Patienten zu seiner Gesundung verhelfen kann.

Auch bei der Glomerulonephritis, die als ein auffälliges Apis-Leiden gilt, ist die Nierentätigkeit enorm gestört. Allerdings handelt es sich hierbei um eine durch Gefäßerweiterung verursachte größere Durchlässigkeit der Nierenfilter, die entgegen ihrer sonstigen Funktion auch Eiweiß und rote Blutkörperchen mit dem Harn ausscheiden. Hier schüttet der Patient gleichsam das Kind mit dem Bad aus, denn er sondert hierbei ohne Unterscheidung auch Substanzen aus, die er dringend zum Leben braucht. Dieses Geschehen könnte als Selbstopfer und verzehrende Hingabe bezeichnet und mit dem Stachelverlust der Biene verglichen werden. Darin kommt die Leidenschaft des Patienten zum Vorschein und sein Bestreben, aufs Ganze zu gehen. Deshalb ist für ihn das Beziehungsleben eine Quelle, die ihm tatsächlich "Leiden schafft". Er möchte durch die Gemeinschaft mit anderen getragen werden, denn sie bedeutet seine ganze Existenz. Er ist aber auch bereit, sein eigenes Leben gänzlich dafür aufzuopfern. Ist das Geben und Nehmen zu seinen Bedingungen nicht möglich, erwächst ihm daraus so viel Kummer und Leid, daß er in seinem Elend zum Leben keinen Grund mehr ersieht.

Ist dieser bedenkliche Zustand erreicht, so zeigt sich der Kranke apathisch, entmutigt, betrübt und schwermütig. In diesem Zustand fehlen Aktivität,

Mut und Lebenswille. Er braucht Tatkraft und Lebensfreude zur Selbstverwirklichung, um seine Leblosigkeit wieder in Lebendigkeit verwandeln zu können. Wenn der Apis-Patient seine Energie auf diese Weise ausdrückt, anstatt sie in Absicherungsmechanismen und selbstzerstörende Leidenschaften zu investieren, wird er sich auch in Beziehungen austauschen können, ohne davon abhängig zu werden. Durch das Erlangen eines gesunden Selbstwertgefühls empfindet er etwaige Verluste von Personen oder Besitztümern nicht mehr so schmerzlich und zerstörend wie vorher.

Wenn er Selbstvertrauen entwickelt und seine Individualität auf vielfältige Weise auszudrücken gelernt hat, wird er - falls er wegen fehlender Beziehung seine Sexualität nicht ausleben kann - dieses nicht mehr als so großen Mangel empfinden. Hat er jedoch die Gelegenheit, seine Sexualität zu leben, sollte er seine Triebe nicht aus irgendwelchen Ängsten oder Ideologien heraus unterdrücken, sondern seiner Triebbefriedigung nachgehen. Schließlich ist ja der Apis-Patient bei aller Ähnlichkeit mit einer Honigbiene kein geschlechtsloses, arbeitsames Wesen, sondern immer noch ein Mensch.

GEMÜT:

Eifersucht, besonders bei Frauen. Leicht beleidigt, nimmt alles übel.

Unbeholfen, ungeschickt, läßt Dinge fallen. Ist wie in einem Traum.

Gleichgültigkeit, Apathie. Faulheit, Abneigung gegen Arbeit.

Ungeduld. Sehr geschäftig, jedoch fruchtlos.

Reizbarkeit. Reizbarkeit mit Hämorrhoiden. Verlangen, Dinge zu zerbrechen und zu zerschlagen. Neigung zum Widersprechen.

Zorn, Ärger. Heftiger Zorn. Nachts Wut, Raserei.

Schickt aus Reizbarkeit den Doktor weg und sagt, nicht krank zu sein. Behauptet, gesund zu sein, trotz schwerer Krankheit. Wahnidee, gesund zu sein.

Ruhelosigkeit. Muß sich ständig bewegen. Ruhelos nachts, bei Metrorrhagie oder Fieberhitze.

Unbeständige, labile Stimmung.

Stöhnen. Brummen. Entmutigt. Traurig und schwermütig, besonders bei Schweiß, Fieber oder Durchfall.

Weinerliche Stimmung. Grundloses Weinen. Ängstlicher Gesichtsausdruck. Qualvolle Angst, Todesangst.

Furcht vor Alleinsein, organischer Herzkrankheit oder Tod. Todesgedanken. Todesahnung.

Verlangen nach Gesellschaft. Alleinsein verschlechtert.

Auffahren im Schlaf oder aus dem Schlaf. Im Schlaf Schreien.

Schreien. Schreien vor oder während Konvulsionen. Schreien bei Kindern, besonders im Schlaf. Cri encephalique. Bewußtlosigkeit, unterbrochen von Schreien.

Benommenheit. Wie betäubt bei Fieberhitze. Bewußtlosigkeit, Stupor bei Fieber, Scharlach oder Meningitis.

Delirium nachts, im Schlaf, mit Kongestion. Sanftes, brummendes oder gewalttätiges Delirium. Delirium bei Fieber oder Meningitis cerebrospinalis.

Geistige Trägheit. Schwierige Konzentration. Verwirrung beim Lesen. Unzusammenhängende Sprache.

Kindisches Benehmen. Albernes Verhalten. Lüstern, wollüstig.

Sieht Bilder und Phantome. Geisteskrankheit, Wahnsinn. Geschäftige oder erotische Psychose. Sexuelle Manie, besonders bei Frauen. Nymphomanie.

Aufregung. Große Erregung nachts, nach schlechten Nachrichten oder bei Fieberhitze.

Bei Hydrocephalus Erregung, Schreien, Bewußtlosigkeit, Stupor.

Beschwerden durch: Sexuelle Exzesse. Eifersucht. Kummer. Schlechte Nachrichten. Schreck. Zorn, Ärger. Wut, Raserei.

ALLGEMEINES:

Brennende Schmerzen, äußerlich und innerlich. Schmerzen wie durch Brennen. Stechende Schmerzen mit Brennen. Wunde Schmerzen äußerlich und innerlich. Schmerzen bei kanzerösen Beschwerden. Schmerzen in Gelenken.

Außerordentliche physische Reizbarkeit. Berühren der Haare verschlechtert.

Abneigung gegen Wasser oder Getränke. Durstlosigkeit während Fieberhitze.

Verlangen nach Milch, besonders kalter Milch, die bessert. Verlangen nach Saurem.

Beschwerden nach dem Essen.

Inneres Völlegefühl. Äußerlich Gefühl des Zusammenschnürens. Äußerlich Empfindlichkeit. Kleidung ist unerträglich.

Verlangen, sich abzudecken. Bettdecken werden nicht ertragen.

Hitzegefühl.

Bei Wärme schlechter. Warmes Einhüllen, warmes Bett oder warmer Raum verschlechtert. Mangel an Lebenswärme, aber Wärme verschlechtert.

Verlangen nach frischer Luft, kalter Luft, Kälte oder kalt Waschen, Baden. Frische und kalte Luft, kalt Waschen, Baden oder Abkühlen bessert.

Beschwerden durch warmes oder heißes Waschen, Baden.

Mattigkeit. Verlangen, sich hinzulegen. Liegen verschlechtert. Rückenlage bessert.

Schwäche. Schwäche bei Wassersucht oder Diphtherie. Schwäche infolge Durchfall. Plötzliche, zeitweilig aussetzende, zittrige Schwäche. Zuckungen der Muskeln.

Zittern nach Schwitzen. Schweißgeruch wie Moschus.

Konvulsionen. Hysterische Krämpfe, mit Schreien. Schwindel bei Epileptikern. Konvulsionen bei Meningitis cerebrospinalis. Konvulsionen bei Kindern.

Kongestion. Innerlicher Blutandrang.

Beschleunigter Puls, beinahe unfühlbar. Pulsus magnus.

Innere und äußere Ödeme. Ödeme nach Scharlach, in der Schwangerschaft, durch Nieren- oder Herzkrankheit. Ödeme durch unterdrückten Hautausschlag.

Allgemeine Schwellungen. Aufgedunsenheit, ödematöse Schwellung. Schwellung leidender Teile. Schwellung der Gelenke oder Drüsen. Entzündliche Schwellung.

Geschwollene, brennende, stechende Varizen. Thrombose, besonders in Beinen.

Allgemein Entzündungen. Entzündung der serösen Häute.

Arthritis. Periostitis. Adenitis. Lymphangitis. Zellulitis.

Verhärtungen, besonders Drüsen. Abszesse. Zystische Tumore. Kanzeröse Erkrankungen.

Tiefdringende, penetrierende Wunden. Bläuliche Wunden. Stechen in den Wunden. Schmerzhafte Wunden. Splitterverletzungen, Stichwunden oder Bißwunden von giftigen Tieren. Sektionsverletzungen.

Blutungen. Blut koaguliert nicht.

Sepsis. Urämie. Anämie.

Folgen von Impfung.

Schwierige Zahnung. Zahnung mit Durchfall.

Äußerliche Gefühllosigkeit. Toxische Lähmung der Extremitäten. Lähmung einseitig, linke Seite. Lähmung durch Gefühlserregung, seelischen Schock.

Beschwerden treten einseitig auf, besonders rechts, auch links. Zuerst rechts, dann links. Beschwerden während Mondphasen, abnehmender Mond, Neumond, zunehmender Mond oder Vollmond.

Beschwerden durch: Unterdrückten Hautausschlag. Chinin-Mißbrauch. Unterdrückung sexuellen Verlangens.

MODALITÄTEN:

< durch warm oder heiß Waschen, Baden.

< bei heißem Wetter.

< durch feuchtwarme Umschläge.

< bei Durchnässen.

< durch Druck.

< durch Berührung.

< durch leichte Berührung.

< durch schnelles Gehen.

< durch Bewegung.

< durch Aufstehen.

< durch Liegen.

< im oder nach Schlaf.

< nach Koitus.

< im Frühling.

> durch Kälte, kalte Luft.

> durch Kaltwerden, Abkühlen.

> durch kalt Waschen, Baden.

> durch naßkalte Umschläge.

> durch Rückenlage.

> durch Druck.

Samuel Hahnemann
Organon der Heilkunst, 6. Auflage
§ 6

Sinngemäß:
Der Behandler muß ohne Vorurteile sein und soll keine Überlegungen anstellen, die sich nicht nachweisen lassen. Er darf am Kranken nichts anderes wahrnehmen, als das, was er mit seinen Sinnen erkennen kann. Bedeutungsvoll sind die erkennbaren Veränderungen an Körper und Seele, d. h. die Abweichungen von dem ehemals gesunden Zustand des jetzt Kranken. Diese Krankheitszeichen werden entweder vom Kranken selbst gefühlt oder vom Behandler erkannt. Alle so wahrgenommenen Symptome bilden das Krankheitsbild und stellen den gesamten Umfang der Krankheit dar.

ARGENTUM NITRICUM

Als Arni Höllenstein das Licht der Welt erblickte, machte er die Augen gleich wieder zu, weil er diese Helligkeit nicht ertragen konnte. Schließlich träufelte ihm die Säuglingsschwester der Neugeborenenstation die obligatorischen Silbernitrattropfen in die Augen, womit seine Lichtempfindlichkeit noch gesteigert wurde. Gleich als Arnis Vater seinen Sprößling zum ersten Mal begutachtete, rief er mit einem argwöhnischen Seitenblick auf die Mutter aus: "Dieses faltige und runzelige Kind sieht mir viel zu alt aus, um mein Sohn sein zu können!"

Natürlich legten sich die meisten Runzeln Arni Höllensteins innerhalb der nächsten Zeit, aber dennoch wirkte er weiterhin etwas verwelkt und ausgetrocknet. Eines Tages wurde Vater Höllenstein Zeuge, wie Arnis Windeln gewechselt wurden. Ein undefinierbares flockiges Grün quoll zwischen Arnis Beinen hervor und veranlaßte den Vater zu der Bemerkung: "Wenn Spinat auf diese Weise produziert wird, lege ich keinen Wert mehr auf dieses Zeug."

In den nächsten Jahren machten Freunde und Nachbarn die Eltern immer wieder darauf aufmerksam, daß Arni viel zu mager sei. Erstaunlicherweise wirkte Arni gelegentlich sehr gut gepolstert, was aber damit zusammenhing, daß der Junge sich Jacken- und Hosentaschen mit Zuckerwürfeln vollstopfte, weil er auf diese Weise seinen Süßigkeitsbedarf am besten befriedigen konnte. Arni bekamen diese Naschereien überhaupt nicht. Er reagierte darauf mit vielerlei Unpäßlichkeiten wie Magendrücken, Blähungen, Erbrechen und vor allem mit einem heftigen Durchfall.

Durchfall bekam Arni auch, wenn sich die Familie anschickte, Verwandte zu besuchen oder auf irgendwelche Veranstaltungen zu gehen. Auch später noch hatte er dieselben Schwierigkeiten, wenn er in der Erwartung nichtalltäglicher Ereignisse verweilte. Dazu gehörte zum Beispiel ein Schulaus-

flug, eine Zugfahrt, eine Geburtstagsparty oder auch ein Zahnarztbesuch. Letzteres war ihm dermaßen unangenehm, daß er in puncto närrischer Einfälle seinem Vater um nichts nachstand, nur um diesem beängstigenden Ereignis zu entgehen.
"Was ist, wenn ich beim Bohren husten muß?" fragte er nervös seine Mutter. "Ich fühle mich so schwach, daß ich bestimmt ohnmächtig werde! Außerdem stellt der Zahnarzt den Behandlungsstuhl immer so hoch, da werde ich ganz furchtbar schwindlig. Und wenn mich die Lampe so anstrahlt, sticht es mich in den Augen. Und, und, und ..."

Arnis Vorstellungsgabe war so bunt und kräftig, daß es ihm oft Schwierigkeiten machte, Phantasie und Realität auseinanderzuhalten. Er spielte mit seinen Freunden Versteck und wollte zunächst in die leere Mülltonne steigen, weil ihn dort sicher keiner finden würde. Als er den Deckel öffnete, stellte er sich vor, die Tonne könnte gerade jetzt von der Müllentsorgung abgeholt werden. Trotz seiner Schreie würde ihn keiner hören. Das Müllauto würde Arni gierig in sich hineinschlucken und erbarmungslos zermalmen. Solche Phantasien erschreckten Arni dermaßen, daß er später die Tonne gar nicht mehr anfassen wollte. Eigensinnig widersprach er den Aufforderungen seiner Mutter, einen Müllbeutel hinauszutragen und in die mit negativen Phantasien behaftete Tonne zu stecken.

Wie Arni es trotz solcher Schwierigkeiten schaffte, ausgerechnet Tenor an der Staatsoper zu werden, bleibt wohl ein ewiges Rätsel. Wahrscheinlich lag es daran, daß er außer einer guten Stimme noch andere Eigenschaften zu bieten hatte, die mit diesem Beruf in Einklang standen. Dazu gehörten vor allem seine Freundlichkeit, seine lebenslustige Art, sein Phantasiereichtum und sein gutes Einfühlungsvermögen. Allerdings machte ihm das Lampenfieber sehr schwer zu schaffen. Seine Nervosität steigerte sich mehr und mehr, während Arni Höllenstein zusehends alterte. Stets war er in einer unverständlichen Eile und hegte Befürchtungen, Termine nicht einhalten zu können oder zu spät zu den Proben und Vorstellungen zu kommen.

Eine Inszenierung machte es für Arni notwendig, einen Helm aufzusetzen. Arni, der Einengungen sowieso nicht ertragen konnte, fühlte sich mit dieser Kopfbedeckung wie eingesperrt. Immer wenn er dieses Monstrum aufsetzte, überlief ihn ein Schauder, denn er hatte dabei sehr bildhafte Vorstellungen.

Er sah es in farbigen Illustrationen vor sich, wie er diesen schrecklichen stählernen Turban nicht mehr vom Kopf bekam. Er würde sich aufregen, sein Kopf würde anschwellen, der Helm würde immer enger werden. Um ihn zu retten, müßte man die Kopfbedeckung aufschneiden oder aufsägen. Aber dabei würde man sicher auch seinen Kopf verletzen. Es wäre abscheulich! Und so brachte Arni allerlei krampfhafte, aber erfolgreiche Einwände gegen die ganze Inszenierung.

Obwohl Arni Höllenstein seit jeher als Sonderling bekannt war, wurde es von Tag zu Tag offensichtlicher, daß einiges mit ihm nicht stimmte. In der letzten Inszenierung war vorgesehen, daß er zu seinem Gesang einige Tanzschritte aufs Parkett legen sollte. Aber der Tenor klagte nach jeder Tanzprobe über schlimme Kopfschmerzen.
"Mein Kopf wird ja immer größer!" rief er entsetzt aus, während er mit beiden Händen krampfhaft und verzweifelt dagegendrückte. "Ich werde doch wohl keinen Gehirntumor haben!"
Aber so plötzlich ihm dieser Gedanke gekommen war, vergaß er ihn auch wieder, nachdem die Inszenierung in Rücksicht auf sein Leiden schließlich geändert worden war. Der Intendant war es nämlich leid geworden, all die unlogischen und eigensinnigen Einwände des Tenors anhören zu müssen.

Aber nun begann Arni Höllenstein zunehmend unter dem Scheinwerferlicht zu leiden. Seine Augen schmerzten und außerdem war es ihm unter all diesen Lampen viel zu heiß. Die letzte Vorstellung Arni Höllensteins war unvergeßlich. Da er das Kostüm einschnürend und beengend empfand, zerrte er auf der Bühne an seinem Stehkragen und den Ärmeln herum. Er empfand höllische Angst, als er der großen versammelten Menschenmenge gegenüberstand. Noch dazu überkam ihn die Wahnidee, die Wände könnten sich zusammenziehen und ihn dabei erdrücken. Mit starrgeweiteten Pupillen fixierte Arni erregt das Publikum, während er sich darauf gefaßt machte, daß sein wie rasend schlagendes Herz ihm jeden Moment aus der Brust springen würde. Irgendwie befürchtete er plötzlich, sich den Gesangstext nicht merken zu können, weshalb er an Tempo zulegte, um das Ganze schneller hinter sich zu bringen. Je hektischer er sang, desto mehr brachte er das Orchester in Verlegenheit. Als er schließlich das hohe C erreichen wollte, artete sein Gesang in einen Hustenanfall aus.

Anschließend krähte er nur noch heiser herum und bekam schwache und zittrige Knie. Während die Sopranistin mit ihrem Gesang das Publikum verzauberte, schob sich Arni heißhungrig einige Riegel Schokolade in den Mund. Daraufhin stellte sich prompt die befürchtete Reaktion ein. Nach einigen Minuten blähte sich Arni sichtlich auf, bis er einen explosionsartigen Rülpser von sich gab, der glücklicherweise mit einem nicht minder heftigen Paukenschlag aus dem Orchester zusammenfiel. Zu guter Letzt verließ er fluchtartig die Bühne und stiebte auf die Toiletten zu.

Hinterher war der Tenor schweißgebadet. Vorwurfsvoll wandte er sich an seine Kollegen: "Warum stellt mich denn keiner in den Kühlschrank?" Leider konnte keiner ahnen, daß Arni Wahnideen hatte und sich plötzlich für eine Flasche Sprudel hielt. Als er schließlich in die Frische der Nacht hinaustrat, begann er sich allmählich wieder besser zu fühlen. Nur beim Überqueren der Kanalbrücke wurde er wieder von einer unsagbaren Furcht ergriffen. Er sah ins Wasser und wurde wie magnetisch von den dunklen Tiefen unter sich angezogen. Erst nachdem er sich schon angeschickt hatte hinunterzuspringen, wurde er sich seines unsinnigen Handelns bewußt. Dafür hegte er närrische Gedanken, als er zur nächsten Hausecke gelangte. Er sah nach oben, wurde schwindlig und befürchtete, das Gebäude würde unerwartet zusammenbrechen und ihn unter sich begraben. Das war Anlaß genug, sich einen sichereren Nachhauseweg zu suchen, auch wenn er um ein gutes Stück länger war.

Danach hatte Arni wie immer erschreckende und furchterregende Träume. Seit er um seine Potenz bangte, begegneten ihm die Phallussymbole nachts in seiner Traumwelt in Form von Schlangen. Am nächsten Morgen klagte er weinerlich und bedrückt über ein intensives Gefühl der Verlassenheit, obwohl ihm seine Frau ihre Liebe und Treue ausdrücklich beteuerte. Außerdem weigerte er sich hartnäckig, seine Arbeit wieder aufzunehmen, weil er Angst vor weiteren Mißerfolgen hatte.

Die Oper wäre wohl auch nicht mehr für ihn in Frage gekommen, dafür aber bekam er zahlreiche Angebote aus der Zirkuswelt, die seinen letzten spektakulären Auftritt an der Oper für eine besondere Clownerie gehalten hatten. "Zirkus ist nicht mein Platz!" lehnte er eigensinnig ab und wiegte sich wieder in seinen Wahnvorstellungen.

"Sie verachten mich doch alle. Deshalb kommt für mich nur ein ruhiges und kühles Plätzchen in einem geräumigen Getränkemarkt in Frage, in dem es keine hohen Regale gibt und wo man Sprudel angemessen zu schätzen weiß."

WESEN:

Argentum nitricum wird auch als Silbernitrat oder Höllenstein bezeichnet. Dabei handelt es sich um in Salpetersäure gelöstes Silber, eine kristalline Substanz, die ätzend, leicht wasserlöslich und lichtempfindlich ist. Personen, die mit diesem Stoff arbeiten, unterliegen beschleunigten Alterungsprozessen und leiden im besonderen an Verätzungen der Schleimhäute und der Augen. Gelangt Silbernitrat in den menschlichen Organismus, so ergibt sich ein Vergiftungsbild mit schwerem Erbrechen, Durchfällen, Sensibilitäts- und Bewußtseinsstörungen.

Einige der Argentum-nitricum-Symptome deuten bereits an, daß der Patient Schwierigkeiten mit Begrenzungen hat. Dazu gehören die halbseitigen Kopfschmerzen mit einem Vergrößerungsgefühl des Kopfes. Hier hilft nur Druck oder festes Bandagieren, so als müsse der Patient die Expansion dieses Körperteils durch eine Gegenmaßnahme verhindern. Starkes Herzklopfen veranlaßt den Patienten zu Befürchtungen, das Herz könne ihm aus der Brust hüpfen, andererseits verursacht eine starke Aufgetriebenheit des Bauches ein tiefes Mißbehagen.

Der Patient fühlt sich sowohl bei räumlichen als auch bei zeitlichen Begrenzungen in seiner Freiheit stark eingeschränkt und behindert. Er neigt leicht zu Fluchtverhalten und hat gerne ein Hintertürchen offen, um der Endgültigkeit von Situationen zu entgehen. Das läßt sich am besten bei Abmachungen und Verabredungen erkennen, die das Festsetzen eines bestimmten Zeitpunktes notwendig machen. Sobald eine Zeit fixiert ist, überkommt ihn eine große Angst, und er überlegt, wie er der Gewißheit dieses Ereignisses entgehen könnte. Seine vorwiegend ängstliche und angespannte Erwartungshaltung führt dazu, daß er den zukünftigen Ereignissen mit allerlei Beschwerden entgegenblickt. Findet er nicht rechtzeitig eine Ausrede, um diesem Dilemma zu entgehen, stellen sich beim Heranrücken der Verabredung vor Aufregung und Angst Magenbeschwerden und besonders Durchfall ein.

Aber nicht nur das Einhalten von Terminen versetzt den Kranken in Angst und Schrecken, sondern vor allem gesellschaftliche Begegnungen und Verpflichtungen. Sobald er irgendwo in der Öffentlichkeit erscheinen soll, sei dies nun in einer Versammlung oder im Theater, zeigt er Beklemmungen und reagiert mit einem neurotischen Verhalten. Sein Selbstwertgefühl ist gering, weshalb ihm die Vorstellung zuwider ist, vor anderen Leuten in Erscheinung treten zu müssen. Die Lichtscheu des Patienten bezieht sich nicht nur auf seine Augen, sondern auf sein gesamtes Wesen, so daß er lieber am Rande bleibt und ein Schattendasein fernab der öffentlichen Geschehnisse führt. Von der Gesellschaft fühlt er sich bedrängt, belästigt, gestört und in die Enge getrieben. In seiner Furcht vor Menschenansammlungen macht sich auch schon die Platzangst bemerkbar, die sich bei ihm in engen Räumen zeigt. Die Unfähigkeit, räumliche Begrenzungen hinzunehmen, wird nicht nur in seiner Klaustrophobie augenscheinlich, sondern auch in der Beengtheit durch Kleidungsstücke.

Durch seine Furcht vor Verbindlichkeiten und der Endgültigkeit von Situationen wird die Unfähigkeit, mit Verpflichtung und Verantwortung fertig zu werden, erkennbar. Er beansprucht zwar genügend Freiraum, kann dies aber nicht mit den Konsequenzen der geforderten Freiheit, nämlich mit absoluter Eigenverantwortlichkeit, vereinbaren. Die Angst vor Mißerfolg hält ihn davon ab, bestimmte Arbeiten in Angriff zu nehmen. Er fürchtet sich vor Aktivitäten und Unternehmungen, besonders vor solchen, die mit Arbeit in Zusammenhang stehen. Aus seiner Furcht vor Blamage hegt er Vorstellungen, daß er sowieso alles falsch mache, das Geforderte nie schaffen könne und die Arbeit ihm letztlich schade. Das verleitet ihn zu Faulheit und motiviert seinen verständlichen Wunsch, in der Geborgenheit seines Bettes zu verweilen.

Sein Fernhalten von der Öffentlichkeit ist auf einer tiefen Unsicherheit begründet, die ihn wiederum von Bezugspersonen abhängig macht. Im Grunde genommen ist er kindlich, etwas hilflos, neigt zu kindischem Benehmen, Launenhaftigkeit und Eigensinn. Durch sein geringes Selbstbewußtsein braucht er andere, um den harten Anforderungen des Alltags entgehen zu können. Da der Patient selbst keine Verbindlichkeiten eingehen möchte und sich gegen Einschränkungen sträubt, findet er in seiner Unsicherheit nirgends Verläßlichkeit und Stabilität. Er weiß nicht, wonach er sich äußerlich orientieren soll und worauf er sich verlassen kann. So hat der Kranke nicht viel Vertrauen in Beziehungen und in äußere Umstände, weil ihm das Gefühl von Verbundenheit und Sicherheit fehlt. Sein Mißtrauen in Personen erweckt in ihm ein verlassenes Gefühl und nährt seine Furcht vor der Einsamkeit und dem Alleinsein. Er glaubt sich im Stich gelassen und verachtet.

Das mangelnde Vertrauen in die Umwelt bewirkt, daß der Argentum-nitricum-Patient wenig Hingabefähigkeit entwickelt. Es fällt ihm außerordentlich schwer, etwas mit sich geschehen zu lassen, weil er dazu in seiner Angst außer Stande ist. Er hat Angst, die Macht und Selbstbeherrschung über sich zu verlieren und in *Ohnmacht* zu fallen. Überdies verhindern seine starken Phantasien, Einbildungen und Ängste abends auch häufig das Loslösen von den Tagesgeschehnissen und damit die Hingabe an den Schlaf. Am Morgen beim Erwachen ist dann meistens das Gegenteil der Fall, denn nun hat der Patient Schwierigkeiten, wieder aus seinem komatösen Schlaf in das Tagesbewußtsein zurückzufinden, das Aktivitäten und Unternehmungen von ihm fordert.

Er spürt keinerlei Halt, hat nicht genug festen Boden unter seinen Füßen und leidet unter Schwindelgefühlen. Alles erscheint ihm unstabil, unzuverlässig und unsicher. Er fürchtet sich an hochgelegenen Orten, daß Brücken ihn nicht tragen, daß Gebäude oder Mauern über ihm zusammenbrechen oder Wände ihn erdrücken könnten. An bestimmten Hausecken kann er nicht vorbeigehen, weil er damit rechnet, daß diese plötzlich vorspringen und er somit dagegenrennt. Das veranlaßt ihn, eine andere Wegstrecke zu wählen und einen Umweg zu machen, um den vermeintlichen Bedrohungen dieser Art zu entkommen. Seine Furcht vor Unheil oder davor, daß alles versagt, geben einen Einblick, mit welchen *katastrophalen* Ängsten sich der Patient im wahrsten Sinn des Wortes konfrontiert sieht.

Immer häufiger zeigt der Kranke unangemessene Reaktionen und irrationale Verhaltensweisen, weil er auftretende Impulse immer weniger durch seinen Verstand kontrollieren und durch seinen Willen steuern kann. Dem Patienten geht dabei etwas sehr Wichtiges verloren, nämlich das *Vermögen*, über sich selbst Herr zu sein. Der Patient versucht deshalb den Verlust aufzuhalten, indem er in der zur Verfügung stehenden Zeit so rasch wie möglich handelt. Um zu verhindern, daß ihm die Fähigkeit zur Selbstkontrolle gänzlich verloren geht, schickt er sich zur Eile an und reagiert mit Hektik, Schnelligkeit und Getriebenheit.

Seine Vernunft hat schließlich so wenig Kontrolle über seine Impulse, daß der Patient zunehmend irrational und unverständlich handelt. Die Taten des Patienten verselbständigen sich, er gibt momentanen Reizen nach und ist deshalb leicht *reizbar*. Wird der Patient immer mehr von Gefühlen und Impulsen überrumpelt, weiß er bisweilen nicht mehr, was er eigentlich tut. Seine unkontrollierte Triebkraft erklärt auch die starken sexuellen Bedürfnisse. Kann er diese nicht ausleben, treten die angestauten Energien teilweise in Form von Ängsten auf, die der Patient mitunter in fürchterlichen Alpträumen - meist von Schlangenkörpern handelnd - erlebt.

Die vom Verstand abgekoppelten Impulse bewirken im weiteren Verlauf der Pathologie, daß sich der Kranke bereits durch unbedeutende Ereignisse in Alarmbereitschaft versetzt fühlt, wodurch seine Sympathikus-Funktionen übermäßig beansprucht werden. Der Sympathikus erweitert z. B. die Pupillen, beschleunigt Herzschlag und Atmung und mobilisiert die gesamte Energie des Organismus. Das erklärt sowohl die Hektik und Nervosität des Patienten als auch seine Hitze. In diesem aufgeheizten Zustand ist eine Besserung durch Kälte, durch kaltes Baden oder durch eine Autofahrt bei offenem Fenster sehr gut verständlich.

Die vielerlei Ängste des Patienten, die ihn um sein Leben bangen lassen, bringen ihn in anhaltenden Streß. Dieser Erregungszustand hält zu lange an oder kehrt zu häufig wieder, daß er sich allmählich schädigend und schwächend auf den Organismus auswirkt. Verdauung, Stoffwechsel, Blasen- und Darmentleerung sowie Sexualität müssen immer wieder hintangestellt werden und kommen nun im Rhythmus des Körpers nicht mehr richtig zum Zug. Diese Funktionen laufen so schnell, ungenügend und unbefriedigend ab, weil dem streßgeplagten Organismus dafür weder Zeit noch Muße bleibt. Der Verdauungstrakt reagiert mit Blähungen und Durchfall; Blasen- und Darmentleerungen geschehen plötzlich und unwillkürlich; eine Energiespeicherung kann kaum mehr stattfinden; Erektionen sind von so kurzer Dauer, daß ein Koitus nicht mehr möglich ist.

Die permanente Anspannung des Patienten hat einen gesteigerten Grundumsatz und einen erhöhten Blutzuckerbedarf zur Folge. Der Körper braucht deshalb dauernd Nachschub an Süßigkeiten, was das große Verlangen des Patienten nach Naschereien, Süßigkeiten, Zucker und Schokolade erklärt. Es sieht so aus, als ob der Kranke immer wieder kurz vor einem hypoglykämischen Schock stünde, wie er bei Diabetikern auftreten kann.

Das Wort Diabetes kommt aus dem Griechischen und bedeutet soviel wie *Durchgang*. Bezogen auf die Symptomatik des Argentum-nitricum-Patienten heißt dies, daß der aufgenommene Zucker nicht in die Körperzellen aufgenommen, sondern mit dem Harn ausgeschieden wird. Der Glucosemangel in den Zellen bewirkt andererseits wieder starke Stoffwechselstörungen, und so kommt es schließlich dazu, daß die heißhungrig auf- genommenen Süßigkeiten starke Verdauungsbeschwerden und Durchfall erzeugen. Der Organismus ist gezwungen, sich den nötigen Zucker auf Umwegen zu beschaffen. Er baut Fett und Eiweiß in Zucker um, - ein unökonomischer Vorgang, der einen hohen Energieaufwand fordert und dadurch den Körper immer mehr auszehrt. Somit wird klar, weshalb der Patient bald vertrocknet und alt aussieht, an großer Schwäche leidet und zu zittern beginnt.

Ein Heißhunger nach Süßigkeiten wird psychologisch mit einem großen Liebesverlangen interpretiert, das der Kranke mit Naschereien ersetzt. Die Unfähigkeit des Argentum-nitricum-Patienten, diesen Ersatz hinreichend zu verwerten, zeugt davon, daß der Kranke damit hoffnungslos überfordert ist. Seien es nun Nährstoffe oder Zuneigung, der Patient kann beides nicht richtig verarbeiten und läßt es unverwertet hindurchfließen. Genauso wie sein Körper auf die Süßigkeiten reagiert, wehrt der Patient sich selbst aus Angst dagegen, Zuneigung wahrzunehmen, wirklich darauf einzugehen und Verantwortung für seine Beziehungen zu übernehmen. Und so beruhen seine Beziehungen weniger auf Liebe als auf Abhängigkeit und dem Brauchen des anderen.

Der Argentum-nitricum-Patient fürchtet um seine Gesundheit, woraus sich leicht eine Hypochondrie entwickeln kann. Nicht selten läßt sich der Patient dermaßen von Krankheitsgedanken überwältigen, daß er sogar seine angebliche Todesstunde voraussagt. Allerdings kann die Besorgtheit um seinen Gesundheitszustand genauso plötzlich wieder weichen, wie sie entstanden ist, weil der Patient sich bald wieder mit ganz anderen Ängsten konfrontiert sieht oder seine Befürchtungen ganz einfach vergißt. Da der Patient an Gedächtnisschwäche leidet, strengt ihn geistige Arbeit übermäßig an, verwirrt ihn und verschlechtert seinen Zustand. Müdigkeit und Schwäche übermannen ihn, und auch Teilnahmslosigkeit, Bedrücktheit und Lebensüberdruß werden immer offensichtlicher.

Der Kranke lebt in einer anderen Realität und bedient sich einer Logik, die jedem anderen fremd und unverständlich ist. Er wartet mit derart unsinnigen Einwänden auf, daß ihm mit Vernunft nicht mehr beizukommen ist. Außerdem verfügt er über eine sehr ausgeprägte Vorstellungsgabe, die ihm oft haarsträubende Bilder vorgaukelt. Wenn er etwas hört oder sieht, läuft in ihm sofort ein lebhafter Film ab. Er sieht phantasiereiche und farbige Darstellungen, wie sich Ereignisse abgespielt haben könnten oder zu welchem Drama sie sich noch entwickeln könnten. Der Patient wird als einfühlend bezeichnet, weil er sich sofort in die Lage der Geschehnisse hineinversetzt und sie in seiner Imagination selbst durchlebt. Sobald er irgendwelche erregende Einfälle, Ideen oder Phantasien hat, muß er diese zwanghaft zu Ende denken und gedanklich bedrohliche Situationen durchspielen. Diese Gedanken betrachtet er als so realistisch, daß er sich überaus davon ergreifen und faszinieren läßt. Manche seiner Gedanken sind dermaßen hartnäckig, daß der Patient sich dazu getrieben sieht, sie unter Ausschaltung aller Vernunft in die Tat umzusetzen. Wie magisch angezogen experimentiert er mit bedrohlichen Situationen und kommt dabei nahe an die Grenze zum Destruktiven.

Trotz seiner Todesangst und mangels Verstandeskontrolle schickt sich der Patient an, aus einer Höhe in den Abgrund zu springen. An dieser Stelle sei kurz erwähnt, daß auch die Stimme des Patienten umkippt, sobald sie sich in höhere Lagen begibt. Der Argentum-nitricum-Patient blickt mit Grauen in die Tiefe und fühlt sich dennoch wie magisch hinabgezogen. Die Tiefe erschreckt und fasziniert ihn gleichermaßen, ist Sinnbild für sein Unbewußtes und alle Ängste. Fast hat es den Anschein, als ob der Patient auf diese Weise seine Grenzen sprengen, seine Ängste überwinden und Unbekanntes kennenlernen möchte.

Die Befürchtung des Patienten, daß Häuserwände ihn erdrücken könnten oder auf ihn einstürzten, zeigt deutlich, daß ihn das Verharren in seiner gesicherten Position, in seiner Enge, ebenso erdrückt wie ihn die Höhe schwindeln läßt. Seine Identität bedarf einer grundlegenden Transformation, einer Konfrontation mit seinen Ängsten. Er braucht Mut zur Selbstverwirklichung, um Ängste abbauen und Schwierigkeiten überwinden zu lernen. Aus Furcht vor Mißerfolg versagt er sich jedoch den Eigenausdruck, nimmt sich zuwenig individuelle Freiheit und sperrt sich gegen Verwandlungen. Solange er seinen Individuationsprozeß nicht beginnt, muß der Patient jedoch mit der Angst leben, alleine gelassen zu werden, weil ihn seine Unvollständigkeit sehr von Beziehungen abhängig macht. Um sich zu verwirklichen, muß der Patient das Wagnis eingehen, den Schritt aus der zu eng gewordenen Sicherheit in die Höhe zu tun, wo ihn die Helligkeit blendet, aber wo er auch mehr Weite, Klarheit und Freiheit gewinnt.

GEMÜT:

Der Patient ist sehr eigensinnig. Macht unsinnige Einwände gegen jeden Vorschlag. Kindisches Benehmen.

Unentschlossenheit. Unternimmt nichts aus Furcht, zu versagen. Wahnidee, alles wird fehlschlagen. Bildet sich ein, alles falsch zu machen, keinen Erfolg zu haben.

Widerspenstig. Reizbar. Impulsiv. Ungeduldig.

In großer Aufregung. Erregung in Erwartung von Ereignissen.

Durchfall durch Erregung, besonders wie vor einem Theaterbesuch, oder nach Erwartungsangst. Nervosität, Gemütsbewegungen verschlechtern Durchfall.

Immer in Eile und Hast. Große Hast, um die verabredete Zeit einzuhalten.

Eile beim Gehen. Geht schnell aus Angst. Angst beim Gehen im Freien, deshalb geht er immer schneller. Wahnidee, daß er einen Anfall bekommt, oder er befürchtet den Tod und geht dadurch immer schneller. Ängstliche Ruhelosigkeit zwingt zum schnellem Gehen.

Ruhelosigkeit, besonders nachts. Wirft sich ruhelos im Bett herum. Ruhelosigkeit vor Konvulsionen. Ängstliche Ruhelosigkeit in den Intervallen von epileptischen Anfällen.

Große Angst. Angst mit Ohnmacht. Angst um 11 Uhr. Angst vor einer Verabredung. Angst, wenn eine Zeit festgesetzt ist. Angst beim Gehen, besonders Gehen im Freien. Angst nach dem Essen. Todesangst.

Furcht. Furcht morgens beim Aufstehen. Furcht, wenn bereit, zur Kirche oder Oper zu gehen. Fürchtet, Selbstkontrolle zu verlieren oder etwas zu unternehmen.

Furcht vor Unheil, vor Einbrechern, Räubern, in engem Raum, in einer Menschenmenge, auf öffentlichen Plätzen oder vor hochgelegenen Orten. Furcht, an bestimmten Hausecken vorbeizukommen oder daß hohe Mauern und Gebäude auf ihn fallen.

Furcht vor drohender Krankheit, einen Anfall zu bekommen oder ohnmächtig zu werden. Furcht vor dem Tod, besonders wenn allein. Wenn allein, Furcht zu sterben. Sagt die Todesstunde voraus. Furcht vor dem Alleinsein. Verlangen nach Gesellschaft.

Zeit vergeht zu langsam.

Sehr empfindlich, sensibel. Empfindlich gegen Geräusche. Erschrickt leicht. Springt aus dem Bett.

Phantasien verhindern den Schlaf. Schlaflosigkeit durch gesteigerte Phantasien. Hartnäckige Gedanken.

Faulheit, Abneigung gegen Arbeit. Meint, die Arbeit wird ihm schaden (Hypochondrie). Wahnidee, die Arbeit wird ihm schaden. Furcht, Grauen vor der Arbeit.

Geistige Erschöpfung. Beim Versuch, sich zu konzentrieren, wird ihm schwarz vor Augen. Geistige Anstrengung verschlechtert.

Geistige Trägheit. Schwierigkeit beim Denken und Begreifen, besonders bei Kindern. Imbezillität.

Vergeßlich. Gedächtnisschwäche. Gedächtnisschwäche für Worte oder für das, was er sagen wollte. Sucht nach Worten beim Sprechen. Verwirrung.

Langsame, unzusammenhängende oder kindische Sprache. Spricht nur von einem Thema. Abneigung zu sprechen, schweigsam, besonders bei Traurigkeit.

Gleichgültigkeit, Apathie, besonders in Gesellschaft. Gleichgültigkeit gegen seine geschäftlichen Angelegenheiten oder gegen jedes Vergnügen.

Möchte im Bett bleiben. Allgemein Abscheu.

Benommenheit, besonders beim Schreiben. Bewußtlosigkeit, Stupor. Verlust des Willens aus Melancholie.

Weinen. Traurigkeit, Depression. Schwermut durch unverdiente Geringschätzung.

Denken an seine Beschwerden verschlechtert.

Gefühl der Verlassenheit, besonders beim Erwachen. Gefühl der Vereinsamung.

Verzweiflung, besonders bei Hypochondrie. Ist verzweifelt um andere und um sich selbst. Wahnidee, er ist für die Welt verloren und ohne Hoffnung. Religiöse Verzweiflung. Auffallende Religiosität.

Todesahnung, sagt die Todesstunde voraus. Prophezeit die Todesstunde.

Neigung zum Selbstmord durch Springen in die Tiefe oder durch Ertrinken. Impuls in einen Fluß zu springen oder von einer Höhe hinunterzuspringen.

Wahnidee, vernachlässigt zu werden, verlassen und in Stich gelassen zu sein, eine unheilbare Krankheit zu haben, am Sterben zu sein oder verachtet zu sein.

Wahnideen, Halluzinationen. Besonders beim Schließen der Augen, sieht Gesichter, Bilder, Phantome oder hat Visionen. Bildet sich ein, eine Flasche Sprudel zu sein.

Wahnidee, zu Hause hat sich alles verändert, daß die Zimmerwände ihn erdrücken wollen, Häuser von jeder Seite auf ihn zukommen und ihn erdrücken oder Hausecken auf der Straße vorspringen, so daß er befürchtet, beim Gehen dagegen zu rennen. Kann nicht an einem bestimmten Ort vorbeigehen.

In Gedanken versunken, abwechselnd mit Übermut und Heiterkeit.

Unbeständig, labile Stimmung. Hysterie. Hypochondrie.

Beschwerden durch: Erwartungsspannung, Erwartungsangst. Gefühlserregung. Schreck. Kränkung, Demütigung.

ALLGEMEINES:

Bohrende, windende Schmerzen oder drückende Schmerzen wie von einem Gewicht. Splitterschmerz. Ausstrahlende Schmerzen.

Innerlich drückende, brennende oder geschwürige Schmerzen. Äußerlich zusammenschnürende Schmerzen.

Schmerzen beginnen langsam und hören langsam auf oder beginnen plötzlich und hören plötzlich auf.

Gefühl eines elektrischen Schlages beim Beginn der Bewegung.

Zittern am ganzen Körper, besonders morgens. Äußerliches oder innerliches Zittern. Periodisches Zittern. Zucken.

Rucke, Zuckungen der Muskeln, besonders gelähmter Teile.

Äußerliches Ameisenlaufen. Taubheit, Gefühllosigkeit äußerlich oder in einzelnen Teilen. Lähmung einseitig. Lähmung mit Zucken der gelähmten Seite. Schmerzlose Lähmung. Lähmungen nach Diphtherie.

Ohnmachtsgefühl durch oder nach Aufstoßen. Ohnmachtsartige Übelkeit. Ohnmacht bei Magenerkrankung.

Verlangen nach kalten Getränken, Salz, Süßigkeiten oder nach Leckereien und Salz. Verlangen nach Zucker, besonders abends.

Zucker und Süßigkeiten, Saures, kalte Speisen oder Alkohol verschlechtern.

Beschwerden nach dem Essen.

Empfindlich auf Kleidung. Kleidung ist unerträglich. Druck verschlechtert.

Schwellungsgefühl. Gefühl einer Kugel innerlich. Äußerliche Spannung. Gefühl von Zusammenschnüren wie eines Bandes.

Verhärtungen. Schwarze Verfärbung äußerer Körperteile. Melanom.

Vermehrte Schleimabsonderungen, gallertartig oder dick, schleimig.

Verlangen nach frischer Luft. Muß Fenster offen haben.

Hitzegefühl. Blutwallungen. Blutwallungen nach langem Gehen. Erhitzung, wird leicht überhitzt.

Pulsieren äußerlich oder innerlich.

Puls beschleunigt, besonders abends, nach Essen oder wenn man darauf achtet. Puls unregelmäßig bei leichtester Anstrengung oder in Rückenlage.

Müdigkeit. Schläfrigkeit.

Schwäche, besonders morgens nach dem Aufstehen. Periodische oder zittrige Schwäche.

Konvulsivische Bewegungen. Chorea, besonders nachts.

Konvulsionen durch Nervosität. Konvulsionen ohne Bewußtsein. Konvulsionen bei Hydrocephalie, Meningitis, während Menses oder im Kindbett. Epileptiforme Konvulsionen. Epilepsie. Epilepsie mit Aura von erweiterten Pupillen oder dem Gefühl der Ausdehnung des Körpers.

Zimmer voll mit Menschen verschlechtert.

Schwindel an hochgelegenen Orten.

Allgemein körperliches Angstgefühl.

Photophobie, besonders bei künstlichem Licht.

Runzeligwerden, Runzeln. Gebeugte Haltung.

Magere Personen. Abmagerung, Marasmus bei Kindern. Durchfall während Zahnung.

Mangel an Lebenswärme, aber Wärme verschlechtert. Anämie. Zyanose.

Neigung zu Erkältungskrankheiten.

Beschwerden während Menses.

Beschwerden nehmen bis mittags zu, werden schlechter, und nehmen dann ab, werden besser. Beschwerden treten einseitig oder besonders auf der linken Seite auf.

MODALITÄTEN:

< durch Wärme.

< durch warme Luft oder Ofenwärme.

< durch warme Anwendung.

< durch heißes Baden.

< durch feuchtes Wetter.

< durch Abdecken.

< nach Abkühlen, Kaltwerden.

< durch geistige Anstrengung.

< durch körperliche Anstrengung.

< beim Fahren (Wagen oder Bahn).

< durch Auftreten, Erschütterung.

< an hochgelegenen Orten.

< durch Süßigkeiten.

< vor Stuhlgang.

< durch Seitenlage, linke.

< bei Beginn oder während Schlaf.

< während Menses.

< nachts von 21-5 Uhr.

< vor Mitternacht.

> im Freien.

> beim Gehen im Freien.

> beim schnellen Gehen.

> durch Bewegung.

> beim Reiten, Fahren im Wind.

> durch Kaltwerden, Abkühlen.

> in kalter Luft.

> durch kaltes Baden.

> durch Aufstoßen.

Samuel Hahnemann
Organon der Heilkunst, 6. Auflage
§ 10

Sinngemäß:
Der materielle Körper kann ohne Lebenskraft, ohne Geist, nichts empfinden oder ausführen und sich selbst nicht erhalten. Nur die immaterielle Lebenskraft, der Geist, gibt dem Körper die belebende Eigenschaft.

CHELIDONIUM MAJUS

Cölestinus Donatus war über seinen Namen niemals sehr glücklich, obwohl er sehr vielversprechend klang. Der Name kam aus dem Lateinischen; Cölestinus - der Himmlische, Donatus - der Geschenkte. Besonders im Kindesalter mußte er sich von seinen Eltern immer wieder anhören, daß er doch ein Geschenk Gottes sei und sich deshalb niemals wie ein schmutziger, frecher Lausbube aufführen dürfe. Für den Jungen war es unmöglich, sich unentwegt wie ein Heiliger zu verhalten, weshalb er seine Familie pausenlos frustrierte.
"Donatus, du bist von Gott gegeben! Du solltest dir deshalb die Milch nicht wie ein Vagabund über die Hose schütten!"
"Cölestinus, deine Hände stinken nach Käse. War es im Himmel nicht üblich, sich nach dem Essen zu waschen?"
Doni, wie er später allgemein genannt wurde, konnte sich nicht an den Himmel erinnern und hatte daran auch keinerlei Interesse. Das einzige, was ihm dieses Gerede einbrachte, waren massive Schuldgefühle.

Egal, was Doni auch machte, das geforderte Image konnte er niemals erreichen. Er durfte aber auch nicht so sein, wie es wirklich seiner Veranlagung entsprochen hätte. Auf diese Weise war er gar nichts, - weder ein edler, makelloser Himmlischer, noch ein liebenswerter, lustiger, gemütlicher, naiver Junge. Mit der Zeit wurde Doni ohne ersichtlichen Grund oftmals bedrückt, mürrisch und mißvergnügt. Er sehnte sich danach, von seiner Mutter häufiger in den Arm genommen zu werden. Gleichzeitig hielt er das für ausgeschlossen, weil er sich für solche Belohnungen nicht liebenswert und artig genug hielt. Im Grunde genommen fühlte er sich pausenlos so schuldig, als ob er fürchterliche Dinge verbrochen hätte. Meistens aber waren es gar nicht so sehr seine Entgleisungen und Missetaten, die ihm zu schaffen machten, sondern vielmehr seine fehlenden Wundertaten. Das Gewissen ließ ihn nicht zur Ruhe kommen und plagte ihn rund um die Uhr. Nachts war dann Schichtwechsel, das heißt, zu dieser Zeit träumte er von anderen Verbrechern, die sich an seiner Stelle schuldig machten.

Morgens stand Doni meistens mit einem Schmollmund oder einem ängstlichen Gesicht auf. Seine Laune besserte sich nach einem Frühstück mit heißer Milch und konnte nach einem warmen Mittagessen nochmals um einige Grade angehoben werden. Essen schien bei ihm wirklich Leib und Seele zusammenzuhalten und war ihm eine Entschädigung für vieles. In der Schule stellte sich heraus, daß Doni ein Realist und Praktiker war und daß er mit abstraktem Denken nicht viel anfangen konnte. Wenn er fünf Gläser Milch oder sieben Teller Spaghetti hatte und noch vier Stück dazu bekam, bereitete ihm diese Vorstellung keine Schwierigkeiten. Hatte er aber nur Gedankengebilde zur Verfügung, so war das für ihn ein ominöser Vorgang und deshalb für ihn nicht so leicht zu begreifen. Er bevorzugte das, was er sehen, hören, schmecken, riechen und anfassen konnte, und wollte bei allem immer gleich ein handfestes Ergebnis sehen.

Sein Unvermögen, obskure Vorgänge zu akzeptieren und an okkulte Geschehnisse zu glauben, zeigte sich wieder einmal nach Donis Hochzeit. Schon nach wenigen Tagen wartete er darauf, daß sich sein Nachwuchs endlich in voller Größe vor ihm offenbare. Über den wahren Sachverhalt aufgeklärt, rief er entrüstet aus: "Neun Monate? Ich muß doch ins Geschäft! Ich habe nicht soviel Zeit, hier darauf zu warten!"
Als ihm seine Frau etwas über den Monatszyklus, Ovulation, Chromosomen, Zellteilung und Östrogen erzählen wollte, murmelte Doni geistesabwesend: "Ich hatte heute ein eigenartiges Geräusch im Motor. Vielleicht ist es ein Zylinder..." und weg war er.

Weil Doni immer unter dem Druck seines schlechten Gewissens stand, sah er sich zu seiner eigenen Entlastung permanent dazu genötigt und veranlaßt, anderen etwas Gutes zu tun. Seine edlen Absichten waren nicht anzuzweifeln, jedoch konnte er damit leicht jedermann auf die Nerven fallen. Besonders seine Frau hatte unter seinen umsichtigen Ratschlägen und seinen wohlgemeinten Anweisungen zu leiden, die er sehr bestimmend vorbrachte. "Während deiner Schwangerschaft bleibst du am besten liegen. Ich engagiere eine Haushaltshilfe." eröffnete er eines Tages seiner Frau. Als diese

sein Angebot abwehrte, weil sie durchaus gesund und bewegungsfähig sei, sagte er mit Nachdruck: "Trotzdem ist es vernünftiger, wenn du meinen Rat befolgst."
"Aber nein! Das ist doch..."
"Ich will dein Bestes! Und deshalb bestimme ich auch, was für dich am besten ist!" rief Doni aufgebracht und erregt aus, worauf seine Frau endlich zu schweigen und zu folgen gelobte.

Aber nicht immer lief alles so glimpflich ab, denn Doni ging mit Kritik und Nörgelei nicht gerade sparsam um, sobald sich die Geschehnisse anders abspielten, als er sich das ausgemalt hatte. Freunden, Bekannten und Nachbarn versuchte er ebenfalls, seine Empfehlungen und Weisheiten aufzudrängen. Bis diese Leute jeweils bemerkten, daß es sich dabei eigentlich um keine unverbindlichen Vorschläge, sondern eher um verpflichtende Anordnungen handelte, war es schon zu spät. Wenn Doni erkannte, daß er wieder einmal Perlen vor die Säue geworfen hatte, indem seine wertvollen Hinweise völlig mißachtet wurden, war er total beleidigt. Solche Proleten ließ er künftig links liegen, was bei weitem nichts Gutes zu bedeuten hatte, denn Doni war ein durch und durch rechtsbezogener Mensch.

Er wollte und mußte immer recht haben, um sich wohl zu fühlen, und trat unerbittlich für seine Rechte ein. Weil er so eigensinnig war, bezichtigte man ihn gerne der Rechthaberei. Sein Rechtsdrall war unübersehbar, denn er war Rechtshänder und fühlte sich auch politisch der Rechten verpflichtet. Sogar beim Fußball hatte er immer als Rechtsaußen gespielt. Als er eines Morgens müde aufstand und rechtzeitig im Büro sein wollte, hatte es ihn in einer Rechtskurve aus der Fahrbahn getragen. Schließlich traten in jüngster Zeit auch noch gesundheitlichen Beschwerden auf der rechten Seite auf.

Obwohl Doni bei Enttäuschungen eher dazu neigte, beleidigt abzuziehen, sich nicht mehr blicken zu lassen und melancholisch-traurig eine Zeitlang vor sich hinzudämmern, konnte er sich ab und zu ganz anders verhalten. Besonders als seine Beschwerden schlimmer geworden waren, regte er sich wegen jedem "Käse" auf. Übrigens konnte er Käse jetzt nicht mehr ausstehen. Manchmal geriet er wegen Nichtigkeiten so in Zorn, daß er am ganzen Leib zitterte und danach verlangte, seine Kinder zu schlagen. Seine

Sprösslinge konnten ihm mühelos entwischen, denn Donis Gelenk- und Knochenschmerzen hinderten ihn an einer wirksamen Verfolgung. Die Kinder nahmen die Anwandlungen ihres Vaters deshalb ziemlich gelassen hin und meinten höchstens: "Dem alten Spinner ist wohl wieder eine Laus über die Leber gelaufen."

Doni hatte tatsächlich Leberbeschwerden, die von unterschiedlichstem Charakter geprägt waren. Manchmal spürte er ein heftiges Ziehen, dann ein Stechen, Drücken oder Schneiden. Bisweilen bekam er Hitzewallungen, aber am schlimmsten war die Müdigkeit. Er war permanent schläfrig, matt, schlaff und fröstelte vor sich hin. Am liebsten hätte er den ganzen Tag geschlafen und oft fühlte er sich in seiner Schwäche einer Ohnmacht nahe. Alle Bewegungen waren ihm zuwider, denn sein Zustand verschlechterte sich durch jede körperliche Anstrengung. Geistige Anstrengungen hatte Doni sowieso nicht zu befürchten, weil er seit jeher anspruchsvollen geistigen Tätigkeiten entflohen war. Dennoch hatte er allmählich sogar bei einfachen alltäglichen Denkprozessen seine Schwierigkeiten. Er war verwirrt, vergeßlich, konnte sich schlecht konzentrieren und vergaß andauernd, was er gerade zu tun beabsichtigte.

In Donis Bekanntenkreis hörte man oft die Fragestellung: "Was ist denn faul mit Doni?"
Und meistens war die Antwort darauf: "Mit ihm ist gar nichts faul. Nur er selbst ist ziemlich faul."
Manche verstanden das, manche auch nicht. Doni selbst machte sich Vorwürfe, seine Gesundheit ruiniert zu haben. Er bildete sich ein, an einer unheilbaren Krankheit zu leiden und schon am Sterben zu sein. Er konsultierte einen Arzt, um sich seine schlimmen Befürchtungen bestätigen zu lassen. Als dieser aber die pessimistische Ansichten seines Patienten nicht teilte, bezweifelte Doni sowohl die Diagnose als auch die Fähigkeiten des Mediziners und zog einen zweiten Arzt zu Rate. Nachfolgend suchte Doni so viele Spezialisten auf, bis endlich irgendein Schwarzmaler seine Leberproblematik als eventuelle Präkanzerose bezeichnete. Dort erst fühlte Doni sich gut aufgehoben, denn er hatte wieder einmal recht bekommen.
"Ich wollte, daß ich nicht immer in allem recht hätte! Aber leider ist es nun mal so!" seufzte er mit leichtem Schmerz, aber nicht ohne innere Genugtuung.

Mittlerweile war es auch an Donis Arbeitsstelle offensichtlich geworden, daß es um seine Gesundheit nicht besonders gut gestellt war. Er hatte nämlich oft eine fahle, gelbliche Gesichtsfarbe, die aber je nach seinem Befinden sämtliche andere Tönungen annehmen konnte. Einmal wurde er ungewollter Ohrenzeuge eines Streitgespräches zwischen seinen Kollegen, die sich nicht auf Donis Gesichtsfarbe einigen konnten.
"Er hat wahrscheinlich Gelbsucht."
"Quatsch! Dann müßte er gelb sein. Er ist aber eher braun."
"So ein Blödsinn. Womöglich auch noch sonnengebräunt! Er ist fahlgrau."
"Das gibt's doch gar nicht! Seht ihn euch doch ordentlich an! Der Mann sieht zum Kotzen aus! Richtig grünlich."
"Ihr spinnt aber ganz schön! Er hat oft einen knallroten Kopf!"
"Das Denken scheint ihm auch nicht mehr so leicht zu fallen..."

In diesem Moment konnte sich Doni nicht mehr beherrschen, platzte voller Wut dazwischen und schrie zornig: "Rot, gelb, grün! Bin ich etwa eine nicht mehr richtig schaltende Verkehrsampel, oder was?"

WESEN:

Der Name des Mohngewächses Chelidonium ist angeblich aus den lateinischen Wörtern "coeli donum" entstanden und bedeutet demnach soviel wie "Geschenk des Himmels". Bereits Paracelsus soll dieses Kraut bei Gelbsucht und Lebererkrankungen empfohlen und verabreicht haben. Im Volksmund ist Chelidonium unter den Bezeichnungen Schöllkraut, Warzenkraut, Schwalbenwurz oder als Bockskraut bekannt. Die Heilpflanze wächst in Europa und Asien, wird etwa einen halben Meter hoch oder je nach Standort sogar doppelt so groß. Die unscheinbare Staude mit den wie Eichenlaub aussehenden gelappten Blättern und gelben Doldenblüten enthält einen giftigen, ätzenden, bitteren, orangegelben Milchsaft. In diesem Saft sind die Hauptwirkstoffe der Pflanze enthalten, von denen besonders das Alkaloid Chelidonin hervorzuheben ist. Für die homöopathische Zubereitung findet im allgemeinen der Wurzelstock Verwendung.

Der Chelidonium-Patient leidet im wesentlichen an Leber- und Gallenbeschwerden. Diese Symptome zeigen, daß sein seelisches Gleichgewicht erheblich gestört ist, weil gerade diese beiden Organe besonders sensibel auf Gemütsbewegungen reagieren. Seine kranke Leber kann die aufgenommenen Nährstoffe nur noch mit verminderter Leistung chemisch umwandeln und ist deshalb in ihrer wichtigen Aufgabe der Energiegewinnung und Wärmeerzeugung eingeschränkt. Der Kranke hat zuwenig Lebenswärme und Energie, er fröstelt, leidet an Müdigkeit, Leistungsverlust, Schläfrigkeit und Apathie. Weitere wichtige Symptome des Chelidonium-Patienten, die ebenfalls mit Leber- und Gallenbeschwerden im Zusammenhang stehen, sind Übelkeit, Erbrechen, Schwindel und Juckreiz.

Die Leber ist neben vielen anderen Funktionen auch für die Entgiftung zuständig und braucht dafür die Unterscheidungsfähigkeit, was für den Organismus gesund oder schädlich ist. Das Erkennen der tauglichen oder unzuträglichen Substanzen, folglich das "Bewerten", ist eine wichtige Voraussetzung, um Nährendes aufzunehmen und Belastendes ausscheiden zu können. Die wertvollen Stoffe müssen verarbeitet, verwandelt, assimiliert und so in den Organismus integriert werden, daß sie letztlich ein Teil davon sind. Dagegen muß alles Wertlose oder Schädliche ausgesondert werden, damit die Gesundheit nicht in Gefahr gerät. Die kranke Leber des Chelidonium-Patienten kann die beschriebene Funktion nur noch unzureichend erfüllen, weil sie mit dieser Aufgabe überfordert ist. Das Organ Leber kann auf die Dauer nicht mehr das aufarbeiten und ausgleichen, was der Mensch vorher versäumt hat.

Der Patient kann nicht unterscheiden, was ihm gut tut und was ihm schadet. Da die Bekömmlichkeit und Zuträglichkeit vor allen Dingen eine Frage der Dosierung ist, werden hier Übertreibungen des Patienten offensichtlich. In seinen Wertungen geht der Kranke zu strikt vor, richtet zu sehr, ohne tatsächlich das Richtige zu erkennen. Dennoch hält er seine Definitionen von Falsch und Richtig für absolut und unwiderruflich. Diese Anmaßung, immer recht zu haben, ist eine grenzenlose Übertreibung. Gerade dieses Übermaß kommt in den Leberbeschwerden des Patienten zum Ausdruck. "Die Leber legt ihre Beschwerden ein", indem sie durch Krankheit gegen die Maßlosigkeit des Patienten im Essen und Trinken rebelliert.

Leberprobleme symbolisieren eine Sinnkrise, und so zeigt der Chelidonium-Patient, daß es ihm an gesunden geistigen Wertvorstellungen und am eigentlichen Lebenssinn fehlt. Er braucht einen geistigen Inhalt, der seine Existenz bedeutsam und wertvoll machen könnte. Der Chelidonium-Patient stellt sehr anschaulich das Leiden des Prometheus dar. Dieser wurde von den Göttern bestraft, indem er an einen Felsen geschmiedet über einem Abgrund hängen mußte. Alltäglich hackte ein Adler seine Leber aus, die des nachts wieder nachwuchs, um am nächsten Tag dem selben Schicksal ausgeliefert zu sein. Ohne geistigen Hintergrund erscheint es auch dem Chelidonium-Patienten, als ob er nur existierte, um zu leiden und eine Schuld zu tilgen. Seine enormen Schuldgefühle quälen ihn und lassen ihn nicht zur Ruhe kommen, weshalb er eines anderen Lebensinhalts bedarf, der letztlich über die Be-*sinn*-ung führt.

Aber gerade an geistiger Beschäftigung hat der Patient keinerlei Interesse, was seine Bewußtwerdung erheblich erschwert. Er zeigt sogar eine tiefe Abneigung gegen geistige Themen oder verhält sich diesbezüglich sehr teilnahmslos. Da sich der Chelidonium-Patient also weitgehend nur mit vordergründigen, greifbaren oder praktischen Dingen beschäftigt, fehlt es ihm an der richtigen Einschätzung seiner Lebenssituation und an einem angemessenen Lebenssinn. Aus diesem Grunde verzweifelt der Kranke letztlich auch an den üblichen religiösen Vorstellungen.

Der Mangel an sinnvollen Inhalten und geistigen Werten hat verschiedene Auswirkungen für den Chelidonium-Patienten. Seine realitätsorientierte Haltung verleitet ihn dazu, sich üppigen oder unverträglichen körperlichen Genüssen hinzugeben, wozu mitunter übermäßiger Alkoholkonsum zählen kann. Essen ist für den Patienten meistens recht wichtig und vermag im allgemeinen sein Wohlbefinden zu bessern. Speisen und Getränke bevorzugt er warm oder heiß. Außerdem hat er eine starke Beziehung zu heißer Milch und desöfteren auch zu Käse, wobei großes Verlangen danach ebenso möglich ist, wie eine heftige Abneigung dagegen.

Essen und kulinarische Genüsse können dem Chelidonium-Patienten auch als Ersatz für gefühlsmäßige Bedürfnisse dienen. Er glaubt, die ersehnten Zärtlichkeiten und Zuwendungen nicht zu verdienen, und kann sich aufgrund seiner starken Schuldgefühle keine befriedigende Liebesbeziehung gönnen.

Die Gallenleiden des Patienten entstehen, weil er Aggressionen nicht adäquat auslebt. Er neigt teilweise dazu, Affektionen in sich anzustauen, wo sie sich anderweitig wieder bemerkbar machen. Das geschieht zunächst auf der körperlichen Ebene in Form von überschüssiger oder gestauter Gallensäure. Dadurch kommt es entweder zu galligem Aufstoßen, Galleerbrechen, zu Juckreiz oder auch zur Gelbsucht. Im psychischen Bereich macht sich die verdrängte Energie als Apathie, Unzufriedenheit, mürrische Laune, Verzweiflung, Schuldgefühl oder Depression bemerkbar. Auf der Verstandesebene zieht die Verdrängung Unentschlossenheit, Gedächtnisschwäche und geistige Trägheit nach sich.

Zur Aggressivität, dem unkontrollierten, angreifenden und feindseligen Verhalten des Chelidonium-Patienten kommt es nur, wenn der Druck in ihm schließlich zu stark wird. Dann zeigt sich der Kranke nervös, erregt, reizbar, streitsüchtig und ärgert sich grundlos oder über Kleinigkeiten. Er kann so zornig werden, daß er das Verlangen spürt, seine eigenen Kinder zu schlagen. Der Kranke kann auch hier nicht mehr unterscheiden, welche

Situationen ein Handeln oder Eingreifen verlangen und wann sein Ärger wirklich angemessen ist. Er zittert und bebt womöglich vor Zorn, während alle Anwesenden keinerlei Veranlassung dazu erkennen.

Aggression bedeutet nicht nur eine feindselige Haltung anderen Individuen gegenüber, sondern sollte im eigentlichen Sinne als ein Ausagieren von Energie, Tatkraft und Aktivität verstanden werden. Diese aktive Komponente kommt beim Chelidonium-Patienten aber nicht im nötigen Maße und in der richtigen Form zum Durchbruch, weshalb er immer mehr an zermürbenden und ihn zur Verzweiflung bringenden Schuldgefühlen leidet. Schuldgefühle entstehen, weil der Patient glaubt, daß er anders sein müßte, sollte oder könnte. Der Patient bleibt sich dabei immer selbst etwas schuldig, verwirklicht sich nicht richtig und schöpft seine Möglichkeiten nicht aus. Er müßte seine Energien für seine eigene Entwicklung mobilisieren, was er jedoch nicht tut. Oft kann er sich deshalb nicht verwirklichen, weil er sich unbewußt äußerliche Widerstände sucht, die ihn an einer natürlichen Entfaltung hindern.

So versucht der Chelidonium-Patient seinen bedrängenden und belastenden Schuldgefühlen auf eine andere Art beizukommen. Er gleicht seinen Mangel aus, indem er diesen so geschickt verkleidet, daß er nach außen hin als solcher gar nicht mehr in Erscheinung tritt. Er kompensiert seine Schuldgefühle mit einer auffallenden Fürsorge und Angst um Bezugspersonen und lenkt dadurch von seiner Eigenproblematik ab. Anstatt Verantwortung für seinen eigenen Entwicklungsprozeß zu übernehmen, fühlt er sich für andere Menschen verantwortlich und zuständig. Auf diese geht er nicht besonders ein, sondern zeigt ihnen gegenüber eher ein bestimmendes Verhalten. Er überhäuft seine Kontaktpersonen zwar mit Ratschlägen und gutgemeinten Empfehlungen, spart aber auch nicht mit Kritik und Maßregelungen.

Werden seine Ratschläge und Anweisungen nicht angenommen, fühlt sich der Chelidonium-Patient beleidigt, weil er sehr auf die Bestätigung durch andere angewiesen ist. Sobald sich die Umweltgeschehnisse nicht so abspielen, wie es der Chelidonium-Patient wünscht oder erwartet, schlägt seine Stimmung um. Aus einem nichtigen Grund oder aus einem unersichtlichen Anlaß kann er plötzlich überaus melancholisch, verstimmt, traurig und verzweifelt sein. Bei diesem Verhalten tritt die sprichwörtliche "Laus über die Leber" sehr gut in Erscheinung. Beim Chelidonium-Patienten können Depressionen bereits morgens auftreten, und in seiner Verzweiflung weiß er oft nicht, wie er die ersten Stunden des Tages überstehen soll. Wenn er einen ganzen langen Tag vor sich hat, ist es für ihn schwer, das Leben so zu nehmen, wie es ist.

Der Chelidonium-Patient fühlt sich schnell verletzt, weil es ihm an wirklicher Selbstüberzeugung fehlt. Wegen seines zeitweisen energischen äußerlichen Auftretens, das er ja nur kompensatorisch benützt, sieht man ihm nicht an, daß er zuwenig Selbstsicherheit besitzt. Deshalb ist Chelidonium im Repertorium auch nicht unter diesem Symptomkomplex zu finden. Dennoch ist in ihm eine große Unsicherheit und ein schwankendes Selbstwertgefühl vorhanden. Aus diesem Grunde gelingt es dem Patienten auch nicht, seine ihn fortwährend plagende Gewissensangst auszuschalten. Er fühlt sich, als ob er ein Verbrechen begangen hätte und hat auch Wahnideen über Verbrecher, die seinen eigenen Persönlichkeitsanteil widerspiegeln. Die Last und die Schuld, die er aufgebürdet fühlt, drohen ihn zu erdrücken und machen sich auch in heftigen Rückenschmerzen bemerkbar.

Chelidonium ist vor allem ein rechtsseitiges Mittel, und so setzt sich auch der Chelidonium-Patient stark für seine Rechte ein. Er hat den Mut, für seine Meinungen und Überzeugungen einzutreten, auch wenn diese längst überholt sind und einer Revision bedürfen. Der Kranke zeichnet sich nämlich nicht durch Beweglichkeit aus und neigt zu Sturheit, Eigensinn und Rechthaberei. Dieses Verhalten ist wiederum ein Zeichen seiner inneren Unsicherheit, denn seine unerschütterlichen Überzeugungen dienen ihm dazu, in sich selbst einen Halt zu finden. Seine Sturheit und Unbeweglichkeit zeigt sich auf der körperlichen Ebene in Form von Gelenkserkrankungen, die seine Agilität einschränken. Außerdem werden seine Beschwerden durch Bewegung, Gehen, Lagewechsel und körperliche Anstrengung verschlechtert. Kombiniert man diese Modalitäten mit Müdigkeit, Mattheit und Schläfrigkeit, erhält man das Bild eines faulen Menschen, für den der Chelidonium-Patient bisweilen gehalten wird.

Das Fehlen wichtiger geistiger Zusammenhänge und einer gesunden Lebensanschauung bewirkt eine übermäßige Beschäftigung mit materiellen Dingen, somit auch mit seinem Körper. Deshalb mißt er geringfügigen

Beschwerden eine größere Bedeutung zu, als ihnen jeweils angemessen ist. Er hat eine große Furcht vor Krankheiten, fürchtet sich im besonderen geisteskrank zu werden, hat Todesahnungen und die Wahnidee, plötzlich sterben zu müssen.

Um gesund werden zu können, fehlt dem Chelidonium-Patienten vor allem die Einsicht. Er müßte einsehen, daß er in seinen Verhaltensweisen und Ansichten zu starr und unbeweglich geworden ist. Ein-sicht heißt aber auch, das Eine zu sehen und zu verstehen. Das bedeutet, daß die extremen Bewertungen des Chelidonium-Patienten von Recht und Unrecht endlich einer Synthese bedürfen. Anstelle der bisherigen Ent-zwei-ung und Spaltung, die den Patienten letztlich auch in die Ver-zwei-flung bringt, vermittelt ihm die Einsicht eine Verknüpfung und Verbindung der Gegensätze. Diese Bewußtseinserweiterung kann dem Patienten auch zu mehr Demut verhelfen, einer freiwilligen Untergebenheit, die ihn aus seinen unaufhaltsamen Depressionen befreit. Dann wird der Patient auch nicht mehr an seinem Seelenheil zweifeln, sondern sein Leben vielleicht "als Geschenk des Himmels" annehmen können.

GEMÜT:

Der Patient fühlt sich, als ob eines Verbrechens, Vergehens schuldig. Wahnidee, ein Verbrechen verübt zu haben. Ängstlicher Gesichtsausdruck.

Furcht, man bemerke seinen Zustand.

Unentschlossenheit.

Fühlt sich unglücklich und bedauernswert. Weinerliche Stimmung. Weinen aus Verzweiflung.

Verzweiflung, besonders an der ewigen Seligkeit. Auffallende Religiosität. Zweifelnd am Seelenheil.

Innere Ruhelosigkeit. Gewissensunruhe, in seelischer Ruhelosigkeit.

Erregung, Aufregung. Ruhelosigkeit. Ängstliche Ruhelosigkeit.

Unzufrieden, mißvergnügt. Mürrisch, wegen Kleinigkeiten oder grundlos. Reizbarkeit, besonders beim Erwachen oder nachmittags. Streitsüchtig.

Grundloser Ärger, Zorn. Verlangen, Kinder zu schlagen. Zorn, Ärger über Kleinigkeiten. Heftiger Zorn. Zorn mit Zittern.

Zittern durch Ärger, Zorn oder Angst.

Angst, besonders nachts oder morgens beim Erwachen. Angst nach Fieberfrost. Angst um andere (Symptom von G. Vithoulkas). Angst um die Zukunft oder um die ewige Seligkeit. Gewissensangst.

Furcht, Gesundheit ruiniert zu haben. Furcht vor Pneumonie. Furcht vor dem Tod.

Gedanken an Krankheit. Todesgedanken. Todesahnung. Wünscht sich den Tod.

Bildet sich ein, seine Gesundheit ruiniert zu haben oder eine unheilbare Krankheit zu haben. Wahnidee, am Sterben zu sein. Halluzination von Verbrechern.

Bildet sich ein, nicht denken zu können. Einbildung, geisteskrank zu werden. Furcht vor Geisteskrankheit, verrückt zu werden.

Abgestumpfte Sinne. Schwinden der Sinne. Geistesabwesend. Schwinden der Gedanken.

Vergeßlich. Gedächtnisschwäche, besonders für das, was er eben tun wollte. Gedächtnisschwäche für Geschäfte.

Geistige Trägheit, Schwierigkeiten beim Denken und Begreifen. Schwierige Konzentration. Imbezillität.

Verwirrung. Nach Mittagsruhe oder nachts beim Erwachen Verwirrung.

Abneigung gegen geistige Arbeit.

Abneigung gegen Arbeit. Faulheit, besonders nach dem Essen. Neigung zum Sitzen.

Gelassenheit, Seelenruhe.

Gleichgültigkeit. Apathie mit Schläfrigkeit.

Traurigkeit, Schwermut.

Bewußtlosigkeit, besonders beim Erwachen. Bei Bewußtlosigkeit bessert Reiben der Fußsohlen. Schnell vorübergehende Bewußtlosigkeit.

Delirium. Delirium nachts oder beim Erwachen. Ruhiges oder brummendes Delirium.

Stupor bei Gelbsucht, bei Pneumonie oder nach Delirium.

Alkoholismus.

ALLGEMEINES:

Ziehende oder schießende Schmerzen. Drückender Schmerz wie von einem Gewicht. Einwärts drückende Schmerzen. Auswärts stechende Schmerzen. Wunde Schmerzen, wie nach einem langen Marsch.

Innerlich brennende, kneifende, stechende, schneidende oder reißende Schmerzen. Äußerlich brennende, stechende, reißende oder drückende Schmerzen.

Reißende oder ziehende Schmerzen in Muskeln. Schmerzen, als ob Knochen gebrochen wären.

Ameisenlaufen. Zucken. Sehnenhüpfen. Äußerlich Zittern. Zittern am ganzen Körper. Zittern durch Angst oder Zorn, Ärger.

Gefühl eines Bandes. Äußerlich und innerlich Gefühl von Zusammenschnüren. Sphinkterspasmus, Zusammenschnüren der Körperöffnung.

Äußerlich Gefühllosigkeit. Einseitige Lähmung, besonders der rechten Seite.

Innerliches Schweregefühl. Inneres Völlegefühl.

Puls voll, hart, klein, langsam.

Erweiterung der Blutgefäße. Blutandrang. Plethora. Hitzewallungen. Hitzegefühl.

Durstlosigkeit bei Fieberhitze.

Verlangen nach sonderbaren Dingen während der Schwangerschaft.

Verlangen nach sonderbaren Dingen. Verlangen nach warmen und heißen Speisen oder warmen und heißen Getränken, nach Milch, nach heißer Milch.

Warme und heiße Speisen, warme und heiße Getränke oder warme Milch bessern.

Kalte Getränke, Milch oder Alkohol verschlechtern. Abneigung gegen Käse.

Beschwerden vor oder nach dem Essen. Besser bei oder nach dem Essen.

Körperliches Angstgefühl.

Abneigung gegen Bewegung. Bewegung verschlechtert.

Verlangen, sich zu setzen. Zu Beginn des Sitzens schlechter. Aufrechtes Sitzen verschlechtert, gebeugtes Sitzen bessert.

Verlangen, sich hinzulegen. Bauchlage bessert.

Müdigkeit. Schläfrigkeit.

Körperliche Trägheit. Gefühl der Erschlaffung. Mattigkeit.

Schwäche. Ohnmachtsgefühl. Ohnmacht bei Herzleiden.

Abmagerung, Marasmus.

Mangel an Lebenswärme. Gefühl, als ob von einem Wind angeweht.

Zimmerluft bessert. Im Freien besser oder schlechter.

Bohren mit Finger in Ohren, Nase bessert.

Gesichtsfarbe rot, gelb, grünlich oder gräulich, fahl, gelb-braun. Kränkliches Aussehen.

Ödeme, besonders durch Leberkrankheit.

Druck bessert oder verschlechtert.

Symptome rechtsseitig, linksseitig oder kreuzweise.

Beschwerden durch: Quecksilbermißbrauch. Unterdrückte Gonorrhöe.

MODALITÄTEN:

< durch Bewegung.

< durch Gehen, Gehen im Freien.

< durch körperliche Anstrengung.

< durch Lagewechsel.

< beim Hinsetzen.

< beim Fasten.

< beim Einatmen.

< durch Gähnen.

< während oder nach Schlaf.

< beim Erwachen.

< bei Wetterwechsel.

< bei Wetterwechsel von kalt zu warm.

< im Frühling.

< morgens von 5-9 Uhr.

< nachmittags von 13-21 Uhr.

< nachmittags um 16 Uhr.

< nachts, nach Mitternacht.

> durch Ruhe.

> durch feuchte Anwendungen, Umschläge.

> durch Baden.

> nach Frühstück.

> beim Essen.

> mittags, nach dem Essen.

Samuel Hahnemann
Organon der Heilkunst, 6. Auflage
§ 19

Sinngemäß:
Krankheit ist an den Krankheitszeichen erkennbar und bedeutet nichts anderes, als daß der Gesunde sein Verhalten und Befinden verändert hat. Die Heilung geschieht, indem der Kranke wieder in den gesunden Zustand seines Verhaltens und Befindens zurückkommt. Somit ist leicht erkennbar, daß eine Arznei nur heilen kann, wenn sie die Kraft besitzt, das Verhalten und Befinden, die Lebenskraft des Kranken umzustimmen.

CHINA OFFICINALIS

Quino war ein seltsamer Kauz und weil er sich teils schweigsam, teils launisch verhielt, war er oft schwer zu durchschauen. Er war zehn Jahre alt, als seine Mutter starb, und nach diesem Verlust war er lange Zeit untröstlich. Sein Vater dagegen tröstete sich sehr schnell und heiratete bald danach eine wesentlich jüngere Frau. Für Quino war dieses Verhalten unverständlich, deshalb zeigte er sich auch sehr verbittert und wurde zu einem überaus ernsten, wortkargen und starrsinnigen Kind. Da die Mutter die einzige Person gewesen war, die voll auf Quino eingegangen war und ihn wirklich verstanden hatte, idealisierte er sie in seinen Gedanken über alle Maßen.

Seiner jungen Stiefmutter machte er das Leben ziemlich schwer. Er war ungehorsam und äußerte sich grundsätzlich nur, um etwas zu bemängeln und zu kritisieren. Eigentlich gab es an seiner Familie gar nichts auszusetzen, aber er fühlte sich so verlassen und ungeliebt, daß er diese Frustration irgendwie kundtun mußte. Quinos Stiefmutter war lieb und nett, aber das war ihm zu wenig. Er hielt sie für oberflächlich und fand sich selbst nicht genügend beachtet und geliebt. Das mochte teilweise sogar zutreffen, jedoch war all das, was er ihr vorwarf, im Grunde genommen seine eigene Problematik. Denn eigentlich war es Quino selbst, der kein Vertrauen hatte, sich nicht gerne auf jemanden einließ, andere nicht genügend schätzte und sie auch nicht zu lieben bereit war.

Wenn Quino übellaunig war, mußte jeder damit rechnen, von ihm verächtlich behandelt und verletzt zu werden. Entweder er nörgelte an irgendetwas herum, antwortete nur patzig oder überhaupt nicht oder aber er verhielt sich so geringschätzig, daß der Name "Quino" für alle Beteiligten zum Inbegriff von Ärger wurde. Sein Verhalten schloß gute Kontakte grundsätzlich aus, aber zu seiner Tante, der Schwester seiner verstorbenen Mutter, hatte er ein herzliches Verhältnis. Diese Frau hatte sehr viel Verständnis für Quino und kam ihm bei seinen Besuchen stets mit sehr viel Offenheit und Zuneigung entgegen. Sie sorgte sich nicht nur um sein leibliches Wohl, Spielereien und Schulaufgaben, sondern sprach taktvoll und mitfühlend über seine größten Probleme. Wenn sein Innerstes auf angenehme Weise berührt wurde, war das ein ganz besonderes seelisches Labsal für Quino. Bei einer solchen Behandlung wich sein Mißtrauen, sein Verlassenheitsgefühl, seine Traurigkeit und sogar seine Geringschätzung, mit der er sonst die ganze Welt betrachtete.

So gut sich Quino bei seiner Tante auch aufgehoben fühlte, fiel es ihm dennoch schwer, seine zarten Gefühle dieser Frau gegenüber zum Ausdruck zu bringen. Er empfand Unsicherheit und eine gewisse Angst davor, seine verletzbaren Gefühle offen zu äußern. Deshalb zauberte er zu ihrem Geburtstag ein ganz niedliches Gedicht, das außerordentlich viel Feingefühl und ein enormes künstlerisches Empfinden verriet. Diese Zeilen las er ihr aber nicht etwa vor, sondern legte sie zaghaft, verschämt und heimlich mit ein paar Wiesenblümchen vor die Tür.

Die Natur liebte Quino, denn sie inspirierte ihn und regte seine helle und reiche Phantasie zu poetischen Gedanken an. Sein Faible für die Natur hatte nur den einen Haken - es durfte weit und breit kein Tier in der Nähe sein. Vor Tieren hatte er nämlich eine höllische Angst, sogar später noch, als er längst erwachsen war. Da er auch menschlichen Kontakten abgeneigt war, ergriff er nach seinem Schulabschluß den Beruf des Botanikers. Das wurde ihm zum Verhängnis, als er von seinem Institut zu Forschungszwecken in die Tropen geschickt wurde. Ängstlich darauf bedacht, keinem Löwen, Büffel oder Nashorn zu begegnen, übersah er schließlich eine Mücke. Er bemerkte sie erst, als sie ihn schon gestochen hatte, und machte anschließend, - wie er das ja immer zu tun pflegte, - aus der Mücke gleich einen Elefanten. Aber dieses Mal handelte es sich tatsächlich um keine Kleinigkeit, denn Quino bekam kurze Zeit danach die gefürchtete Malaria. Diese Erkrankung verlief bei ihm zwar nicht tödlich, war aber schwerwiegend und langwierig. Erst nachdem er jahrelang immer wieder periodisch von Fieberanfällen heimgesucht wurde, galt er schließlich als geheilt.

Quino bezweifelte, daß ihm die Zukunft viel Gutes bringen konnte. Auch wenn er in seiner Wortkargheit nie darüber sprach, so war er doch voller Ängste. Was sollte wohl aus ihm werden? Wem würde er vertrauen können? Wer würde ihn schon mögen? Er war nicht gerne mit anderen Leuten zusammen, und wenn es doch mal sein mußte, benahm er sich nicht gerade gesellig. Allzu kritisch, verächtlich und lieblos beurteilte er Personen, Gegenstände und Situationen, während er immer unzufriedener, mißmutiger und launischer wurde. Seine Geringschätzung anderen gegenüber blieb natürlich nicht ohne Folgen, denn jeder lehnte diesen wortkargen und sturen Nörgler ab, der nur mit Geringschätzung der Welt entgegenblickte.

Als seine Frustration den Höhepunkt erreicht hatte, traf er eine Frau, die ihm in seiner Verbitterung eine vortreffliche Ergänzung war. Beide fühlten sich ungerecht behandelt und ausgenützt, und allen beiden konnte man nichts recht machen. Sie hatten kaum Freunde, weil sie zu streng in ihrer Beurteilung und viel zu mißtrauisch waren. Trotz aller Wortkargheit öffneten sie zunächst doch ihren Mund, um sich das Ja-Wort zu geben. Später redeten sie noch etwas mehr und formulierten dabei ihre Vorwürfe und grenzenlose Verachtung gegen die Mitwelt. Sexualität hielten sie für etwas sehr Triviales, weshalb es nicht das Mittel ihrer Wahl war, um einen körperlichen und gefühlsmäßigen Austausch zu erzielen. Stattdessen schlichen sie zu Hause auf leisen Sohlen herum, um sich gegenseitig Liebesgedichte zuzuschieben, die sie des abends anzufertigen beliebten. Zur nächtlichen Stunde wurden sie immer von Pegasus, dem geflügeltem Dichterroß, ins Reich der Phantasien entführt. Wenn sie spät abends nicht schlafen konnten, waren sie beide voll von verklärten Gedanken, hochtrabenden Plänen, Luftschlössern und Kristallgebilden, die in allen Farben schillerten. Dann schien sich plötzlich so vieles verwirklichen zu lassen, und die Welt wirkte mit einem Mal so zauberhaft und wunderbar.

Aber meistens waren diese Flausen am Morgen schon vergessen, denn da machte sich wieder das alte angeschlagene Selbstvertrauen mit einer großen Angst bemerkbar. Sie jammerten und wußten manchmal nicht, wie das Leben weitergehen würde. Irgendwann war wohl auch kein Verlaß mehr auf Pegasus, und so ließen sich die beiden anstelle des Dichtens zu einer anderen Tätigkeit hinreißen. Jedenfalls wurde Quinos Frau schwanger und als sie ein Mädchen gebar, wurde es Quina getauft.

In der Ehe gab es jetzt plötzlich Schwierigkeiten. Von der ehemals gemeinsamen Beschuldigung und Verachtung gegen die Mitwelt gingen die Ehepartner nun dazu über, sich gegenseitig haarsträubende Dinge an den Kopf zu werfen und sich gegenseitig unentwegt über allerlei Nichtigkeiten zu beschweren. Quino warf seiner Frau unter anderem eine zutiefst widerwärtige Oberflächlichkeit vor, was tatsächlich zuzutreffen schien, denn sie verschwand über Nacht und überließ Mann und Kind ihrem eigenen Schicksal.

Quina war wie ihr Vater schlank und grazil, etwas kränklich und blutleer aussehend und hatte dunkle Augenringe. Da sich der Vater nicht viel um sie kümmern konnte und sie viel Zeit alleine verbringen mußte, wirkte sie sorgenvoll und immer etwas nervös. Sie war selten guter Laune, verhielt sich schweigsam und war nicht gut ansprechbar. Wenn andere Kinder ihr beim Spielen etwas anboten, lehnte sie unwirsch und kategorisch alles ab. Freiwillig sagte Quina selten etwas, es sei denn, sie konnte sich in einem Wortschwall von Vorwürfen ergießen. Sie war ernst, schwermütig und von einem unbezwingbaren Eigensinn. Ihre Starrsinnigkeit und Widerspenstigkeit, gepaart mit Mißtrauen und einer großen Ablehnungsbereitschaft, brachte ihr die gleiche Unbeliebtheit ein wie ihrem Vater. Da Quinas Besuche nie viel Gutes brachten, legten sich bald alle Nachbarn rings herum als Abwehrmaßnahme irgendein Haustier zu, nachdem sie Quinas Angst vor Tieren entdeckt hatten.

Quinos Ängste waren indessen noch schlimmer geworden. Die Zukunftssorgen ließen ihn nicht mehr los und brachten ihn in eine permanente Nervenanspannung. Er konnte nicht mehr genug innere Wärme entwickeln und fror deshalb erbärmlich. Obwohl er Berge an Nahrungsmitteln verschlang, magerte er dennoch weiterhin ab. Pausenlos schob er sich heißhungrig Süßigkeiten in den Mund und hielt kurz nach dem Essen schon wieder Ausschau nach der nächsten Mahlzeit. Allerdings geriet durch den anhaltenden Streß die Verdauung durcheinander, wobei sich allmählich ein Völlegefühl mit Appetitlosigkeit, Blähungen und eine gewaltige Aufgetriebenheit des Leibes entwickelten. Während dieser Zeit sah Quino wie ein dürres, schlotterndes Klappergestell mit einem unnatürlichen Kugelbauch aus. Seine trockene und welke Haut nahm zuerst eine gelbliche, dann eine erdige, kupfer- oder bronzeartige Farbe an. Zu alledem klagte er über schlimme Kopf- und Knochenschmerzen sowie über Milz- und Leberschwellungen.

Langsam aber sicher entwickelte sich Quino zu einem unerträglichen Nervenbündel. Mit seinem unleidlichen Verhalten verärgerte er sogar seine inzwischen jugendliche Tochter, die ihm in allem sehr ähnlich war.
"Mußt du dieses scheußliche Parfüm tragen?" herrschte er sie an. "Der Gestank reißt mir ja die Nase entzwei!"
"Um diesen Kolben wäre es nicht schade!" erwiderte sie verächtlich und brachte ihm Erdbeeren.
"Bitter! Bitter! Bitter!" rief er angeekelt, als er von den Früchten aß. "Mit welchem Teufelszeug haben sie denn diese unschuldigen Früchte gekreuzt?"
Als er kurze Zeit danach ein saures Aufstoßen hatte, warf er seiner Tochter vor: "Du weißt doch, daß ich kein Obst vertrage. Warum servierst du mir so etwas überhaupt? Meine Stiefmutter hat mich genauso mies behandelt. Daran muß ich immer wieder denken."
Dann sah Quino die Zeitung liegen. "Leg sie weg. Sie stört mich. Das Bild hier an der Wand muß auch verschwinden. Ich kann es nicht anschauen. Wer malt denn so gräßliche Sachen? Ruf doch mal den Arzt an und sag ihm, daß die Medikamente völlig ungeeignet und wertlos, vielleicht sogar schädlich für mich sind. Ich glaube, der Arzt ist ein unfähiger Dummkopf, aber das brauchst du ihm nicht zu sagen. Es ist besser, wenn er selbst darauf kommt."
Als Quina telefonierte, jammerte er: "Sprich doch leise. Deine Stimme zerreißt mir ja das Trommelfell!"
Wenig später fragte sie ihn: "Es wird allmählich dunkel. Soll ich Licht anmachen?"
"Nein, zum Teufel! Ich bin froh, daß die Sonne endlich weg ist. Das Licht bohrt sich förmlich in meine Augen. Jeder hat es auf mich abgesehen. Warum werde ich nicht in Ruhe gelassen? Wieso habe ich nur lauter Feinde? Und du höre jetzt endlich auf, mich immer etwas zu fragen! Du gehst mir unendlich auf die Nerven!"
Quina war beleidigt, machte eine verächtliche Handbewegung und streifte dabei leicht den Arm ihres Vaters, der wie vom Blitz getroffen aufschrie: "Au! Au! Das tut so weh!"
Quina wollte das nicht glauben, dachte an Schikane und drückte ihren Vater wütend und mit aller Kraft in die Kissen. Dieses Mal sagte er gar nichts,

denn der Druck tat ihm außerordentlich gut, was er aber nicht so ohne weiteres zugeben wollte.

Selbstverständlich fühlte sich die Tochter bei dieser Behandlung ungeliebt, ungerecht behandelt, ausgenützt und schritt deshalb wie ihr Vater einer immer stärkeren Verbitterung entgegen. Als sie mißvergnügt und mürrisch das Zimmer ihres Vaters verlassen hatte, murmelte jener: "Was habe ich doch für ein braves Töchterchen! Aber ich kann einfach nicht nett zu ihr sein!"

Da Quinos Nerven dermaßen überreizt waren, hielt dieser Zustand nicht an, ohne bleibende Schäden anzurichten. Die Nervenschwäche zog eine ungeheuere Mattigkeit nach sich, die gelegentlich sogar bis zur Ohnmacht führte. Bisweilen war Quino völlig apathisch und interessierte sich für gar nichts mehr. Immer öfter vertauschte er beim Sprechen Worte und Buchstaben, so daß ein verwirrendes Sprachgemisch zustande kam.

Als Quino eines Tages auf die unsinnige Idee kam, zum Blutspenden zu gehen, geriet er in eine lebensgefährliche Verfassung. Dieser Zustand entmutigte ihn schließlich total und machte ihn depressiv. Er hatte keinen Lebenswillen mehr, aber auch nicht den Mut, freiwillig aus dem Leben zu scheiden.

Er lispelte einige poetisch anmutende, wirre Worte:
"Alles sehr ist schlecht gestellt. Sch(n)eiden will ich aus der Welt."
Nach einer Weile der Besinnung fügte er mit etwas mehr Lebensmut hinzu:
"Lapperlapapp! Ich hier noch bleibe! Sonst erben freut sich viel mein Weibe."

Als seine Tochter das hörte, war auch sie völlig verwirrt. Unzufrieden mit der sich anbahnenden Entwicklung setzte sie im gleichen Ton hinzu: *"Warum du bleibst, ich nicht verstehe. Ich froh bin, wenn ich dich nicht mehr sehe."*

WESEN:

China ist die heilsame Rinde des Chinabaumes, der in Südamerika zu Hause ist und auch in Ostasien kultiviert wird. Aufgrund der rotbraunen Rinde zählt diese Art zu den Rötegewächsen, den Rubiaceae. In seiner peruanischen Heimat wurde der Chinarindenbaum Cinchona genannt, ein Name, der angeblich zu Ehren der Frau des Vizekönigs von Cinchon entstanden ist. Die Indianersprache kennt das Wort Quina, womit ebenfalls Rinde gemeint ist. Chinarinde enthält das Alkaloid Chinin, das eine fiebersenkende Wirkung hat und deshalb früher speziell bei intermittierendem Fieber, wie etwa bei Malaria, eingesetzt wurde. Chinarinde mag in manchen Kulturkreisen immer noch verwendet werden, ist aber bei uns durch andere Mittel weitgehend verdrängt worden.

Jedem Homöopathen ist bekannt, daß Chinarinde das Urmittel der Homöopathie ist, weil Hahnemann dadurch auf das "Ähnlichkeitsprinzip" aufmerksam wurde. Schon zur Zeit Hahnemanns war der erfolgreiche Einsatz von Chinarinde bei Wechselfieber bekannt, jedoch stieß Hahnemann bei seiner Übersetzertätigkeit auf Unstimmigkeiten und probierte das Mittel daraufhin selbst aus. Das Resultat: Chinarinde rief beim Gesunden ähnliche Symptome hervor, wie sie sie beim Kranken zu heilen vermochte. Somit hatte Hahnemann eine bereits vergessene Wahrheit, nämlich "Ähnliches wird durch Ähnliches geheilt", wieder aktualisiert.

Chinarinde bringt unter einem erstaunlich umfangreichen Symptomenkomplex auch Krankheitszeichen hervor, wie sie bei Malaria beobachtet werden. Dazu gehört in erster Linie die Periodizität der Fieberanfälle. Anfangs entsteht eine große Mattigkeit und Zerschlagenheit mit Kopf- und Gliederschmerzen. China hat eine lange Liste von Kopfschmerzsymptomen und ist ein ausgezeichnetes Mittel bei Knochenschmerzen, wenn auch andere Anzeichen für seinen Einsatz sprechen. Was aber bei der Prüfung von Chinarinde besonders hervortritt, ist seine verblüffend ähnliche Wirkungsweise mit den Plasmodien, den Erregern von Malaria.

Letztere dringen in die Leber, die Milz und in die roten Blutkörperchen ein. Durch den übermäßigen Zerfall von Erythrozyten entsteht viel überschüssiger Blutfarbstoff, der durch die Haut und die Skleren als Gelbsucht sichtbar wird. Der gesteigerte Blutkörperchenzerfall bewirkt schnell eine Anämie, und wenn die Blutgerinnungsfaktoren nur noch mangelhaft ausgebildet werden, entsteht eine erhöhte Blutungsneigung. Da Milz und Leber sehr stark in diese Zerstörungsprozesse miteinbezogen werden, kommt es zu Schwellungen und nachfolgend zu Verhärtungen dieser Organe.

Chinarinde hat einen Bezug zu den meisten Organen, worauf hier im einzelnen nicht eingegangen werden kann. Es lohnt sich aber, die reiche Auswahl an Symptomen zu studieren und zu beachten, denn im Kent und im Synthetischen Repertorium sind um die 5000 Symptome erfaßt. Wir haben hier ein äußerst vielseitiges Mittel vor uns, dem heute offensichtlich etwas zu wenig Bedeutung beigemessen wird.

Der China-Patient ist von schlanker, feiner Konstitution, blaß und kränklich aussehend. Die Blässe des Gesichts kann in ein Grau übergehen, während die tiefliegenden Augen von einem bläulichen Schatten umgeben sind. Je nachdem wie weit die Organe geschädigt sind, hat der Patient auch ein erd- oder kupferfarbenes Gesicht. Er ist ernst, schweigsam, meist sorgenvoll in sich gekehrt und macht einen verzagten, nervösen Eindruck. Er erscheint unsensibel und beinahe kalt, weil er sein Innenleben und seine Empfindsamkeit geschickt verbirgt und anderen den Zugang zu seiner Psyche verwehrt. Im Umgang mit Mitmenschen zeigt er sehr wenig Vertrauen, eine Übervorsichtigkeit, um nicht verwundet zu werden. Er ist durch emotionale Strömungen leicht beeinflußbar und gibt sich deshalb sehr launisch. Obwohl er einen ablehnenden Eindruck macht, ist es ihm ein bedeutendes Anliegen, verstanden und akzeptiert zu werden. Oberflächlichkeit verabscheut er, deshalb findet er überall etwas auszusetzen. Gerade weil er sich nach tiefen, verläßlichen Bindungen sehnt, ist er anderen gegenüber so überaus wählerisch, kritisch und nörgelnd.

Bemerkenswert ist, daß er vorwiegend die Schattenseiten im Leben sieht und in seiner verbitterten Lebensanschauung hauptsächlich an das Schlechte im Menschen glaubt. In seinem Negativismus und Pessimismus entwickelt er einen Scharfblick für die Fehler und Schwachstellen in seiner Umwelt, ohne seine eigenen Schwächen zu erkennen. Durch diese Projektion ohne Einsicht begegnen ihm immer wieder die häßlichen Aspekte des Lebens, weshalb er für die Welt wiederum nur Tadel und Verachtung übrig hat. Auch seine Aggressionen projiziert er weitgehend auf andere Objekte, was sich in seiner übermäßigen Furcht vor Hunden offenbart. Durch seine Furcht vor Tieren im allgemeinen zeigt er eine tiefe Ablehnung gegen alles Animalische und Triebhafte, weil er die dunklen Aspekte seiner eigenen Persönlichkeit noch nicht erkannt hat.

Seine Vorwürfe, scharfe Kritik und Bemängelung erzeugen in anderen Personen leicht Schuldgefühle, was seine Beziehungen weiter erschwert. Die Mischung aus Feinfühligkeit, Eigensinn, Groll, Mißtrauen und Abscheu macht ihn zu einem schwierigen, unangenehmen und bisweilen unerträglichen Mitmenschen. Die Ursache für sein Verhalten liegt in emotionalen Enttäuschungen oder in der Tatsache, daß sich der Patient in seiner Eigenart nicht angenommen fühlt. Einmal enttäuscht, kommt der Patient nicht über dieses Erlebnis hinweg, fühlt sich ungerecht behandelt, ausgenützt und verlassen. Er empfindet sich ungeliebt und entwickelt sich zu einem frustrierten, unzufriedenen, mißvergnügten und launischen Menschen, der es ablehnt, sich in Gesellschaft aufzuhalten.

Wenn der China-Patient enttäuschende Erfahrungen gesammelt hat, zeigt er kein Interesse mehr an Begegnungen, bleibt lieber auf Distanz oder meidet Kontakte aus Verachtung. Dahinter verbirgt sich jedoch eine große Unsicherheit in Begegnungen und Angst vor mitmenschlicher Nähe. Durch seinen großen Abstand, den er zu anderen einhält, weiß er immer weniger, was er von ihnen halten soll. Er begreift seine Umwelt nicht mehr, weil ihm der nötige Kontakt dazu fehlt. Da er wegen seines Rückzugs nicht genau weiß, was sich außerhalb seiner Person alles abspielt, ist er zunehmend auf Mutmaßungen, Vorstellungen und Phantasien angewiesen. Dieser Umstand regt ihn zu Illusionen an, führt aber auch zu seinen Wahnideen, weil die Isolation seine Ängste noch verstärkt.

Er verfügt über eine ausgezeichnete Vorstellungskraft, hat viel Phantasie und eignet sich aufgrund dieser Veranlagung gut für musische und schöpferische Tätigkeiten. Wenn er sich ausgeglichen fühlt, benützt er die Poesie als Spiegel seiner Empfindungen, als Ausdruck angenehmer und zarter

Gefühle, die er wegen seiner gehemmten Haltung nicht anders zeigen kann. Findet der China-Patient nicht diese Form des künstlerischen Ausdrucks, so hängt er phantastischen Plänen und Einbildungen nach und baut Luftschlösser in seinen Gedanken. Je mehr er von der Realität enttäuscht ist, desto intensiver hängt er Phantasievorstellungen an und flüchtet sich zum Ausgleich seiner alltäglichen Unzufriedenheit immer mehr in das Wunschdenken. Nur in seiner Traumwelt und seinen Hirngespinsten lassen sich seine grenzenlosen Ansprüche und Erwartungen für kurze Zeit erfüllen. Die Realität ist für den Patienten schon deshalb enttäuschend, weil er selbst zu passiv, apathisch, faul und feige ist, um seine Pläne letztendlich zu verwirklichen. Abends oder nachts mag er zwar noch fröhlich und zufrieden sein und große Theorien und Pläne über seine Zukunft aufstellen, jedoch bleibt es bei diesen Träumereien und Phantasien. Am Morgen danach erwacht er meist benommen, angstvoll und unfähig, etwas von seinen Hirngespinsten in die Tat umzusetzen.

Emotionale Enttäuschungen und Verluste kann der China-Patient nicht vergessen, denn er beharrt auf bereits vergangenen Ereignissen oder kommt immer wieder darauf zurück. Seine Enttäuschungsbereitschaft programmiert ihn jedoch bereits auf weitere negative Ereignisse vor, und seine pessimistische Erwartungshaltung entfacht seine Angst vor der Zukunft. Dadurch verbittert, verhärtet und versteinert er immer mehr, was sich nicht nur auf der emotionalen Ebene zeigt, sondern auch im körperlichen Bereich seinen Niederschlag findet. Er kann an verschiedenen Verhärtungen leiden, was Drüsen, Milz, Leber und auch die Gallen- und Nierensteine beweisen. Seine Verbitterung macht sich auf der körperlichen Ebene im bitteren Geschmack und im Galleerbrechen bemerkbar. Bereits das China-Kind kann eine gewisse Härte aufweisen, indem es sich sehr eigensinnig, starrköpfig und ungehorsam verhält. Wie der Erwachsene begegnet es neuen Situationen mit viel Mißtrauen, ist einsilbig, wortkarg und weigert sich, Fragen zu beantworten. Durch sein verkümmertes Gefühlsleben besteht oft der einzige Kontakt des Patienten zu anderen in negativen und kritischen Äußerungen. Der Ausdruck von Tadel, Spott oder Verachtung fällt ihm eben wesentlich leichter, als das Zeigen positiver Regungen.

Durch seine Isolation fühlt sich der China-Patient zunehmend verunsichert, ausgesetzt und ungeborgen. Er ist unzufrieden, widerspenstig, vorwurfsvoll, findet nicht zu seiner Mitte und kann die in ihm wachsende Spannung kaum mehr ausgleichen. So entwickelt sich langsam eine Reizbarkeit, die wie ein Zündmechanismus latent in ihm vorhanden ist. Der Patient befindet sich in permanenter Alarmbereitschaft und scheint in seinem Mißtrauen immer eine drohende Gefahr zu wittern. Durch diese anhaltende Erregung ist zunächst der Grundumsatz erhöht, der Patient bekommt Heißhunger und muß sogar nachts aufstehen, um etwas zu essen. Durch seine enorme Anspannung arbeitet der Verdauungstrakt immer weniger, weil diese Funktionen während starker Erregung gedrosselt werden. Dadurch kommt es zu heftigem Aufstoßen, Übelkeit, Erbrechen, Völlegefühl, Auftreibung, Gärungsprozessen, Blähungen und Flatulenzen. Je schlechter die Verdauung arbeitet, desto weniger Appetit zeigt der Patient und desto größer wird die Unverträglichkeit von verschiedenen Nahrungsmitteln, besonders von Milch und Obst. Viele Speisen werden unverdaut mit dem Stuhl wieder ausgeschieden. Es kann sich Diabetes entwickeln, was sich in großem Verlangen nach Süßigkeiten, vermehrtem Durst und häufigem Harndrang bemerkbar macht. Da sich in Erregung die Durchblutung auf die lebenswichtigen Organe konzentriert, spürt der Patient oft ein Herzklopfen mit starker Angst. Die Haut dagegen wird nur notdürftig mit Blut versorgt und erscheint deshalb im allgemeinen trocken und welk, während sie bei Kapillarschädigungen ödematös aufgeschwollen ist.

Die Sinne des China-Patienten sind hellwach, überaktiviert und dermaßen angespannt, als ob er jeden Augenblick etwas Schreckliches zu erwarten hätte. Seine Pupillen können geweitet sein und sind dadurch besonders lichtempfindlich. Das Gehör ist übersensibel gegen Geräusche und nimmt allerlei subjektive Töne war. Der Geschmackssinn empfindet alles übermäßig salzig oder bitter. Die Haut ist äußerst sensibel, und der Patient insgesamt ist überempfindlich gegen Berührungen und leichte Erschütterungen. So verschlechtern beispielsweise Kauen, Sprechen, Husten und Lachen seinen Zustand, während starker Druck ihn zu bessern vermag.

Der Patient wird hypersensibel und reagiert schließlich auf die kleinsten Reize. Er ist empfindlich gegen alles und hat Angst um unvorstellbare Kleinigkeiten. Beim geringsten Anlaß entstehen Neuralgien in den Augen, Zähnen, Ohren, in der Zunge, am Kopf und im Hals, um hier nur einige zu nennen. Durch seine große Empfindlichkeit gegen alle möglichen Einflüsse gibt es für den China-Patienten keine Toleranzgrenze mehr. Für ihn ist alles unerträglich und deshalb feindlich geworden. Das erklärt, weshalb er sich bei anhaltender Nervenbelastung von Feinden bedroht und verfolgt fühlt. Durch die überstrapazierten Nerven kann er auch kaum einen erquicklichen Schlaf finden, was die Pathologie noch weiter fortschreiten läßt.

Auf Grund der großen nervlichen Überbeanspruchung entsteht ein erheblicher Energieverlust, der sich schließlich in Erschöpfung, Schwäche, großer Mattigkeit mit Ohnmachtsgefühl und starkem Frieren äußert. Jeder Verlust von Körpersäften hat weitere schlimme Auswirkungen, schwächt den Organismus zusätzlich und verschlechtert somit den Zustand des Patienten.

In diesem Stadium wird der China-Patient apathisch, verliert jegliches Interesse an geistigen Dingen, ja er ist geistiger Arbeit gegenüber sogar abgeneigt. Es kommt zu Konzentrationsschwierigkeiten, Geistesträgheit und Verwirrung, wobei der Kranke Buchstaben oder ganze Worte an falscher Stelle benützt oder durch völlig andere ersetzt.

Im emotionalen Bereich erscheint er im fortgeschrittenen Zustand entmutigt, verzagt, traurig und trostlos. Trost verschlechtert seinen Zustand, weil dieser nur die Oberfläche berührt und nicht in das eigentliche Problem eindringt. Der Patient wird depressiv und verabscheut sein Leben, allerdings fehlt ihm der Mut, einen Selbstmord zu begehen.

Da der China-Patient fähig ist, seine Empfindungen poetisch auszudrücken, muß auch im Gefühlsbereich eine gewisse Sensibilität vorhanden sein. Behandelt man ihn oberflächlich oder nachlässig, reagiert er überempfindlich, ist negativ berührt und wendet sich ab. Es ist ihm unmöglich, sich freiwillig und spontan zu öffnen. Deshalb bedarf es einer tiefgehenden und gleichbleibenden Zuwendung, einem Druck von außen, um sich Zugang zum Patienten verschaffen zu können. Geht man mit tiefem Interesse ganz auf ihn ein, überwindet er sein anfängliches Mißtrauen, wird zugänglicher und fühlt sich besser, genauso wie er auch unter körperlichem Druck eine Besserung empfindet. Wenn man also im Umgang mit ihm die tatsächlichen Inhalte berührt und auf Tiefgang bedacht ist, wird das Bemühen um ihn nicht ohne Erfolg bleiben.

Die Lernaufgabe des Patienten besteht zunächst in der Rücknahme seiner Projektionen und in dem Erkennen seiner eigenen Fehler und Schwächen. Dieser Prozeß wird automatisch seine Ansprüche und Erwartungen an andere senken und ihn in seinen Vorstellungen und Plänen realistischer werden lassen. Dadurch bleiben seine Gedanken nicht nur Phantasien und können nach und nach einer Verwirklichung entgegensehen. Die Verwandlung von einem verschlossenen Nörgler und scharfen Kritiker zu einem toleranten, hingebungsvollen und liebesfähigen Menschen dürfte allerdings sein ganzes Leben in Anspruch nehmen.

GEMÜT:

Der Patient ist überaus sensibel. Empfindlich gegen Geräusche oder Sinneseindrücke. Während Entbindung sehr sensibel gegen Geräusche.

Ist sehr aufgeregt. Erregung nach dem Hören schrecklicher Dinge. Nach Blutung in Aufregung.

Verträgt nicht, angesehen zu werden. Abneigung, berührt zu werden. Abneigung gegen Gesellschaft.

Verweilt bei vergangenen unangenehmen Ereignissen, besonders nachts. Fühlt sich unglücklich oder bildet sich ein, unglücklich zu sein. Nachts weinerliche Stimmung, Wimmern und Winseln.

Voller Sorgen, selbst um Kleinigkeiten. Ernsthaft.

Unangenehme, hartnäckige Gedanken. Andrang von Gedanken abends im Bett oder nachts, durch Schlaflosigkeit.

Jammern, Klagen. Unzufrieden, mißvergnügt.

Depression, Melancholie. Schwermut nach dem Essen, beim Schwitzen oder bei Fieberfrost. Manie. Geisteskrankheit, Psychose nach Blutung.

Untröstlich, sogar bis zum Selbstmord. Dinge erscheinen wertlos.

Abscheu vor dem Leben. Lebensüberdruß. Wünscht sich den Tod. Neigung zum Selbstmord, jedoch fehlt Mut dazu. Selbstmordneigung mit Furcht vor dem Tod.

Furcht vor Tieren, Hunden. Furcht vor Unheil oder jemanden zu töten. Nachts Furcht vor Ersticken.

Große Angst. Angst mit Furcht. Angst morgens, beim Erwachen oder nachts. Angst um Kleinigkeiten oder um Zukunft. Auffallende Angst vor Beginn des Fieberfrostes.

Wahnidee, angefeindet oder gehemmt zu werden. Bildet sich ein, an der Arbeit gehindert zu werden. Sieht Personen oder hat Visionen beim Schließen der Augen. Wahnidee, von Feinden verfolgt zu werden oder gefoltert zu werden. Lebt im Wahn, im Stich gelassen, verlassen und unglücklich zu sein.

Entmutigt. Neigung zu sitzen. Wünscht, daß ihm vorgelesen wird.

Faulheit, Abneigung zu arbeiten. Nach dem Mittagessen oder nach dem Essen Faulheit.

Gleichgültigkeit, Apathie. Gelassenheit, Seelenruhe. Langsamkeit.

Schüchternheit. Verschämt, scheu. Feigheit. Mangel an Selbstvertrauen.

Naiv, aber sehr intelligent. Geschärfte Sinne.

Theoretisiert, besonders abends. Schmiedet viele Pläne, besonders abends und nachts. Ideenreichtum, besonders abends und nachts. Gedankenvoll. Flut von Gedanken oder gesteigerte Phantasie, besonders abends im Bett oder nachts mit Schlaflosigkeit.

Verlangen zu schreiben. Macht Verse.

Selbstbetrachtung.

Gier, Habsucht, Neid und Habgier.

Eigensinnig. Starrköpfige, sture Kinder.

Abneigung zu denken. Große Abneigung gegen geistige Arbeit. Geistige Anstrengung verschlechtert.

Gedächtnisschwäche. Stumpfheit. Schwierigkeiten beim Denken und Verstehen morgens und beim Erwachen. Geistige Trägheit und Vergeßlichkeit nach Verlust von Körpersäften.

Delirium beim Einschlafen oder während Fieber. Delirium durch Verlust von Körpersäften, nach Aderlaß.

Bewußtlosigkeit beim Erwachen, wenn er in aufrechter Haltung bleibt oder beim Stehen.

Mangel an Ideen. Abgestumpfte Sinne. Verwirrung, morgens, wie nach einem Rausch. Verwirrung beim Schwitzen.

Alberne Sprache. Macht Fehler beim Sprechen. Benutzt falsche Worte, bringt Worte in falscher Reihenfolge oder dreht Worte um. Fehler beim Schreiben, indem Buchstaben umgestellt werden.

Abneigung zu sprechen. Weigert sich, zu antworten. Gibt unverständliche Antworten.

Leicht beleidigt. Verächtlich, gegenüber allem. Tadelsüchtig, kritisch. Tadelt andere.

Reizbarkeit mit Schwäche. Reizbar, wenn erregt. Reizbarkeit bei Kopfschmerz oder nach Koitus. Reizbarkeit bei Kindern, besonders morgens beim Erwachen.

Zorn, Ärger. Möchte andere schikanieren, beleidigen. Boshaftigkeit mit Zorn.

Ungehorsam. Ungehorsam bei Kindern. Grobheit bei unartigen, ungezogenen Kindern.

Rennt, läuft umher. Versucht zu fliehen. Ruhelosigkeit.

Wirft sich im Bett umher aus Ruhelosigkeit. Auffahren im und aus dem Schlaf. Springt aus dem Bett.

Albernes Benehmen. Chaotisches, wirres Verhalten. Hysterie nach Verlust von Körpersäften.

Schreien. Schreit grundlos in fröhlicher Stimmung.

Unbeständig, labile Stimmung. Wechselnde Stimmung. Mürrisch, abwechselnd mit Frohsinn. Glücklich, abwechselnd mit Traurigkeit.

Tag und Nacht sexuelle Gedanken. Laszive Gedanken, mit Impotenz. Wollüstig. Lüstern mit Impotenz.

Nymphomanie. Nymphomanie im Kindbett. Nymphomanie nach unterdrückten Menses.

Alkoholismus, Trunksucht.

Anorexie.

Gefräßigkeit.

Beschwerden durch: Sexuelle Exzesse. Zorn mit stillem Kummer.

ALLGEMEINES:

Nervöse Schwäche, Zustand nervöser Erschöpfung. Körperliches Angstgefühl.

Mattigkeit. Allgemeine Schwäche. Zittrige oder lähmende Schwäche. Muskelschwäche oder Schwäche in Gelenken.

Schwäche nach dem Mittagessen oder Essen, beim Aufstehen vom Sitzen oder durch Gehen, vor oder während Fieberfrost.

Schwäche: Durch Verlust von Körpersäften, infolge Durchfall, durch Schwitzen, nach Samenergüssen, bei Blutungen, bei und nach Menses, mit Leukorrhöe, bei stillenden Frauen oder im Klimakterium. Schwäche durch Anämie.

Außerordentliche physische Reizbarkeit. Äußerliche Empfindlichkeit. Empfindlich gegen Schmerzen.

Wunde, lähmende, kratzende, beißende, stechende oder reißende Schmerzen. Innerlich wie äußerlich drückende, ruckartige, reißende, stechende oder wunde Schmerzen. Innerlich kneifende, brennende oder schneidende Schmerzen. Äußerlich zusammenziehende Schmerzen.

Auswärts stechende oder abwärts reißende Schmerzen. Der Schmerzverlauf ist kreuzweise oder nach außen. Wandernde Schmerzen.

In Knochen Schmerzen, besonders kratzende, ruckende, ruckartige, reißende, ziehende oder stechende Schmerzen.

In Gelenken Schmerzen, besonders reißende, ruckartig-reißende oder lähmende Schmerzen.

In Muskeln ziehende, stechende, reißend-stechende, ruckartig- oder krampfartig-reißende, lähmende Schmerzen.

In Drüsen ziehende oder reißende Schmerzen.

Leichter Druck verschlechtert, harter Druck bessert. Druck über eine scharfe Kante bessert.

Innerlich wie äußerlich Gefühl von Zusammenschnüren. Gefühl eines Bandes. Zusammenziehungen, Stenosen nach Entzündungen.

Ameisenlaufen. Gefühllosigkeit, Taubheit in einzelnen Teilen oder in Teilen, auf denen man liegt. Lähmung durch Onanie oder durch Vergiftung.

Zittern aus Schwäche oder nach Menses. Zucken. Streckt und dehnt sich krampfartig, anfallsweise. Chorea durch Verlust von Körperflüssigkeiten.

Konvulsionen bei Blutungen. Konvulsionen im Kindbett mit Blutung. Epilepsie.

Verlangen nach Bewegung. Bewegung verschlechtert.

Mangel an Lebenswärme.

Ohnmachtsgefühl. Ohnmacht durch Verlust von Körperflüssigkeiten. Ohnmacht mit kaltem Schweiß und kalter Haut. Ohnmacht mit nicht wahrnehmbarem Puls.

Puls ist abnorm, intermittierend und unregelmäßig.

Inneres Völlegefühl. Äußerliches wie innerliches Schweregefühl.

Beschwerden vor oder nach dem Essen. Nach dem Essen Neigung, sich hinzulegen. Nach dem Trinken schlechter. Durst nach großen Mengen oder oft nach kleinen Mengen.

Launenhafter Appetit. Hunger, weiß aber nicht wonach. Gefühl der Leere. Abneigung gegen Speisen beim Denken an das Essen oder mit Hunger. Abneigung gegen heiße oder warme Speisen, gegen Fett und schwere Speisen.

Abneigung gegen Bier, Wasser, Fleisch, Brot, Butter und Obst.

Verlangen nach kalten Getränken, erfrischenden Dingen, stark gewürzten Speisen, Süßigkeiten und Delikatessen.

Verschlechterung durch Milch, Butterbrot, Alkohol, Fleisch, Obst, Sauerkraut, Kohl und blähende Speisen.

Abmagerung. Abmagerung durch Verlust von Körpersäften. Abmagerung mit Heißhunger bei Kindern.

Vermehrte Schleimabsonderungen, wässerig oder blutig.

Bei oder nach Schweiß schlechter. Schwitzen bringt keine Erleichterung. Erschöpfende Schweiße. Schweiß an bedeckten Körperteilen, an Körperrückseite oder an Teilen, auf denen man liegt.

Reichlicher, öliger und kalter Schweiß. Klebrig-kalter Schweiß mit Blutung. Schweiß färbt die Wäsche gelb.

Hitzewallungen mit Schweiß. Blutandrang. Plethora. Apoplexie.

Erweiterung der Blutgefäße, besonders bei Fieber.

Blutungen. Schwarzes, dunkelrotes Blut. Blutung aus Körperöffnungen. Innerliche und passive Blutungen. Blutgerinnsel.

Stark blutende, eiternde Wunden. Wundgangrän. Schwarze Verfärbung äußerer Teile. Feuchte Gangrän. Gangränöse Entzündungen.

Verhärtungen. Verhärtungen der Drüsen. Schmerzhaft geschwollene Drüsen. Abszesse.

Allgemeine Schwellungen. Äußere und innere Ödeme. Ödeme mit Albuminurie. Ödeme durch Leberkrankheit.

Arthritis deformans. Thrombophlebitis.

Frauenbeschwerden.

Beschwerden in der Rekonvaleszenz.

Reaktionsmangel, besonders durch Säfteverlust.

Anämie, besonders nach Blutung. Leukämie. Chlorose.

Periodizität. Periodisch jeden 2., 7. oder 14. Tag.

Beschwerden durch: Verlust von Körpersäften, von Blut. Sexuelle Exzesse. Onanie. Unterdrückung von Schweiß. Wind. Windiges und stürmisches Wetter. Durchnässung. Mißbrauch von Quecksilber oder Eisenpräparaten.

MODALITÄTEN:

< durch Kälte.

< nach Kaltwerden.

< durch Luftzug.

< im Freien.

< durch körperliche Anstrengung.

< durch Gehen.

< durch Auftreten.

< durch Bewegung.

< durch Lachen.

< durch Reden.

< beim Sitzen.

< beim Stehen.

< nach Koitus.

< durch Samenergüsse.

< durch geringe Blutung.

< durch Unsauberkeit.

< durch leichte Berührung.

< vor oder während Schlaf.

< beim Erwachen.

< durch Licht, Sonnenlicht.

< vor, bei oder nach Fieber.

< bei wolkigem Wetter.

< im Herbst.

< morgens um 5 Uhr.

< nachts von 21-5 Uhr.

> durch Wärme.

> durch Druck.

> bei Dunkelheit.

> durch Anziehen der Beine.

> bei trockenem Wetter.

Samuel Hahnemann
Organon der Heilkunst, 6. Auflage
§ 141

Sinngemäß:
Der gewissenhafte, vorurteilslose, feinfühlige und gesunde Behandler soll an sich selbst - mit entsprechender, im Organon gelehrter Vorsicht - Prüfungen durchführen. So erlebt er, wie die Arznei das menschliche Befinden im Gesunden verändert, Symptome erzeugt und den künstlichen Krankheitszustand hervorruft. Alles was der Behandler an sich selbst wahrgenommen hat, kennt er somit aus eigener Erfahrung. Dieses Erlebnis ist die beste und wertvollste Prüfung."

CINA

Alle im Hause Artemisia hatten sich so auf das Wunschkind Cina gefreut und deshalb stellten sie ein paar Jahre später mit umso größerem Entsetzen fest, daß das Kind offenbar den Teufel im Leib hatte. Cina war äußerlich wie ein Engel anzusehen, wenngleich sie ungewöhnlich blaß war und ihre Augen etwas eingesunken wirkten. Lange Zeit glaubte jeder, daß Cina eine stille Erkältung mit sich herumschleppte, weil sie sich bei schlechtem Wetter oft im Freien aufgehalten und dabei bevorzugt in Regenpfützen gespielt hatte. Selbst Cinas morgendliche Hustenanfälle, die das Kind jeweils zu ersticken drohten, bestätigten diese Annahme vorübergehend. Bald jedoch ließ jeder den Erkältungsgedanken hoffnungslos fallen, denn was sich im Hause Artemisia tagtäglich abspielte, spottete jeder Beschreibung.

Die Mutter brachte Cina zu den Großeltern, weil diese das Mädchen seit längerem nicht mehr gesehen hatten. Als die beiden dort erschienen, blickte Cina überaus ernst, ja eher schon trotzig und finster drein, und blieb eigensinnig vor dem Eingang stehen. Daraufhin traten die Großeltern heraus, um strahlend und schwatzend ihr jüngstes Enkelkind auf den Arm zu nehmen. Aber da wurde Cina noch mürrischer und rief: "Geht weg von mir! Tut die Hände weg! Ich will nicht angefaßt werden!"
Daran gewöhnt, daß Kinder ihre Launen haben, wichen die Erwachsenen ehrfurchtsvoll zurück und bestaunten Cinas hübsche, lange Locken. Daraufhin wandte sich Cina zornig ab und schrie in ihrer Starrköpfigkeit: "Ich will nicht angesehen werden!"
Großzügig überging man auch die letzte Szene und wartete geduldig, bis Cina endlich unwillig, verärgert und grimmig, den Blick störrisch auf den Boden geheftet, um nicht versehentlich jemanden ansehen zu müssen, ins Haus trat.

Die vielen Spielsachen, die im Hause aufgetürmt worden waren, um das Kind zu überraschen, beeindruckten Cina nicht sonderlich. Jedenfalls tat sie niemandem den Gefallen, mit den Geschenken zu spielen. Stattdessen verlangte sie das "Töpfchen", das sie aber nicht für den üblichen Zweck benützte, sondern in übelster Laune über den Tisch warf.
"Gott sei Dank, war das Ding leer." meinte der Großvater in leicht gekränkter Miene.

Das einzige, was Cinas Mißlaunigkeit etwas aufhellen konnte, war ein inbrünstiges Nasebohren. Als die Mutter immer wieder verzweifelt vom Sofa aufsprang, um ihrem Sprößling den Finger aus der Nase zu ziehen, ließ Cina diese Beschäftigung schließlich bleiben. Dafür aber kratzte sie sich ergiebig zwischen ihren beiden Gesäßhälften und schielte anschließend die Erwachsenen so frech und intensiv an, daß ihnen die Luft wegblieb.

Die Großmutter konnte der goldigen Haarpracht Cinas nicht mehr länger widerstehen und rückte ihrem Enkel schließlich mit dem Kamm zu Leibe, um damit durch die seidigen Locken zu streichen. Boshaft schlug ihr Cina sofort den Kamm aus der Hand, denn sie konnte es nicht ertragen, am Kopf berührt zu werden. Um Cinas Laune annehmbarer zu machen, ging man dazu über, ein Versteckspiel vorzubereiten. Doch sie verstand nicht den geringsten Spaß und heulte überempfindlich und beleidigt drauf los.

Keiner durfte es sich erlauben, Cina leicht zu tätscheln oder zu streicheln. Ansonsten wurde sie so reizbar, daß sie durch nichts mehr zu beruhigen war. Mißvergnügt und verdrießlich jammerte das Kind vor sich hin und verlangte immer wieder kalte Getränke gegen den brennenden Durst.
"Entweder ist das Kind krank, übermüdet oder einfach nur sauschlecht erzogen." brummte der Großvater.
"Man sollte ihr ruhig ab und zu eins hinten draufgeben." setzte die Großmutter weise hinzu. Mit diesen Worten ergriff sie Cina, um sie auf den Schoß zu ziehen, was aber gänzlich mißlang. Cina schlug wie wild um sich und schrie so kläglich und herzzerreißend, daß man glauben konnte, es ginge um ihr Leben. Schließlich erbarmte sich die Mutter, nahm das Mädchen hoch und trug es - da sie mittlerweile selbst erzürnt und aufgebracht war - unter heftigen Schaukel- und Schüttelbewegungen herum. Zum

Erstaunen aller beruhigte sich Cina endlich, worauf der Großvater "verzogener Fratz" zischte.

Die Idylle hielt nicht lange an, denn bald darauf stammelte Cina leicht schluchzend: "Ich will meine Puppe!"
Die Großmutter ging, um die Puppe im Nebenzimmer zu holen. Danach konnte sie gerade noch rechtzeitig den Kopf einziehen, als das teure Stück aus Porzellan über sie hinweg in den Fernseher geschleudert wurde.
"Jetzt ist er hin!" stieß der Großvater aufgebracht hervor und starrte zuerst fassungslos den Fernseher und danach Cina bitterböse an.
"Und sie auch!" keuchte die Großmutter, blickte entsetzt auf die Trümmer der Puppe und streifte dann Cina mit verächtlichem Blick. Diese bekam vor Wut einen ihrer schlimmsten Hustenanfälle und drohte vor Würgen und Erbrechen den Erstickungstod zu sterben. In diesem Moment war Cinas widerspenstiges und boshaftes Wesen sofort wieder vergessen, und jeder war abwechselnd bemüht, das Mädchen mit den bereits bewährten ruckartigen Schaukelbewegungen wieder zur Ruhe zu bringen.

Obwohl Cina beim Essen tüchtig zugelangt hatte, klagte und jammerte sie kurz darauf wieder über großen Hunger.
"Das geht doch nicht mehr mit richtigen Dingen zu." raunte die Großmutter ihrem Gemahl zu. "Die Kleine sieht unterernährt aus und dabei ißt sie wie ein Schwerarbeiter."
Der Großvater nickte vielsagend und flüsterte dann: "Das Kind ist besessen. Verstehst du?"
Seine Frau sah ihn nur verstört an. Um seinen Worten zusätzlich Nachdruck zu verleihen, deutete er mit den beiden Zeigefingern ein paar Hörner auf seiner Stirn an und fletschte die Zähne.
"Du meinst...?"
"Was denn sonst?" entrüstete er sich, ehe seine Frau den Satz zu Ende sprechen konnte.
"Wir müssen etwas tun!" beschworen sie sich plötzlich gegenseitig wie aus einem Munde.

In der Zwischenzeit hatte Cina in der Küche noch eine zusätzliche Mahlzeit eingelegt und stöhnte danach über Bauchschmerzen. Cinas dauerndes Gähnen veranlaßte die Mutter schließlich, ihre Tochter zu Bett zu bringen. Aber

auch dort gab Cina keine Ruhe. Zuerst zupfte sie an ihrer juckenden Nase herum, danach an der Bettdecke, und als sie endlich eingeschlafen war, knirschte sie deutlich hörbar mit den Zähnen. Irgendwann bekam sie im Schlaf einen Schluckauf und warf sich ruhelos und ächzend im Bett hin und her. Von schrecklichen Träumen geplagt fuhr sie immer wieder entsetzt hoch. Schließlich begann sie im Schlaf zu schreien, und als sie dadurch erwachte, erschrak sie über alle Maßen. Wie sich sehr bald herausstellte, hatte sie ins Bett gemacht, worüber man großzügig hinwegsah. Nur Cinas Frage: "Wieso seid ihr eigentlich alle gelb?" ließ die Erwachsenen aufhorchen. Dann aber gab man sich damit zufrieden, daß das Kind viel zu klein sei, um die Farben richtig benennen zu können. Als Cina wenig später von epileptischen Krämpfen geschüttelt wurde, beschlossen die bereits verbündeten Großeltern rigoros, einen in der Nachbarschaft wohnenden Wahrsager und Geistheiler aufzusuchen. Dieser blickte zuerst Cina an, worauf jene prompt wieder fuchsteufelswild wurde, und starrte dann in seine Kristallkugel.
"Und? Ist sie vom Teufel besessen?" bohrte der Großvater ungeduldig nach.
"Nein, vom Teufel nicht," antwortete der Gefragte "aber von Würmern."

WESEN:

Die Steppenpflanze Cina gehört zur Familie der Artemisien, wozu auch Beifuß, Wermut, Estragon und Eberraute zählen. Die etwa einen halben Meter hoch wachsende Staude kommt aus Asien und wird bei uns häufig Wurmsamen genannt. Für die Blütenknospen, die zur homöopathischen Tinktur verwendet werden, ist auch die Bezeichnung "Zitwerblüten" geläufig. Die Blütenköpfe enthalten den Bitterstoff Santonin, der schwere Vergiftungen mit heftigen Krämpfen verursachen kann. In geringen Mengen regt der Wirkstoff die Verdauung stark an und ist deshalb in der Volksheilkunde schon seit langer Zeit als wurmtreibendes Mittel in Gebrauch.

Auch in der Homöopathie ist Cina ein hervorragendes Medikament gegen Wurmbefall. Cina deckt das Symptomenspektrum bei Spulwurmbefall sehr gut ab, deshalb soll nachfolgend ganz besonders auf diese Thematik eingegangen werden. Die Kenntnis über den Entwicklungsprozeß der Askariden im menschlichen Organismus bringt unweigerlich ein besseres Verständnis für die Verhaltensweisen des Patienten mit sich. Ist das Magen- und Darmmilieu gesund, können sich Parasiten nicht im Verdauungstrakt einnisten. Aggressive Verdauungssäfte und eine gesunde Darmflora bieten ihnen ein ungeeignetes Umfeld und treiben sie mangels Nahrung baldigst wieder aus. Eine schlecht funktionierende Verdauung dagegen bietet ihnen einen guten Nährboden und unterstützt deren Parasitentum im menschlichen Organismus.

Es gibt Patienten, bei denen auch ohne Parasitenbefall dem Cina-Bild entsprechende Reizzustände auftreten. Diese Ähnlichkeit in der Symptomatik rechtfertigt ebenso den Einsatz dieses Arzneimittels. Letztgenannte Personen bringen nämlich durch ihre Konstitution und ihr Verhalten die geeigneten Voraussetzungen für den Wurmbefall mit und bieten ein Milieu, das den Parasiten auf alle Fälle entgegenkäme.

Der Cina-Patient ist von stiller, ernster und zurückhaltender Natur. Durch seine große Sensibilität und wenig vitale Konstitution kann er anfangs seiner Umwelt keinen Widerstand entgegensetzen, um sich von ihr abzugrenzen.

Er ist hilflos, weil ihm ein gesundes Maß an Aggression fehlt. Zu schwach, um sich zur Wehr zu setzen, bleibt ihm zum Schutz oft nur der Rückzug oder eine weitgehende Anpassung. Sein rebellisches Verhalten zeigt der Kranke erst, wenn seine Reizzustände unerträglich werden.

Durch seine Überempfindlichkeit ist er stark beeindruckbar und bereits durch Kleinigkeiten zu beeinflussen. Seine Empfänglichkeit für äußere Einflüsse zeigt sich beispielsweise in der Wirksamkeit der Mondphasen auf sein Wohlbefinden. Er reagiert auf geringe Reize und spiegelt deshalb je nach Qualität des auslösenden Stimulus die entsprechende Stimmung wider. Dieser Umstand macht den Patienten zu einem leicht erregbaren und dadurch auch zu einem äußerst launenhaften Menschen. Seine Empfindlichkeit und Verwundbarkeit ist dermaßen groß, daß er über Scherze kaum lachen kann und sich schnell beleidigt zeigt. Diese übermäßige Ernsthaftigkeit ist ein getarnter, aber oft erfolgreicher Abwehrversuch, um sich nicht von Eindrücken überfluten lassen zu müssen. Er will in Ruhe gelassen und nicht zu sehr bedrängt werden, was dadurch verdeutlicht wird, daß Druck den Zustand des Patienten verschlimmert.

Kann sich der Patient nicht ausreichend vom Geschehen zurücknehmen, so wird er aufgrund seiner Schwäche und Labilität von anderen vereinnahmt. Da er zuwenig Energie hat, um sich durchzusetzen, kann er anderen keinen Einhalt gebieten und muß deren Übergriffe auf seine eigene Person gestatten. Machtlos und ohne Gegenwehr muß er Dinge mit sich geschehen lassen, die letztlich an seine Substanz gehen. Diese Passivität wird ihm zum Verhängnis, wenn er zuletzt in die Hände von besitzergreifenden Menschen gelangt oder zum Nährboden für Parasiten wird.

In unserem Sprachgebrauch verwenden wir den Begriff *sich wurmen* und setzen ihn im Sinne von *sich ärgern* ein. Auch der Cina-Patient wurmt sich, indem er einen innerlichen Ärger nährt, weil er dafür kein geeignetes Ablaßventil findet. Der zurückgehaltene Grimm und Zorn belästigt ihn, bringt ihn innerlich immer mehr in Aufruhr und zeigt sich mitunter im Zähneknirschen während des Schlafs. Zum Angriff fehlt ihm die nötige Aggression und Schärfe, was im körperlichen Bereich sehr gut durch die mangelnden zersetzenden Verdauungssäfte dargestellt wird. Und so schluckt der Kranke sowohl im körperlichen als auch im emotionalen Bereich eine ganze Menge, ehe die Pathologie in ihrem vollen Ausmaß zum Tragen kommt.

Obwohl durchaus auch Erwachsene in das Krankheitsbild von Cina passen können, ist das Arzneimittel eher typisch für Kinder, die durch Wurmbefall, speziell durch Spulwürmer, total überreizt sind. Je kleiner die Kinder, desto weniger ist das Hygienebewußtsein ausgebildet. Deshalb ist die Wahrscheinlichkeit groß, daß Kleinkinder nach der Berührung von Pflanzen und Tieren oder nach dem Spiel in Sandkisten und Pfützen die Hände zum Mund führen. Dabei geraten die Wurmeier über den Verdauungstrakt in den Dünndarm. Die dort ausgeschlüpften Larven treten in die Blutbahn über und gelangen unter anderem zur Leber. Können sie in die Gallenwege eindringen und sich dort voll entwickeln, versperren sie den Gallenabfluß. Die Gallenflüßigkeit staut sich und kann nicht in den Darm gelangen kann, weshalb der Stuhl anstelle der gewohnten Braunfärbung eine weißliche Farbe erhält.

In die Lunge gespülte Larven verursachen einen quälenden Reizhusten. Deshalb will der Patient nicht sprechen oder sich bewegen, weil er Angst hat, einen Hustenanfall auszulösen. Im weiteren treten die Larven durch die Alveolenwände und gelangen durch den Husten in den Kehlkopf. Dort werden sie durch Verschlucken wiederum in den Dünndarm gespült. Können sie dort ihr letztes Reifestadium abschließen, verursachen Würmerknäuel einen Darmverschluß oder sorgen für heftige Bauchkrämpfe im Nabelbereich. Da die Askariden dem Organismus wichtige Nährstoffe entziehen, besteht oft Heißhunger zu ungewöhnlichen Zeiten und selbst kurz nach einer ausgiebigen und reichlichen Mahlzeit. Bisweilen hat der Patient Hunger, kann aber nicht sagen, wonach es ihn gelüstet. Es ist auch gut möglich, daß er die angebotenen Speisen wieder zurückweist.

Bei ausgeprägter Pathologie sieht der Patient kränklich und blaß aus und hat eingesunkene Augen mit dunklen Ringen. Durch den Parasitenbefall kommt es schließlich zu allergischen Reaktionen und einer Überbeanspruchung des Nervensystems. Schlafstörungen, Farbensehen und große Ruhelosigkeit gehen auf das angegriffene Nervensystem zurück. In seiner Launenhaftigkeit verlangt das Kind Dinge, die es zurückstößt, sobald es diese bekommt.

Der Rahmen des Erträglichen und Zumutbaren wird für den China-Patienten allmählich immer enger gesteckt. Ist seine Toleranzgrenze überschritten, reagiert er plötzlich sehr allergisch auf sämtliche Eindrücke. Besonders das Kind befindet sich in großer Unruhe und Erregbarkeit, zeigt sich empfindlich gegen Licht und Berührungen. Erschütterungen, wie Husten und Niesen, aber auch Gähnen verschlimmern seinen angegriffenen Zustand. Es ist dermaßen reizempfindlich, daß es weder die Annäherung fremder Personen, noch irgendeinen Widerspruch erträgt. In seiner üblen Laune will es nicht angesehen und auch nicht mit Späßen belästigt werden. Gegen Spiele ist es abgeneigt und auch ruhiges Herumtragen kann es nicht erdulden. Kaum etwas kann das mürrische Kind zufriedenzustellen, und auch durch Zärtlichkeiten ist es nicht aufzuheitern. Entweder bohrt es in seiner Nervosität dauernd in der Nase oder reibt und zupft daran herum. Das jammernde und weinende Kind braucht schaukelnde Bewegungen, um sich einigermaßen zu beruhigen und ein Mindestmaß an Wohlbefinden zu erreichen.

Da das Kind so aufgebracht und wütend sein kann, hat es normalerweise genug innerliche Hitze und erträgt deshalb warme Luft, Bettwärme oder ein warmes Zimmer nicht gut. Auch die Getränke gegen den brennenden Durst verlangt es kalt. Zum Schluß wird das Kind immer eigensinniger und widersetzt sich allem. Es ist ärgerlich, böse und zornig. Um seinen Willen durchzusetzen, schreit es und schlägt um sich. Wird ihm bei diesem Verhalten ein Widerstand entgegengesetzt, so drücken sich die lange angestauten und nun frei werdenden Affektionen über den Körper aus. Dabei kommt es zu heftigen Krämpfen oder epileptischen Anfällen.

Das Kind braucht viel Verständnis und Geborgenheit, um seine Krankheit zu überwinden. Danach aber muß es vor allen Dingen ausreichende Unterstützung und Ermunterung erfahren, damit es sich ohne Schuldgefühle einen gewissen Freiraum verschaffen und seine Grenzen festigen kann. Es muß auf allen Ebenen genügend Abwehrfähigkeit entwickeln, denn nur so kann es auf Dauer von der unentwegten Fremdbebestimmung und Besetzung -sei es durch dominante Personen oder durch Parasiten - verschont bleiben.

GEMÜT:

Launenhaftigkeit. Verlangen nach zahlreichen verschiedenen Dingen. Verlangt nach Dingen, die zurückgewiesen werden, wenn sie angeboten werden. Wirft Dinge weg.

Eigensinnig, stur. Unzufrieden, mißvergnügt. Trotzig, herausfordernd.

Verträgt nicht, angesehen zu werden. Kind fürchtet sich und erträgt nicht Annäherung anderer.

Empfindlich. Ernstes Verhalten. Verträgt keinen Scherz und Spaß. Ist leicht beleidigt. Verträgt keinen Widerspruch.

Kann nicht still sein. Ungeduld. Ruhelosigkeit. Wirft sich im Bett hin und her.

Angst, besonders am Abend oder beim Erwachen. Angst nach Keuchhustenanfall.

Erschrickt leicht beim Erwachen.

Auffahren. Auffahren beim Einschlafen, im Schlaf oder aus dem Schlaf.

Sprechen, Jammern oder Schreien im Schlaf. Schreien beim Erwachen, vor oder während Konvulsionen. Schreien bei Hydrocephalus.

Abneigung, berührt zu werden. Abneigung gegen Zärtlichkeiten.

Will getragen werden.

Große Neigung zu schlagen.

Macht Gebärden, greift mit Hände an Nase und Lippen, zupft an der Bettdecke oder vollführt seltsame Stellungen und Lagen. Bohren in der Nase.

Wahnideen, Einbildungen, Phantasien. Hat Visionen, besonders abends.

Delirium, mit Schreien. Bewußtlosigkeit.

Beklagt sich. Stöhnen. Jammern und Klagen, besonders morgens beim Erwachen.

Mürrisch, besonders beim Erwachen und tagsüber. In der Pubertät sehr mürrisch.

Reizbarkeit. Reizbar beim Erwachen, nach Fieberhitze oder durch Husten. Zorn, Ärger.

Grundloses Weinen. Weinen nachts oder beim Husten.

Traurigkeit. Milde.

Gleichgültig gegen Alles, besonders gegen Liebkosungen.

Besonders bei Kindern:
Angst, besonders nachts. Stöhnen, Ächzen. Bohrt in Nase. Wünscht getragen zu werden, jedoch Abneigung gegen Zärtlichkeiten oder berührt zu werden. Schlagen. Kann nicht ertragen, daß jemand zu nahe kommt. Schreien, besonders abends. Eigensinnig. Mürrisch. Große Reizbarkeit. Abneigung zu spielen. Weinen, wenn es nicht seinen Willen bekommt. Muß alles anfassen. Weint erbärmlich, wenn es festgehalten wird. Abends Herumspringen und Toben.

Bei Wurmerkrankung: Mürrisch, mißmutig, reizbar, zornig.

ALLGEMEINES:

Der Patient hat lähmende, wunde oder ruckend-stechende Schmerzen. Betäubende Schmerzen. Grabende, windende oder bohrende Schmerzen.

Äußerlich zusammenziehende, wunde oder ruckartige Schmerzen. Innerlich kneifende oder stechende Schmerzen.

In Knochen reißende Schmerzen.

In Muskeln ziehende, reißende oder lähmend-reißende Schmerzen. Starke krampfende Muskelschmerzen. Muskelkrämpfe.

Äußerliches Zittern. Zittern beim Erwachen. Zittern mit Angst. Nervöses Schaudern, besonders beim Gähnen.

Zucken. Zucken bei Wurmbefall.

Schock, wie ein elektrischer Schlag. Steifmachen des Körpers.

Konvulsivische Bewegungen. Konvulsionen der Streckmuskeln.

Konvulsionen, besonders nachts. Krämpfe mit Bewußtsein, während Fieberhitze oder aufgrund Wurmbefall. Krämpfe bei Kindern, beim Zahnen. Klonische Krämpfe. Epileptiforme Krämpfe, Petit mal. Epilepsie. Während des epileptischen Anfalls Schaum vor dem Mund und erweiterte Pupillen. Krämpfe in der Schwangerschaft, Eklampsie. Krämpfe mit Schreien.

Chorea. Chorea, durch Wurmbefall.

Schwäche, lähmungsartige Schwäche. Schwäche bei Wurmbefall.

Ohnmacht beim Aufstehen aus dem Bett.

Puls ist erhöht, hart und klein.

Kalter Schweiß. Hitzewallungen. Durstlos während Fieberhitze.

Verlangen nach vielerlei Dingen. Launenhafter Appetit. Hat Hunger, aber weiß nicht worauf, oder weist Angebotenes zurück. Unbestimmtes Verlangen.

Verlangen nach kalten Getränken, Brot und Süßigkeiten.

Abneigung gegen Muttermilch, Muttermilch verschlechtert. Abneigung gegen Milch und Buttermilch. Pfeffer verschlechtert.

Abmagerung. Bei Kindern Marasmus mit Heißhunger.

Kinderkrankheiten. Schwierige Zahnung. Zahnung mit Durchfall.

Druck oder Berührung verschlimmert, besonders bei Kindern. Leises Reiben mit der Hand bessert jedoch.

Erkrankungen erscheinen einseitig oder auf der linken Seite.

Beschwerden durch Chinin-Mißbrauch.

Beschwerden durch Wurmerkrankung: Zucken. Konvulsionen. Chorea. Schwäche.

MODALITÄTEN:

< durch Gehen im Freien.

< durch Berührung.

< durch Druck.

< durch Liegen auf der Seite.

< im Sitzen.

< in Ruhe.

< durch Trinken.

< durch Gähnen.

< beim Atmen, Tiefatmen.

< vor Fieber.

< bei Vollmond oder Neumond.

< morgens von 5-9 Uhr.

< nachts von 21-5 Uhr.

> durch Kälte.

> in warmer Luft.

> in Zimmerluft.

> durch Bewegung.

> durch anhaltende Bewegung.

> durch Liegen auf dem Bauch.

> nach dem Liegen.

> im Dunkeln.

> durch leichtes Reiben, Streicheln mit der Hand.

COFFEA CRUDA

Coffea war eine vollblütige, temperamentvolle und lebhafte Brasilianerin mit kaffeebrauner Haut. Ihre Bewegungen waren flink und geschmeidig wie die einer Raubkatze, und auch ihr Hunger kam dem einer Löwin gleich. Gierig und voll Nervosität schlang sie das Essen eilig und in nicht gerade bescheidener Menge in sich hinein. Nach ihren Schwelgereien fühlte sie sich jedoch oft wie eine gestopfte Gans und verlangte sehnlichst nach einem Verdauungstrunk. Ansonsten war Coffea ein feuriger Typ mit südländischer Begeisterungsfähigkeit. Sie war voller Aktivität, befand sich stets auf dem Sprung und konnte nicht ruhig sitzen. Ihre körperliche Kondition war so gut, daß sie als Sportlerin große Erfolge errang. Aber immer wieder geriet sie in einen Doping-Verdacht, was äußerst ärgerlich war. Wieso glaubten all ihre lahmen Konkurrenten immer wieder, daß sie ihre sportlichen Höchstleistungen nur mit verbotenen Anregungsmitteln erreichen konnte?

Ihre körperliche Hochform war nicht das einzige, was Coffea zu bieten hatte. Auch ihre geistige Brillanz war überragend. Da sie obendrein noch sehr viel Witz hatte, arbeitete sie in kürzester Zeit immer wieder geistreiche Sketche für das Fernsehen aus, die ebenfalls großen Anklang beim Publikum fanden. Ihre Gedankenzündung war so genial, daß sie bei ihren schöpferischen Arbeiten im Handumdrehen nebenbei viele brauchbare Erfindungen machte, die alle in Windeseile einen Produzenten fanden. Coffea ließ sich nicht leicht übertölpeln, denn ihre Adleraugen sahen auf einen Blick auch das Kleingedruckte in verwickelten Verträgen. Sie hatte zusätzlich eine überaus feine Nase und nahm sensibel die flüchtigsten Gerüche wahr. Dabei konnte es schon mal vorkommen, daß sie bei Unstimmigkeiten sagte: "Das stinkt nach Betrug!"
Hauchten sich ihre Vertragspartner manchmal noch schnell irgendeine hinterhältige Abmachung in die Ohren, so vermochte Coffea deren Worte deutlich zu hören. Außerdem konnte sie sich an die unwesentlichsten

Bemerkungen und Vereinbarungen erinnern, auch wenn diese noch so lange Zeit zurücklagen. Coffea war sozusagen ein schlauer Fuchs, dem durch nichts beizukommen war.

Die Erfolge steigerten ihren Frohsinn, und ihr vergnügtes Wesen wiederum brachte ihr große Beliebtheit und abermals Erfolge. Coffea konnte tun, was sie wollte, es blieb nicht ohne erfreuliche Folgen. Die Heiterkeit und Munterkeit Coffeas war durch nichts mehr zu bremsen, denn für sie schien es einfach keine Grenzen zu geben.

Auch privat zog Coffea viele Menschen an, die sich alle gerne von ihr erheitern ließen und großes Vergnügen an ihrer Gesellschaft fanden. Coffea genoß sozusagen immer wieder eine positive Verstärkung in all ihrem Tun. Je mehr Freude sie empfand, desto besser liefen die Geschäfte, desto anregender wurde das Leben, desto mehr Freude ...und so weiter. Jeder fragte sich, wann diese bewundernswerte Teufelsfrau wohl schliefe. Aber Coffea fand aufgrund ihres ununterbrochenen Gedankenandrangs und ihrer Ruhelosigkeit keinen Schlaf. Sie schlug sich die Nächte mit neuen Plänen und Luftschlössern oder aber mit neuen Liebhabern um die Ohren, denn auch ihre sexuellen Bedürfnisse waren nicht unerheblich.

Als ihr eines Tages der junge, gutaussehende Besitzer einer Kaffeeplantage einen Heiratsantrag machte, konnte Coffea ihr Glück nicht mehr fassen. "Nichts ist schwerer zu ertragen als eine Reihe von guten Tagen!" seufzte sie und fiel vor Freudestaumel in Ohnmacht. Aber nachdem sie wieder zu sich gekommen war, ging es ihr nicht viel besser. Ihre Nerven schienen den letzten Ansturm nicht mehr ertragen zu wollen, denn sie begann aufgeregt zu zittern und bekam einen hitzigen Kopf.
"Mich trifft der Schlag! Mich trifft der Schlag! Ich habe wirklich Angst, daß mich der Schlag trifft!" rief sie immerzu, während sie sich mit ihren kalten Händen das feurigrote Gesicht kühlte. Dann griff sie sich an ihr jagendes Herz und eilte schließlich zum fünften Mal innerhalb von dreißig Minuten zur Toilette, weil ihr die Blase plötzlich zu klein wurde.

Die freudige Überraschung, die Coffeas Liebesleben eine so wunderbare Wende gegeben hatte, versetzte sie in eine unerträgliche Erregung. Auch wenn sie nicht in Ohnmacht fiel, schien es ihr immer wieder den Boden unter den Füßen wegzuziehen. Manchmal glaubte Coffea, sie bräuchte nur ein paar Flügelschläge zu machen und schon könnte sie für immer in den rosaroten Himmel entschweben. Aber bald bewölkte sich das Firmament, denn Coffeas Nerven hielten den Anforderungen nicht mehr Stand. Die erfolgreiche Alleskönnerin Coffea wurde von einer vernichtenden Übersensibilität gegen äußere Eindrücke erfaßt.

Ihr Gehör war so empfindlich geworden, daß sie vorübereilende Schritte nicht ertragen konnte und Geräusche wahrnahm, die kein anderer jemals zuvor gehört hatte. Ihre Schlaflosigkeit zehrte sie aus, und so klagte sie immer häufiger schon am Morgen über Migräne. Wenn sie Musik hörte, erschien ihr diese so schrill, daß sie davon Kopfschmerzen bekam, die ihr das Gehirn zu zerreißen drohten. Ihre Augen waren äußerst lichtempfindlich und sie selbst konnte nicht einmal den kaum spürbaren Zugwind einer an ihr vorübergehenden Person aushalten. Sie wehrte sich hartnäckig, an die frische Luft zu gehen, weil sie das in ihrer Feinfühligkeit wohl nicht gut überstanden hätte. Ging sie dennoch einmal ins Freie, so ließen ihr die Schmerzen das hinterher bitterlich bereuen.

Coffea mußte sich mit ihren Hochzeitsvorbereitungen befassen, was ihr noch mehr himmlische Gefühle bescherte. Phantasien beflügelten sie, und so sah sie sich in ihrem Hochzeitskleid wie eine weiße Wolke in das Paradies entschweben. Aus einer verzauberten Landschaft heimkehrend, trug sie ihr vergötternder und lächelnder Mann unentwegt auf den Armen herum. Als ihr während dieser Träumerei der Besuch ihres zukünftigen Bräutigams angekündigt wurde, verursachte ihr diese Überraschung zunächst ein kräftiges Herzklopfen und ein starkes Hitzegefühl. Dann wurde ihr erschreckt bewußt, daß sie in ihrer Aufmachung für ihren Bräutigam nicht schön genug war.
"So darf er mich nicht sehen!" rief sie erregt und zitternd aus, während ihr vor Aufregung speiübel wurde.

Dennoch trat der Angebetete bald darauf ohne weitere Aufforderung ein. Coffea war so berührungsempfindlich, daß die Umarmung äußerst schmerzhaft für sie war. Als er ihr ein Brillanthalsband überreichte, fuhr ihr vor Verzückung ein Blitz in die Zahnnerven, und verursachte ungeheuere Schmerzen. Es war schwer herauszufinden, ob Coffea vor Freude oder vor

Schmerzen weinte, denn im Grunde genommen war es eine Mischung von beidem. Ihre Freudenschmerzen wurden so unerträglich, daß sie plötzlich verzweifelt zu schreien begann und in Todesangst verfiel. Glücklicherweise befand sich im Hause allerlei luxuriöser und überflüssiger Schnickschnack, wovon sich ein Gegenstand für Coffea lebensrettend erwies. Neben einem feuerspeienden Miniaturvulkan und einer kaffeespeienden Thermoskanne befand sich auf dem Tisch auch ein wasserspeiender Fisch, dessen Fontäne Coffea genau in den Mund traf, als sie sich während ihrer Schmerzensschreie in seine Richtung beugte. Das eiskalte Wasser erwies sich als äußerst wohltuend, weshalb sich Coffea ihren Kopf gleich neben den kleinen Brunnen legte, um die Anwendungen auf dem frischesten Niveau zu halten.

Die Hochzeit war ein Fiasko, denn Coffea litt an einer schweren Gesichtsneuralgie. Allerdings wurden ihre schmerzverzerrten Grimassen für ein bezauberndes Lächeln gehalten. Was sollte es denn sonst sein? Nach einem Glas Wein wurde alles noch schlimmer. Aber das unangenehmste war der Kleiderdruck nach dem Essen. Coffea hatte nämlich gierig und voller Nervosität das zu üppige Hochzeitsmahl in sich hineingeschlungen und nun trieben sie die Bauchschmerzen so zur Verzweiflung, daß sie sich am liebsten das einengende Brautkleid vom Leib gerissen hätte. Wie sehr sie ihre Schlemmerei auch bereuen mochte, ihr Bauch wurde davon nicht kleiner und das Kleid nicht lockerer. Sie bereute über alle Maßen, daß sie sich ein enganliegendes und figurbetontes Kleid ausgewählt hatte. Am Ende der Hochzeitsfeier konnte sich die Braut nicht mehr bewegen und mußte wie ein aufgeblähter Mehlsack von ihrem Mann aus dem Restaurant geschleppt werden. Bereits da erkannte die Jungvermählte, daß sich ihre Träume wohl nie erfüllen würden.

Und so kam es tatsächlich. Auch am folgenden Tag konnte Coffeas Gemahl nicht mit ihr auf Engelsfüßen herumschweben, sondern sie erhielt die knappe Botschaft: "Wir sind mitten in der Kaffee-Ernte und haben im Moment alle Hände voll zu tun!"
Diese Ernüchterung mußte sie erst verkraften. Nun begann sie, ihren schnellen Eheentschluß immer mehr zu bereuen. Jeden Tag wurde sie ein Stückchen mehr aus ihren höheren Gefilden schwebend auf die Erde heruntergeholt. Coffea war über die Entwicklung enttäuscht und traurig,

aber dafür verschwanden nach und nach ihre bisherigen neurotischen Beschwerden.

Als ihre allgemeine Erregung geschwunden und ihre Illusionen wie Seifenblasen zerplatzt waren, fühlte Coffea sich erschöpft und schwach. In diesem Zustand mußte ihr Mann sie eines Tages die Treppe hochtragen, weil sie überhaupt keine Kraft mehr hatte.
"Du fühlst dich so schlaff und schwer an wie einer der Kaffeesäcke, die ich vorhin getragen habe." bemerkte er und erstickte in Coffea jede aufkeimende Romantik.
Dennoch fand sie es entzückend, wie er sich plötzlich um sie bemühte und gab deshalb eine zunehmende Schwäche vor. Er jedoch eröffnete seiner entsetzt blickenden Frau: "Ein Tässchen Kaffee wird dir jetzt gleich wieder auf die Beine helfen!"

WESEN:

Der Kaffeebaum gehört wie "China" zu den Labkraut- oder Rötegewächsen und hat in Äthiopien sein ursprüngliches Zuhause. Er wurde aber nach und nach überall in den Tropen kultiviert, und heute kommt ungefähr die Hälfte des Weltbedarfs an Kaffee aus Brasilien. Der Kaffeebaum wächst auf humusreichem Boden und braucht in jungen Jahren Schutz gegen Wind und Sonne. Deshalb werden in manchen Plantagen schattenspendende und windabhaltende Pflanzen dazwischengesetzt. Der dekorative Kaffeebaum trägt weiße Blüten und später rote Früchte, die zur Reifezeit bläulich werden. Jede Frucht enthält im allgemeinen zwei gegenüber abgeplattete Steinkerne. Diese Samen enthalten das Alkaloid Koffein und dienen roh und getrocknet als die sogenannten Kaffeebohnen zur Herstellung der homöopathischen Essenz.

Sowohl bei rohem als auch bei geröstetem Kaffee ist der Hauptwirkstoff das Koffein. Wenn sich auch die Kaffeebohnen durch das Rösten in ihrer chemischen Zusammensetzung verändern, erfährt deren Einfluß auf den menschlichen Organismus im Vergleich zum rohen Zustand nur geringfügige Veränderungen. Wer nicht an Koffein gewöhnt ist, erlebt je nach genossener Menge und eigener gesundheitlicher Verfassung ein stärkendes Wohlgefühl und die Reaktivierung seiner Kräfte. In maßvoller Dosis steigert das in den Coffea-Samen enthaltene Koffein die Aktivitäten von Körper und Geist, beschleunigt den Herzschlag, aktiviert die Diurese und regt die Verdauung an. Aufgrund seiner aufputschenden Wirkung ist es ein wirksames Gegenmittel bei Vergiftungen, die eine akute Herzschwäche mit Atem- und Kreislaufversagen mit sich bringen. In einer vergiftenden Menge schädigt Koffein das Nervensystem und führt nach dem anfänglichen Erregungszustand letztlich zu Erschlaffung und Betäubung.

Die anfangs so wohltuende, wärmende, stärkende und aufmunternde Wirkung des Koffeins kann leicht zur Abhängigkeit verführen. Das Bedürfnis, sich immer wieder durch Kaffeegenuß anzuregen, aufzumuntern und aufzupeitschen, artet schnell in eine Sucht aus und überbeansprucht das Nervensystem. Wenn Kaffee zur Gewohnheit geworden ist, schafft er

Nervosität, Unkonzentriertheit und Reizbarkeit. Diese Symptome verschwinden kurzfristig, wenn der Sucht immer wieder nachgegeben wird. Das überforderte Nervensystem antwortet jedoch allmählich mit Unbehagen, Schwäche, Erschlaffung und Erschöpfung. Der uneinsichtige Mensch reagiert auf diese Symptome abermals mit einem Verlangen nach Kaffee, um all die Müdigkeit und Lahmheit schnellstens zu vertreiben. Somit führt Kaffee als begehrtes und angesehenes Gesellschaftsgetränk, als täglicher Durstlöscher und Muntermacher zu einem Circulus vitiosus, zu einem Teufelskreis, aus dem nur mit größter Anstrengung wieder herauszukommen ist.

Wenn Hahnemann den Kaffeeaufguß als wertvolles Heilmittel und als Erweckungsmittel für Scheintote bezeichnete, dann war damit sicherlich nicht der alltägliche Genuß dieser Droge gemeint. Jeder in der Natur vorkommende Stoff kann gleichzeitig Gift und Heilmittel sein, entscheidend dabei ist lediglich die Dosis. Wer Kaffee als tägliches Getränk genießt, steckt bereits in einem durch Gift erzeugten Gewohnheitsverhalten und beraubt sich somit eines Heilmittels.

Coffea hat je nach bereits vorhandener Symptomatik völlig unterschiedliche Wirkungsrichtungen. Es hilft nervlich überreizten Patienten, die sich in einem rauschähnlichen Höhenflug befinden und dadurch allerlei Beschwerden entwickeln, wieder mit der Wirklichkeit in Kontakt zu treten. Derjenige, dem sozusagen vor Glücksgefühl der Himmel auf den Kopf fällt, ist mit Coffea ebenso gut zu behandeln, wie der Patient, der aufgrund von Nervenschwäche völlig erschöpft ist und eine wohltuende Anregung gebrauchen kann.

Das homöopathisch zubereitete Coffea befreit nicht von der Sucht des Kaffeetrinkens. Wer sich von seinem Kaffee-Abusus lossagen möchte, muß schlicht und einfach damit aufhören. Seine daraufhin auftretenden Entzugserscheinungen können dann mit homöopathischen Arzneimitteln gemildert oder vielleicht sogar genommen werden.

Der Coffea-Typ ist sehr temperamentvoll, fröhlich und ausgelassen. Seine Lebhaftigkeit und Munterkeit können auch für andere einen sehr erfrischenden und aufmunternden Effekt haben, das heißt, im Positiven wirkt er persönlich auf andere so belebend wie eine gute Tasse heißer Kaffee. Er bringt eine angenehme Beschwingtheit und Beweglichkeit mit sich, und auch die Arbeit geht ihm flott von der Hand. Körperliche Tätigkeiten schafft er mit Frische und Leichtigkeit, auch zaudert er nicht lange, sondern erledigt alle Handlungen flink und behende. Obwohl er stark beeindruckbar ist, nimmt er dennoch alles heiter und gelassen hin. Seine Sinne sind geschärft, und er verfügt über eine sehr gute Auffassungsfähigkeit. Außerdem hat er ein erstaunliches Erinnerungsvermögen und eine überaus lebhafte Phantasie.

Das Nervensystem des Coffea-Patienten befindet sich gewissermaßen in Hochspannung, deshalb können Körper und Geist auf vollen Touren arbeiten. Die überstürzenden Gedanken und der Ideenreichtum wollen nicht versiegen, und so kann sich der Patient nicht davon loslösen, um den nötigen Schlaf zu finden. Er ist hellwach, seine Gedankenwelt überschlägt sich, er stellt Theorien auf, baut Luftschlösser, schmiedet Pläne und kann sich nicht aus seinen Phantasien zurückziehen.

Die Sinneswahrnehmungen des Patienten sind stark sensibilisiert. Er befindet sich in einem Zustand erhöhter Empfindlichkeit sämtlicher Sinne. Sein Sehvermögen ist so gesteigert, daß er selbst die winzigsten Zeichen lesen kann. Er nimmt Geräusche wahr, die andere nicht hören können, und ist sehr sensibel gegen Gerüche. Außerdem verfügt der Patient über einen geschärften Tastsinn und ist hochempfindlich gegen Berührungen.

Der quirlige Coffea-Patient kann schnell in einen Zustand höchster seelischer Erregung geraten, der hauptsächlich durch übermäßige Freude und angenehme Überraschungen - in selteneren Fällen auch durch Schreck oder unerwartete Nachrichten - hervorgerufen wird. Das Nervensystem wird dadurch extrem aufgeputscht, und der Patient bekommt vor Aufregung starkes Herzklopfen und Händezittern. Sein Kopf wird vor Aufregung so rot und hitzig, daß der Patient einen Gehirnschlag befürchten muß. Die erhöhte Muskelspannung bewirkt eventuell sogar Krämpfe, oder der Kranke leidet an Übelkeit mit kalten Händen und Füßen und einer gesteigerten Diurese mit häufigen Entleerungen der Blase.

Durch beglückende Ereignisse verliert der Patient das Gefühl der eigenen Begrenztheit. Er gerät außer sich, entrückt dem täglichen Geschehen und der Erdgebundenheit. Sein Lebensgefühl ist aufs Höchste gesteigert, so daß er den Boden unter sich verliert und vor Verzückung beinahe in die Unendlichkeit abhebt, sofern er vorher nicht in eine Ohnmacht entgleitet. Auch die Wahnideen von wunderbaren Landschaften, dem Paradies oder von großartigen und erhabenen Eindrücken sagen einiges über die Verfassung des Coffea-Patienten aus.

Das Gefühl höchsten Glückes, der Verzückung oder der Vollendung, wie es der Coffea-Patient erlebt, ist etwa mit einem orgastischen Erleben vergleichbar. Im Orgasmus ist das Hochgefühl, seine eigenen Grenzen zurückzulassen und in eine beglückende Einheit einzutreten, auf eine sehr knappe Erlebensdauer beschränkt. Das Nervensystem des Menschen ist nicht dazu geschaffen, den Zustand der Einheit für eine längere Zeit zu ertragen und könnte deshalb einem längeren Einwirken solcher machtvollen Energien nicht standhalten, ohne den Körper zu gefährden. Auch der Coffea-Patient kann sein Glücksgefühl und seine Begeisterung nicht lange ertragen, ohne Schaden zu nehmen.

Das anfängliche Gefühl angenehmer und beschwingter Erregtheit führt allmählich durch die überreizten Nerven zu großer Unruhe, zu starker Schmerzempfindlichkeit, die sogar mit Todesangst einhergehen kann, und schließlich zu Schwäche und totaler Erschöpfung. Die überempfindlichen Nerven des Coffea-Patienten unterliegen durch geringe Beanspruchung, durch weitere Gemütsbewegungen oder Anregungen in Form von Alkohol, Kaffee oder Tee einer zunehmenden Verschlechterung.

Wenn der Auslöser für die Beschwerden eher unangenehmer Art waren, gerät der Patient dennoch in einen Zustand, der ihn hellwach und übersensibel macht. Grundlage für seine Symptomatik sind die ihn pausenlos bedrängenden Gedanken, die ihn keine Sekunde zur Ruhe kommen lassen. Seine Ideen oder Befürchtungen sind auf die Zukunft gerichtet und entsprechen deshalb auch in diesem Fall nicht der Realität. Es bleiben Phantasien, ob sie nun wohltuend oder zermarternd sind.

Die gesteigerte Schmerzempfindlichkeit führt zu Gesichtsneuralgien und heftigen Zahnschmerzen, die den Patienten vor Verzweiflung weinen und schreien lassen. Bei Zahnschmerzen empfindet er Erleichterung, wenn er eiskaltes Wasser in den Mund nimmt. Diese Besserung ist aber nur kurzfristig, denn sobald das Kältegefühl nachläßt, spürt er die reißenden Schmerzen wieder von neuem. Auch bei Gesichtsneuralgien empfindet er Kälte als angenehm, während das Allgemeinbefinden durch kalte Luft und kalten Wind eine Verschlechterung erfährt.

Wenn der ekstatische Zustand nachläßt und der Patient nach der anfänglichen Euphorie wieder mit banalen Erlebnissen in die alltägliche Welt zurückgeholt wird, ist dies für ihn eine herbe Enttäuschung. Da er aufgrund seiner lebhaften Gedankenwelt und Phantasien zuviel in die Zukunft hineininterpretierte, können seine hochtrabenden Vorstellungen niemals erfüllt werden und müssen sich deshalb als Illusion erweisen. Die Ernüchterung, das Zurückkehren in seine irdische Begrenzung und die Gegenüberstellung mit der weniger paradiesischen Wirklichkeit macht ihn sentimental, traurig, unzufrieden und bisweilen sogar untröstlich. Vermeintliche Ideale werden entlarvt, angebetete Personen entthront, weil sie den hohen Anforderungen nicht standhalten können. Deshalb kommt es nachfolgend oft zu den Beschwerden enttäuschter Liebe. Was bleibt, ist bittere Reue über sein törichtes Verhalten, seine falschen Ideale, seine Gefühle voller Verehrung, Überschwang, Fröhlichkeit und Ausgelassenheit, die er vormals empfand, als er die Welt in seinem unerträglichen Glücksgefühl nicht fassen konnte.

GEMÜT:

Außerordentlich geschärfte Sinne.

Große Flut und Andrang von Gedanken. Schnelle Gedanken.

Großer Ideenreichtum. Gesteigerte Phantasie. Schmiedet viele Pläne. Theoretisiert. Geistesklarheit, besonders abends und nachts.

Leichtes Auffassungsvermögen.

Gutes Gedächtnis, besonders abends bis Mitternacht. Geistige Aktivität bis Mitternacht.

Froh, guten Mutes und glücklich.

Heiterkeit. Witzig, geistreich. Ist außer sich. Ekstase.

Durch Lachen Konvulsionen. Durch übermäßige Freude Schlaflosigkeit oder Kopfschmerzen.

In großer Erregung, besonders nachts oder durch Freude. Erregung, Aufregung beim Lesen, beim Schwitzen oder während Fieberfrost.

Sentimental, schwärmerisch. Wie im Traum.

Lebhaft. Schnell im Handeln. Fleißig, Arbeitswut.

Immer in großer Eile. Hastig beim Essen und Trinken.

Ruhelosigkeit. Läuft im Zimmer schwankend umher. Während Menses ruhelos.

Launenhaftigkeit. Wechselnde Stimmung. Hysterie.

Beklagt sich. Jammern und Klagen, besonders über Kleinigkeiten.

Mürrisch, schlecht gelaunt und reizbar. Reizbarkeit mit Schlaflosigkeit. Zorn, Ärger.

Auffahren, Zusammenfahren beim Einschlafen, im Schlaf oder aus dem Schlaf.

Verwirrung, besonders bei Schmerzanfällen.

Empfindlich gegen Schmerzen. Stöhnen durch Schmerzen.

Allgemein überempfindlich, sensibel.

Schmerzhafte Empfindlichkeit gegen Geräusche. Empfindlich gegen das geringste Geräusch, gegen Geräusch von Schritten oder gegen das Glokkenläuten, Uhrschlagen. Empfindlich, andere sprechen zu hören.

Musik verschlechtert. Kopfschmerzen durch Musik.

Abneigung, berührt zu werden. Abneigung, getragen zu werden.

Bewußtlos, besonders nach Gemütsbewegung. Bewußtlos bei der Entbindung.

Weinen durch Freude oder nach Zorn. Hysterisches Weinen, Weinen abwechselnd mit Lachen. Weinen bei Kopfschmerzen, bei Schmerzen oder während Menses. Seufzen bei Fieberhitze.

Geistige Erschöpfung.

Gelassenheit, Seelenruhe.

Stiller Kummer. Traurigkeit. Heimweh.

Gewissensangst, Schuldgefühle. Gewissensqual, Reue.

Verzweiflung. Verzweiflung bei Schmerzen, besonders bei Magenschmerzen.

Gewißheit des Todes. Todesgedanken ohne Furcht.

Furcht vor Unheil, Apoplexie oder vor dem Tod. Furcht vor dem Tod durch Schmerzen. Furcht vor frischer Luft. Furcht durch angenehme Überraschungen.

Angst mit Furcht. Todesangst.

Wahnideen. Er denkt, fort von zu Hause zu sein. Wahnidee, leicht und körperlos zu sein.

Alkoholismus, Trunksucht. Wahnsinn, Geisteskrankheit bei Trinkern. Delirium tremens.

Wahnsinniges Delirium.

Nymphomanie.

Während der Entbindung: Empfindlich gegen Geräusche. Weinen. Verzweiflung. Furcht. Furcht vor dem Tod. Bewußtlos.

Beschwerden durch: Gefühlserregung. Angenehme Überraschungen. Übermäßige Freude. Übermäßiges Lachen. Enttäuschte Liebe. Schreck. Zorn und Ärger.

ALLGEMEINES:

Körperliche Aktivität bis Mitternacht. Vermehrtes Kraftgefühl, Gefühl von Stärke.

Außerordentliche physische Reizbarkeit, Überempfindlichkeit.

Empfindlich gegen Schmerzen. Äußerlich Empfindlichkeit. Körperliches Angstgefühl.

Auseinanderreißende Schmerzen.

Spannung der Arterien. Innerliche Spannung.

Zittern äußerlich. Zittern durch Schreck oder Angst. Zucken.

Konvulsionen durch Erregung oder Lachen. Konvulsionen im Kindbett oder bei Kindern.

Abneigung im Freien zu sein, gegen frische Luft. Zimmerluft bessert.

Kleiderdruck wird nicht ertragen.

Beschwerden nach dem Essen. Überessen verschlechtert. Nach einer Ausschweifung, Schlemmerei schlechter.

Verlangen nach Weinbrand, Whisky. Alkoholische Getränke, besonders Wein, verschlechtern.

Abneigung gegen Kaffee.

Durstlos im Fieber.

Heißer Schweiß. Schweiß an leidenden Teilen.

Hitzegefühl. Blutandrang. Blutungen.

Schwierige Zahnung. Während Zahnung Durchfall. Zahnschmerzen.

Schwäche, besonders durch Schläfrigkeit oder nach Samenverlust. Schwankender Gang.

Katalepsie, besonders durch Freude.

Ohnmacht bei Erregung. Ohnmacht im Klimakterium.

Apoplexie. Drohende Apoplexie.

Schock durch Verletzungen.

Folgen von Intoxikation.

Scheintod, drohende Erstickung.

Nervöse Schwäche, Neurasthenie.

Beschwerden durch: Masturbation, Onanie. Schlafmangel.

MODALITÄTEN:

< durch Kälte.

< nach Abkühlung, Kaltwerden.

< durch Abdecken.

< zu Beginn des Hinsetzens.

< durch Bewegung.

< durch Gehen.

< beim Gehen im Freien.

< durch Musik.

< durch Berührung.

< durch Reiben.

< bei Müdigkeit.

< während Menses.

< durch Narkotika.

< morgens von 5-9 Uhr.

< vor Mitternacht.

< nachts von 21-5 Uhr.

> durch Wärme.

> im Sitzen.

> durch Ruhe.

> bei Dunkelheit.

Samuel Hahnemann
Organon der Heilkunst, 6. Auflage
§ 141, Fußnote

Sinngemäß:
Die Selbstversuche durch Arzneimittelprüfungen bieten dem Behandler unersetzliche Vorteile. Durch die selbst geprüften Arzneien erlebt der Behandler Veränderungen in seinem Befinden und Verhalten wie auch entsprechende Krankheitszustände. Die Wirkung, die Heilungskraft einer Arznei wird dadurch zur unleugbaren Tatsache. Außerdem wird er durch die Studien an sich selbst geschult, sowohl seine eigenen Geisteszustände und Gemütsempfindungen zu verstehen als auch ein guter Beobachter zu werden, was keinem Behandler fehlen darf.
Als Selbstversucher weiß der Behandler sicher, was und wie er gefühlt hat. Jeder erlebte Selbstversuch ist Ansporn, die Wirkweise und Kraft weiterer Arzneien zu erforschen und kennenzulernen.
Der Selbstversucher soll nicht denken, daß aufgrund des Einnehmens der zu prüfenden Arznei das Durchleben entsprechender Erkrankungen ihm gesundheitlich schaden könnte. Im Gegenteil! Der gemäßigte Selbstversuch mit einer Arznei befähigt den Organismus des Prüfenden, gegen alles Feindliche der Außenwelt und alle künstlichen wie natürlichen, krankhaften Schädlichkeiten widerstandsfähiger und abgehärteter zu werden. Die Erfahrung lehrt, daß der Selbstversucher durch seine Prüfungen robuster wird.

(S. Hahnemann weist auf eine Erkenntnis hin, die die Schulmedizin mit der "Impfung" bezwecken möchte. Leider wirken die rein "materiellen" Gaben der "Impfung" im menschlichen Organismus eher in einer vergiftenden, zerstörerischen und belastenden Art und Weise, als daß der Organismus dadurch robuster werden könnte.)

FERRUM METALLICUM

Als Ferdinande ihren Mann kennenlernte, war sie noch schlank. Außerdem war sie voller Tatendrang, Unternehmungslust und Fröhlichkeit. Sie war schnell für eine neue Sache zu begeistern, konnte aber Dinge, die ihr langweilig geworden waren, ebenso plötzlich hinter sich lassen, wie sie sie ehemals aufgegriffen hatte. Ansonsten stand sie mit beiden Beinen fest auf dem Boden, war immer voll einsatzbereit und stellte dies auch in ihrem Beruf als Polizistin unter Beweis. Was Ferdinande damals noch nicht so offen zeigte, war ihr großes Bedürfnis, immer den Ton anzugeben und sich - egal ob im Recht oder Unrecht - stahlhart zu behaupten.

Es war schwierig mit ihr auszukommen, weil sie eben in allem recht haben wollte. Überall versuchte sie, ihren "eisernen Schädel durchzusetzen", wie ihr Mann das zu nennen pflegte. Ferdinande hieß soviel wie "die kühne Schützerin", jedoch artete ihr Schutz- und Verteidigungsbedürfnis immer wieder aus. Sie schützte sich, wo es gar nichts zu schützen gab, und wollte sich bei allen Gelegenheiten kühn, unbeherrscht und ungestüm durchsetzen. Sobald ihr Mann sich erdreistete, ihr einen Widerspruch entgegenzusetzen, wurde sie reizbar, verärgert und zornig. Überhaupt reagierte sie auf die kleinsten Anlässe sehr aufgebracht und geriet bei der geringsten Aufregung völlig außer sich.

Die meisten Tage gab es deshalb Streit, wobei sich Ferdinande jeweils fürchterlich aufregte. Ihr blasses, wachsartig durchscheinendes Gesicht wurde auf einen Schlag knallrot und nicht selten bekam sie dabei plötzliches Nasenbluten, was den Disput vorerst einmal beendete. Danach aber griff die eiserne Lady das Thema sofort wieder auf und verstummte erst, nachdem ihr Mann sich schweigend zurückzog. Die Thematik des Streits konnte Ferdinande niemals banal und gering genug sein, selbst dann nicht, wenn sie nur über das Wetter wetterte. Ferdinande war immer und überall eisern von sich selbst und ihrer Meinung überzeugt.

Auch im Beruf benahm sich Ferdinande so unausgeglichen, rechthaberisch, beleidigend, aufbrausend und streitsüchtig, daß man ihr nachsagte, sie hätte stets ein Messer zwischen den Zähnen. Da es ihr immer darum ging, sich zu behaupten, trug ihr dieses Verhalten schließlich den schmeichelnden Titel einer "eisernen Lady" ein. Verkehrsrowdys brachte sie gnadenlos zur Strecke, nachdem diese sie vorher mit ihren Gesetzesübertritten zur Weißglut getrieben hatten. Aber auch bei Diskussionen über kleine, unbedeutende Verkehrssünden war sie nicht nachsichtig. Unbeherrscht, zänkisch und mit hochrotem Gesicht ließ sie bei der geringsten Widerrede die Strafzettel nur so durch die Gegend flattern. Wo Ferdinande im Einsatz war, gab es im Karneval neben Konfetti-Regen immer noch einen zusätzlichen Strafzettel-Hagel. Wenn Falschparker glaubten, das letzte Wort für sich in Anspruch nehmen zu können, ließ sie selbst zu Weihnachten einen Abschleppwagen als frohe Botschaft durch die Nacht rattern.

Manchmal hatte Ferdinande eiskalte Hände und Füße und fühlte sich aus unerklärlichen Gründen körperlich sehr schwach. Deshalb versuchte sie, durch permanentes Essen wieder Energie und Wärme zu gewinnen. Sie entwickelte einen wachsenden Heißhunger, der in eine Freßsucht ausartete. Natürlich nahm sie dabei beachtlich an Umfang zu, wodurch sie ihr bedrohliches Auftreten noch unterstreichen konnte. Als sie schließlich schwanger wurde, sah sie wie eine Kanonenkugel aus. Da Ferdinandes Mann weder ihren Anblick, noch die häuslichen Zankereien länger ertragen wollte, reichte er die Scheidung ein, noch ehe der Nachwuchs zur Welt kam. Ihren Sohn wollte sie zuerst Ferdinand nennen, aber kurzerhand entschied sie sich dann für einen französischen Namen und taufte ihn Ferrand.

"Der Eiserne" hatte schon als Kleinkind einen Eisenmangel und lief auch sonst allen Erwartungen und Ansprüchen seiner Mutter zuwider. Mager, blutleer und kränklich war er nicht in der Lage, kursierenden Infektionskrankheiten zu trotzen. Welche Bakterien oder Viren auch immer aktuell waren, Ferrand hatte zuwenig Widerstandskraft und mußte sich intensiv mit diesen Erregern herumschlagen. Bei jeder Infektionskrankheit wurde er noch bleicher, noch magerer und noch schwächer als zuvor. Bei jedem seiner Wachstumsschübe klagte er über starke hämmernde Kopfschmerzen, die ihm den Kopf zu zersprengen drohten.

Ferdinande schritt schließlich zur Tat und ließ den Jungen durch Eisentabletten und Spritzen aufbauen. Aber sein Körperhaushalt wurde durch diese Behandlung nur kurzzeitig ins Lot gebracht und geriet danach völlig aus dem Gleichgewicht. Der Junge war meistens sogar zu matt, um länger mit anderen Kindern spielen zu können. Dennoch fühlte er sich bei solchen Abwechslungen viel besser, weil ihn die Beschäftigung von seinen Beschwerden ablenkte und ihm wieder mehr Mut und Auftrieb gab.

Während die Mutter es sich beim Essen nach wie vor gut schmecken ließ und kräftig zulangte, stocherte Ferrand immer nur appetitlos in seinem Teller herum. Es konnte aber sein, daß er kurz nach einer Mahlzeit ganz gierig auf Süßigkeiten war. Ferdinande geriet dadurch in Jähzorn und fütterte ihren Sohn zeitweise mit Milch und Obst, um ihn auf solche Weise aufzupäppeln. Diese Dinge behagten Ferrand überhaupt nicht, denn er jammerte kurz danach über Magendrücken, Aufstoßen und Übelkeit. Als der Junge nach einigen Bissen plötzlich heftig aufstieß, dabei den Mund auf einmal wieder voll hatte und mit aufgeblasenen Hamsterbacken nach einer Befreiungsmöglichkeit umheräugte, verging auch Ferdinande der Appetit.

Besonders Eier konnte Ferrand nicht ausstehen. Sie lagen ihm so störend im Magen, daß er sie auf dem schnellsten und kürzesten Weg wieder herausbeförderte. Wenn die Mutter einmal gar zu bestimmend auftrat, bekam sie durch ihren Sohn schnell wieder einen Dämpfer. Ferrand begann plötzlich zu husten und erbrach dabei unverdaut alles, was er bei seiner letzten Mahlzeit gegessen hatte. Überhaupt wurde das Speisen für Ferdinande immer ungemütlicher, denn Ferrand konnte schlagartig während des Essens erbrechen und danach sein unterbrochenes Mahl wieder ungestört fortsetzen.

Ferrand hatte äußerlich eine große Ähnlichkeit mit seinem Klassenkameraden Calcium, und so ergab es sich, daß die beiden in der Schule immer wieder verwechselt wurden. Noch dazu hatten sie großen Spaß daran, immer wieder ihre Sitzplätze zu vertauschen, was den Mitschülern eine Identifikation zusätzlich erschwerte. Erst als die Klasse einmal für eine Woche im Landschulheim verweilte, ergab sich hinreichend Gelegenheit, die beiden Jungen für immer zu entlarven. Dort stellte sich nämlich heraus, daß Ferrand bei Aufregung oder Anstrengung ein knallrotes Gesicht bekam, das sich in deutlichen Konturen von seiner sonstigen Blässe abzeichnete. Dagegen war Calciums Röte eher unauffällig und gleichmäßiger verteilt. Beim Frühstück betrieben die beiden immer einen merkwürdigen Tauschhandel, der den aufmerksamen Beobachtern nicht entging. Calcium holte sich Ferrands Milch und Frühstücksei und schob ihm dafür sein Butterbrot zu, worauf dann jeder zufrieden und genüßlich sein Mahl verzehrte. Das gab den Ausschlag, daß Verwechslungen nunmehr der Vergangenheit angehören sollten, denn bei etwaigen Unklarheiten wurde jedem der beiden ein Ei unter die Nase gehalten. Während Ferrand dabei angewidert die Nase rümpfte, bekam Calcium große Augen und konnte seinen sinnlichen Blick nicht mehr von dem dargebotenem Objekt lösen.

Seit der Schwangerschaft hatte Ferdinande Krampfadern, die immer kräftiger hervortraten, und obendrein hatte sie manchmal noch geschwollene Beine. Eines Tages machte ein Halbstarker diesbezüglich eine abwertende und provozierende Bemerkung und rief der Polizistin auf der Straße etwas über "Krautstampfer" zu. Die Ordnungshüterin geriet sofort in Zorn und bekam einen knallroten Kopf. Daraufhin reizte der Jugendliche sie noch mehr: "Faß mich doch, du Tomate!"
Sie ließ sich das nicht zweimal sagen und jagte walzenderweise und keuchend hinter ihm her. Weit kam sie dabei leider nicht, weil sie nach wenigen Schritten schon außer Atem war. Außerdem hätte sie, um die Verfolgung fortzuführen, eine kleine Brücke überqueren müssen, was ihr große Furcht bereitete. In letzter Zeit erlitt sie nämlich oft Schwindelanfälle, wenn sie auf fließendes Wasser blickte. So mußte sie beinahe ohnmächtig zusehen, wie ihr der Unhold entkam.

Auch die Nächte wurden für Ferdinande fortan zu einem Alptraum. Immer öfter erwachte sie mit starkem Herzklopfen und Atemnot. Wenn sie nicht ersticken wollte, mußte sie sich aufrichten und am besten langsam hin- und hergehen. Morgens beim Aufstehen war sie dann so matt, daß sie sich am liebsten wieder hingelegt hätte. Das wäre in vielerlei Hinsicht wohl das beste gewesen, denn auch Ferdinandes Gereiztheit nahm tagtäglich zu. Je mehr sich Ferrand schon am Morgen gegen die Befehle seine Mutter zur Wehr setzte und mit seinem Kopf durch die Wand wollte, desto reizbarer und herrischer wurde sie.

Im Büro war sie dermaßen launenhaft und überempfindlich, daß sie schon aufgebracht nach ihrer Schußwaffe griff, wenn ein Kollege nur die Zeitung umblätterte. Da sie sozusagen die Flöhe husten hörte und überall Verbrecher witterte, wurde sie zu Herrn Wolf, ihrem Vorgesetzten, gebeten. Dort erklärte Ferdinande schließlich mürrisch, daß sie sich krank und elend fühle. "Das gibt's doch gar nicht!" rief ihr Chef aus. "Sie sehen so gesund und pausbäckig aus wie das Rotkäppchen!"
Diesen Widerspruch konnte Ferdinande natürlich nicht so ohne weiteres hinnehmen. Ungestüm, leidenschaftlich, verärgert und zänkisch schrie sie ihren Vorgesetzten an: "Dann wären wir ja beinahe alle beisammen - ich, das Rotkäppchen und Sie, der böse, gemeine Wolf! Da Sie aber zuerst die Großmutter fressen müssen, wollte ich Ihnen ausrichten, daß die Frau Stadtrat Sie heute nachmittag sowieso zu einem Gespräch erwartet. Das trifft sich ja dann ganz ausgezeichnet!"

Nachdem sich Ferdinande auf diese Weise abreagiert hatte, wurde sie vorübergehend beurlaubt. Man hatte trotz ihrer roten Bäckchen endlich erkannt, daß sie kränker war als sie aussah. Zuerst lag sie kraftlos, schläfrig und völlig erschlafft zu Hause herum und hegte tiefe Schuldgefühle wegen ihres schlechten Benehmens, ihrer Launenhaftigkeit, ihrer Reizbarkeit und ihrer Herrschsucht. Obwohl die Anstrengung im Beruf sie früher ihre Beschwerden vergessen ließ, war sie jetzt nicht in der Lage, vernünftig zu denken. Sie war ängstlich, ruhelos, verwirrt, verstand fast gar nichts und dachte nur noch schleppend. Traurig, schwermütig und total geschwächt, wollte sie keinen Menschen mehr sehen und nur noch den ganzen Tag weinen.

Da sie nicht einmal ihre Freunde sehen wollte, war es schwierig, an sie heranzukommen. Dennoch nahm eine gute Seele dieses Schicksal auf sich und ließ Ferdinande schließlich ins Krankenhaus einweisen. Dort wurde festgestellt, daß sie seit längerem an Sickerblutungen litt, die ihr wohl langsam Kraft, Nerven und auch Verstand geraubt hatten. Als Ferdinande operiert und genesen war, durfte sie auch ihren Dienst wieder antreten. Tapfer, froh und glücklich machte sie sich auf den Weg und trug ein Körbchen mit Kuchen und Wein mit sich, um sich mit ihrem Vorgesetzten, Herrn Wolf, zu versöhnen.

WESEN:

Eisen ist das bedeutendste Schwermetall und einer der wichtigsten Rohstoffe der Weltwirtschaft überhaupt. Während reine Eisenvorkommen eine Seltenheit sind, findet man Eisenerz gewöhnlich in verschiedenen Mineralien eingelagert vor. Eisen ist ein silberweißes, weiches, dehnbares chemisches Element, das bis zu bestimmten Temperaturen gut magnetisierbar ist. In trockener Luft bleibt es relativ unverändert, während es in feuchter Umgebung Rost ansetzt, der als Eisenhydroxyd bezeichnet wird. Gemahlene Eisenoxyde werden als roter Farbstoff verwendet. Seine berühmte Härte erhält das Eisen erst nach seiner Verarbeitung zu Stahl, wobei es eine Verbindung mit Kohlenstoff eingeht.

Nicht nur für die Weltwirtschaft, sondern auch für unseren Körper ist Eisen von großer Bedeutung. Der menschliche Organismus enthält davon etwa 4 bis 5 Gramm, wovon der Hauptbestandteil auf die roten Blutkörperchen verteilt ist. So gering die Menge zunächst erscheinen mag, so wichtig ist sie jedoch für das Leben. Eisen ist als ein Grundbestandteil des Blutes für den Menschen genauso dringend erforderlich, wie es in seiner rohen Form als unersetzliche Trägersubstanz bei Gebäuden benötigt wird.

Eisen wurde seit jeher zu Waffen verarbeitet, und auch das körpereigene Abwehrsystem benützt dieses Metall zum Kampf gegen Erreger. Ein übermäßiger Eisenbedarf liegt beispielsweise während des Wachstums, der Schwangerschaft und der Stillzeit vor, aber auch dann, wenn der Organismus durch Infektionen oder tumoröse Zerfallsgifte bedroht wird. Reicht das Speichereisen aus Leber, Milz und Knochenmark nicht aus, wird dem Körper in Krisensituationen das für die Blutfarbstoffsynthese benötigte Eisen entzogen. Dadurch kommt es zur häufigsten Form der Blutarmut, zur Eisenmangelanämie.

Ein Mangel an Eisen liegt auch bei chronischem Blutverlust vor, zu denen der Ferrum-metallicum-Patient neigt. Er kann sowohl an inneren Blutungen leiden, als auch äußerlich eine erhöhte Blutungsbereitschaft zeigen. Die Blutgerinnung ist gestört, es kommt zu Blutungen aus den Atemwegen,

Bluterbrechen, Nasenbluten und bei Frauen zu reichlichen und oft blassen Uterusblutungen. Frauen leiden weit häufiger als Männer an Eisenmangel und sind deshalb für diese Symptomatik viel anfälliger. Schnell wachsende Kinder können ähnliche Krankheitszeichen aufweisen und somit einer Behandlung mit Ferrum metallicum bedürfen.

Ein Eisenmangel besteht eher bei Eisen-Resorptionsstörungen als bei zu geringer Nahrungseisenzufuhr. Für die Herauslösung des Eisens aus den Nährstoffen ist Magensäure nötig, und für die Eisenaufnahme in die Blutbahn muß der Dünndarm gesund sein. Fehlt es an Magensäure oder bestehen Darmerkrankungen, kann selbst bei einem überreichlichen Nahrungseisenangebot das Metall nicht in den Organismus übertreten. Da verschiedene Ursachen für den Eisenmangel in Frage kommen, liegen dem gestörten Eisenhaushalt deshalb die unterschiedlichen Symptome der Ersterkrankung zugrunde. Der jeweiligen primären Symptomatik, wie Infektionskrankheit, Magengeschwür, zuwenig Magensäure, Darmerkrankung, Tumorzerfall oder schwächende Menses propfen sich noch die Symptome der Zweiterkrankung, der eigentlichen Eisenmangelkrankheit, auf.

Es erscheint uns bemerkenswert, daß gerade zu dem Zeitpunkt, als wir Ferrum metallicum bearbeiteten, ein Erdbeben das öffentliche Aufsehen erregte. Dabei stürzten vorwiegend Gebäude ein, die zuwenig Eisen als Trägersubstanz enthielten, weil das Metall beim Errichten der Gebäude durch Korruption entwendet worden war. Bezogen auf den Eisenmangel im Körper entspricht die Primärerkrankung der Korruption und der illegalen Entwendung des Eisens, während der Gebäudeeinsturz die Zweiterkrankung mit Schwäche und Zusammenbruch symbolisiert.

Der menschliche Organismus reagiert aber nicht nur mit Krankheitserscheinungen, wenn zuwenig Eisen im Körper vorhanden ist, sondern auch nach einer übermäßigen Zufuhr von Eisen. Vergiftungen durch Eisen treten bei Personen auf, die in der eisenverarbeitenden Industrie tätig sind und dabei kleinste Metallpartikel über die Haut und die Atemwege aufnehmen. Eventuell kann eine Intoxikation auch durch Injektion einer größeren Menge von medizinisch aufbereitetem Eisen vorkommen. Akute Vergiftungen durch zu hohe einmalige orale Eisengaben treten nicht auf, weil der Organismus immer nur eine bestimmte Menge davon aufnimmt und das überschüssige

Eisen gleich über den Darm ausscheidet. Dagegen ist eine allmähliche vergiftende Einwirkung auf den Körper durch unablässige Eisenzufuhr nicht auszuschließen. Wird insgesamt über einen längeren Zeitraum mehr Eisen aufgenommen, als der Organismus braucht, kommt es zur Siderose, zu Eisenablagerungen im Gewebe.

Diese Möglichkeit von Eisenvergiftung hat bereits Samuel Hahnemann in seiner Reinen Arzneimittellehre erwähnt. Er bemerkte ein langsames Vergiften von Menschen, die forgesetzt von eisenhaltigen Mineralquellen tranken und dadurch langwierige Leiden entwickelten. Dieser Hinweis zeigt, daß für den Menschen übermäßige materielle Dosierungen von Eisen schädlich sind und Störungen im Eisenhaushalt deshalb immer mit feinstofflichen Gaben behandelt werden sollten. Die homöopathische Zubereitung von Eisen erfolgt mit gefeiltem, gesiebtem und getrocknetem Eisenstaub, der zunächst mit Milchzucker und dann mit Wasser und Alkohol aufbereitet und potenziert wird.

Da sich die Ferrum-metallicum-Symptomatik im allgemeinen langsam entwickelt, findet der Organismus immer wieder Anpassungsmöglichkeiten, und so lebt der Patient zunächst eine geraume Weile ohne besondere Beschwerden. Treten Krankheitszeichen auf, so sind diese zwar für den Patienten lästig und spürbar, können aber von einem objektiven Beobachter nicht erkannt werden. Der Patient sieht nämlich lange Zeit relativ gesund aus, während er sich anhaltend über seinen Zustand beklagt.

Der Ferrum-metallicum-Patient ist bleichsüchtig mit durchscheinender und wachsig aussehender Haut. Sein Gesicht ist fahl und blaß mit blutleeren Lippen. Trotz aller Blässe zeigt er aber bei der geringsten Anstrengung oder Aufregung eine umschriebene Röte im Gesicht, wobei er eher noch den Anstrich des Gesunden bekommt, als daß er einen kranken Eindruck vermitteln würde. Der Blutandrang zum Kopf wird auch durch Frost oder Stimulantien ausgelöst und verursacht meist hämmernde und pulsierende Kopfschmerzen. Die aufsteigende Röte, eine Pseudoplethora, geht zu Lasten der Extremitäten, denn Hände und Füße werden dabei eiskalt.

Die Konstitution des Ferrum-metallicum-Patienten kann sich unterschiedlich zeigen. Sowohl das Bild des asthenischen, schwachen und abgemagerten als auch des fettleibigen Kranken paßt zu dieser Symptomatik. Die Beleibtheit und die Schwäche veranlassen leicht dazu, den Patienten als Calcium-carbonicum-Charakter einzuordnen. Deshalb ist es hier sehr wichtig, die extreme Blässe mit der leichten Errötbarkeit zu beachten.

Durch den gestörten Eisenstoffwechsel leidet der Patient unter verschiedenen Verdauungsproblemen. Er hat eine Abneigung oder Unverträglichkeit gegen Saures, Obst, säuerlichen Wein und Milch. Fleisch mag er genauso wenig wie Eier, wobei letztere meist auch noch Erbrechen erzeugen. Oft besteht ein Verlangen nach Süßigkeiten, manchmal aber schmeckt ihm gar nichts. Der Appetit kann sich sehr wechselhaft und unterschiedlich zeigen, denn der Kranke zeigt sowohl Heißhunger als auch Appetitlosigkeit. Wenn die Verdauungsfunktionen erliegen, ist der Patient schon nach wenigen Bissen satt und verspürt ein außerordentliches Völlegefühl im Magen. Oft leidet der Patient gleich nach dem Essen an einem sehr unangenehmen mundvollen Aufstoßen. Er empfindet den Magen wie abgeschnürt und muß vom Essen aufstehen, um zu erbrechen. Der Mageninhalt kann sogar beim Husten oder bei anderen Erschütterungen entleert werden. Auch um Mitternacht ist Erbrechen beim Ferrum-metallicum-Patienten keine Seltenheit.

Im Positiven ist der Ferrum-Patient energisch, mutig und sehr lebhaft. Seine Durchsetzungsfähigkeit ist auffallend gut ausgeprägt, und so macht er auf andere einen sehr eigenständigen und unabhängigen Eindruck. Solange er tun kann, was er will, zeigt er sich lachend, fröhlich, vergnügt und ausgelassen. Er braucht viel Abwechslung und immer eine Beschäftigung, die ihm voll zusagt, um sich von seiner angenehmsten Seite zeigen zu können.

Seine Begeisterungsfähigkeit und Unternehmungslust ebben rasch ab, sobald seinem Handeln Grenzen gesetzt werden. Aufkommende Langeweile macht ihn schnell nervös und zappelig. Er ist wenig konstant und leicht aus der Fassung zu bringen, was in seiner abwechselnden Stimmung und Unausgeglichenheit gut zum Ausdruck kommt. Durch seine Launenhaftigkeit wirkt er oft widersprüchlich und unberechenbar. Kann er nicht den Ton angeben oder seinen Willen durchsetzen, so verliert er die Beherrschung, neigt zu hitzigen Impulsen und Affekthandlungen. Hat er seinen anfänglichen Ärger abreagiert, bereut er sein ungestümes, wildes Benehmen und leidet sogar unter Schuldgefühlen. Sein auftrumpfendes und bestimmendes Verhalten läßt ihn nämlich meist stärker erscheinen, als er in Wirklichkeit ist.

Durch seine lebhafte Reaktionsfähigkeit neigt er zu spontanen Beziehungen, die aber eher triebhafter Natur und zu leidenschaftlich sind, als daß sie eine längere Zeit überdauern könnten. Die Selbstbezogenheit des Patienten macht eine dauerhafte und ausgeglichene Beziehung geradezu unmöglich, denn es fehlt ihm die Bereitschaft, nachzugeben. Einfühlungsvermögen ist ihm fremd, deshalb kann er sich in seiner Subjektivität nicht vorstellen, wie es anderen Personen zumute ist. Er stellt auch gar keine langen Überlegungen an, was seine Mitmenschen wollen oder wie er sich mit ihnen arrangieren könnte. Denken gehört nicht zu seinen Stärken, denn die Konzentration fällt ihm schwer und außerdem ist er allgemein geistiger Arbeit gegenüber abgeneigt. Das Reden anderer verschlechtert seinen Zustand, und so entspricht Zuhören ebenfalls nicht seinem Geschmack. Je reizbarer er im Verlaufe der Pathologie wird, desto weniger schätzt er Unterhaltungen und zeigt sich selbst ziemlich wortkarg.

Der Ferrum-Patient fühlt sich völlig auf sich alleine gestellt, weshalb er eine beinahe trotzige Unabhängigkeit zeigt und zunehmend Härte und Eigenständigkeit entwickelt. Er konnte während seiner Entwicklung keine Geborgenheit kennenlernen und wähnt sich deshalb immer irgendeiner Bedrohung ausgesetzt. Durch sein fehlendes Gemeinsamkeitsgefühl und seine vermeintliche Isolation verharrt er in einem abwehrenden, abweisenden Verhalten, das ihm sehr viel Energie und unentwegte Aufmerksamkeit abverlangt. Konflikte entstehen, weil er alles zu persönlich nimmt und weder mit Objektivität, noch mit Diplomatie vorgeht. Es ist ihm unmöglich, Kompromisse einzugehen oder sich anzupassen. Beim kleinsten Anlaß fühlt er sich gleich herausgefordert, wird hitzig, kämpferisch und streitsüchtig. Obwohl er selbst gerne anderen widerspricht, fordert der Widerspruch anderer Personen sofort seinen heftigsten Ärger heraus.

Er traut keinem Menschen über den Weg und sieht sich einer beinahe feindseligen Umwelt gegenüber. Dieser Umstand wird durch seine Furcht vor Menschen und auch darin deutlich, daß er ein bevorstehendes Unglück befürchtet. In der Dunkelheit meint er, jemanden hinter sich zu sehen, während er zu anderen Gelegenheiten Wahnideen von Verbrechern hat. Er befindet sich permanent in Verteidigungsbereitschaft, weil ihn jede Kleinigkeit mißtrauisch macht. Sogar in der Gesellschaft seiner intimsten Freunde fühlt er sich immer etwas fremd und ausgeschlossen. Aus diesem Grunde hat der Ferrum-Patient nicht nur eine Abneigung gegen Gesellschaft, sondern er will zuletzt nicht einmal seine engsten Freunde um sich haben.

Der Patient verliert seine Lebenskraft und Vitalität und hat nicht mehr die Fähigkeit, seine leeren Reserven aufzufüllen. Sein Energieumsatz ist erheblich gestört und so überläßt er sich immer mehr der lähmungsartigen Schwäche, der Mattigkeit und der Passivität. Um aktiv sein zu können, fehlt es ihm an Einsatz, an Impulsen und am nötigen Druck. Wie gut ihm diese Dinge täten, läßt sich daraus ersehen, daß Druck seine Kopfschmerzen bessert und langsame Bewegungen sowie Beschäftigung sein Allgemeinbefinden heben.

Um den labilen Kreislauf wieder einigermaßen in Gang zu bekommen, ist es für den Ferrum-metallicum-Patienten wichtig, sich viel und vorsichtig zu bewegen. Nur langsames Hin- und Hergehen bessert seinen Zustand, obwohl ihn die Schwäche oftmals wieder zum Hinlegen zwingt. Plötzliche, anstrengende oder schnelle Bewegungen dagegen erzeugen Schwäche und Ohnmachtsgefühle, weil sein Kreislauf dieser Anforderung nicht standhält.

Das Nervensystem des Patienten ist mit fortschreitender Krankheit dermaßen überreizt und überbeansprucht, daß ihn bereits das Knistern von Papier zur Verzweiflung bringt. Da er sich unentwegt durch Nichtigkeiten verausgabt, ist er zuletzt total überfordert. In diesem Zustand ist er nicht mehr fähig, seine Arbeit zu verrichten, den täglichen Anforderungen nachzukommen, Aktivität zu entwickeln oder irgendeine Initiative zu ergreifen. Sämtliche Funktionsabläufe sind herabgesetzt, wodurch es immer mehr zu den für den Ferrum-Patienten typischen Beschwerden kommt. Der Kranke leidet an auffallender Ermüdbarkeit, fehlender Widerstandskraft, Schwäche, Atemnot mit Beklemmung, Ohnmachtsanfällen, starkem Herzklopfen oder Arythmie, Blutandrang zum Kopf mit hämmerndem Kopfschmerz und kalten Extremitäten.

Durch den Eisenmangel erhalten die Muskeln zu wenig Sauerstoff, was besonders für den Herzmuskel spürbare Folgen hat. Die Herztätigkeit ist deshalb generell verlangsamt, jedoch muß die mangelnde Sauerstoffversorgung des Herzens zwischendurch immer wieder durch rasch aufeinanderfolgende Schläge kompensiert werden. Die Herzinsuffizienz führt zur Kreislaufschwäche und nachfolgend zu Venenstauungen, Krampfadern und zu Flüßigkeitsaustritt ins Gewebe. Rasendes Herzklopfen, rotes Gesicht und Nasenbluten sind in diesem Zusammenhang keine Seltenheit. Besonders nachts und in Ruhe staut sich das Blut vom Herzen zurück in die Lungen, was zu Erstickungsanfällen, krampfhaftem Husten und Blutspucken führt.

Nach der nervlichen Überreizung tritt schließlich eine anhaltende Erschöpfung ein. Im Denken ist er verwirrt, vergeßlich und träge. Die Gewissensangst nimmt überhand, weil er nicht mehr fähig ist, sein Leben in die Hand zu nehmen. Er ist mutlos, verzweifelt und wird von Weinerlichkeit, Schwermut und Depression gekennzeichnet.

Eine Niederlage ist genau das, was der Patient sein ganzes Leben lang gewaltsam und mit größter Anstrengung zu verhindern sucht. Weil er im Umgang mit anderen stets bemüht ist, die Oberhand zu gewinnen und immer darauf achtet, niemals der Unterlegene zu sein, verliert er durch diesen unermüdlichen und sinnlosen Kampf seine Energie und erliegt einer großen körperlichen Schwäche.

Die homöopathische Behandlung kann dem geschwächten Patienten helfen, sein Fundament aufzubauen und wieder auf die Beine zu kommen. Er erhält mehr Widerstandskraft, entwickelt eine gesunde Durchsetzung und ist somit wieder für den Lebenskampf gerüstet. Die *Rüstung* verhilft ihm nicht nur dazu, mit seinen inneren Erregern fertig zu werden, sondern auch äußerlich ruhiger, standhafter, ausgeglichener und gesetzter zu werden.

Anstatt mit seinem *eisernen Schädel* durch die Wand zu wollen, was ihm ohnedies nur Kopfschmerzen einbringt, lernt er seine Reizbarkeit und Streitsucht mehr zu beherrschen. Er muß dann nicht immer gleich sein *Schwert* zücken, um sich zu behaupten, sondern kann aufgrund von mehr innerem Gleichgewicht endlich einsehen, daß er nicht immer und überall das letzte Wort haben muß.

Mit viel gutem Willen kann er sich von einem aufbrausenden und zänkischen Unhold oder von einem mutlosen, schwachen und weinerlichen Geschöpf letztlich zu einem wirklich unabhängigen und selbständigen Menschen entwickeln, der stark genug ist, um auch einmal verlieren zu können.

GEMÜT:

Wechselnde Stimmung. Unbeständige, veränderliche Stimmung. Launenhaftigkeit. Hysterie.

Geistige Anstrengung bessert. Beschäftigung, Ablenkung bessert.

Fröhlichkeit, Lustigkeit. Lachen. Froh und glücklich. Guten Mutes abwechselnd mit Traurigkeit.

Weinen. Möchte unaufhörlich weinen.

Abneigung gegen Gesellschaft. Abneigung gegen seine besten Freunde. Vermeidet den Anblick von Menschen. Besser, wenn allein. Furcht vor Menschen oder in einer Menschenmenge.

Erregung und Aufregung. Besonders nachts oder bei Fieberhitze erregt. Aufregung durch den geringsten Widerspruch.

Empfindlich. Überempfindlich gegen geringste Geräusche. Reizbarkeit durch Geräusche. Selbst durch das Rascheln der Zeitung entsteht Reizbarkeit. Sprechen anderer verschlechtert.

Mürrisch und mißmutig, besonders bei Fieber. Abneigung zu sprechen.

Beleidigend, beschimpfend. Streitsüchtig.

Diktatorisch, herrisch. Reizbar. Reizbarkeit bei Fieberhitze.

Gerät leicht in Zorn. Zorn durch Widerspruch.

Ruhelosigkeit. Ängstliche Ruhelosigkeit. Ruhelosigkeit beim Sitzen, bei Fieberhitze oder nachts, vor Mitternacht. Wirft sich ruhelos im Bett herum. Ruhelosigkeit treibt aus dem Bett, will von einem Bett ins andere.

Wahnideen von Verbrechern.

Angst. Angst um Kleinigkeiten. Angst während Fieber. Angst nachts, im Bett mit Herumwerfen. Während Angst Schweiß, kalter Schweiß.

Furcht vor Unheil, Unglück oder Tod. Furcht vor Apoplexie. Furcht mit Herzklopfen.

Furcht vor dem Überqueren einer Brücke oder eines Platzes. Gehen über ein schmale Brücke oder über fließendes Wasser verschlechtert.

Gewissensangst, als ob eines Verbrechens schuldig.

Verwirrung. Geistige Trägheit, Schwierigkeiten beim Denken und Verstehen.

Abneigung gegen geistige Arbeit. Geistige Arbeit unmöglich.

Traurigkeit, Schwermut. Neigung zum Sitzen.

Gemütssymptome bei Beginn der Menses oder nach unterdrückten Menses. Depression vor, während, besonders nach Menses.

Beschwerden durch: Gefühlserregung. Geringschätzung durch andere. Zorn, Ärger.

ALLGEMEINES:

Wunde, drückende, brennende, stechende oder reißende Schmerzen äußerlich. Drückende oder stechende Schmerzen innerlich. Lähmende oder schießende Schmerzen. Reißende Schmerzen in Knochen.

Schmerzverlauf ist abwärts, besonders der stechenden oder reißenden Schmerzen. Drückende Schmerzen von innen nach außen.

Gefühl von äußerlichem Zusammenschnüren. Äußerliche Spannung. Rucke, Zuckungen der Muskeln.

Empfindlichkeit gegen Schmerzen. Äußerliche Empfindlichkeit. Außerordentliche Reizbarkeit, physische Überempfindlichkeit. Gefühl, Bett sei hart. Körperliches Angstgefühl.

Mangel an Lebenswärme. Taubheit, Gefühllosigkeit in einzelnen Teilen. Katalepsie.

Müdigkeit und Schläfrigkeit. Mattigkeit. Morgens beim Aufstehen oder tagsüber matt.

Gefühl der Erschlaffung. Muskelerschlaffung. Beschwerden durch Heben, Überanstrengung der Muskeln und Sehnen.

Große Schwäche. Langsames Gehen bessert. Schwäche durch Anämie, bei Blutungen, durch Schweiß, infolge Durchfall, durch Gehen, Sprechen oder leichteste Anstrengung. Schwäche in Gelenke. Muskelschwäche. Lähmungsartige Schwäche.

Zittern äußerlich oder am ganzen Körper. Zittern, abwechselnd mit Schwäche. Zittern durch Angst, nach Gemütsbewegungen oder bei der leichtesten Anstrengung.

Ohnmachtsgefühl. Ohnmacht aus Schwäche.

Tonische Konvulsionen. Innerliche Konvulsionen. Periodische Konvulsionen jeden 21. Tag. Während Konvulsionen kalter Schweiß. Chorea.

Verlangen nach Bewegung. Am Beginn der Bewegung schlechter. Langsame und fortgesetzte Bewegung bessert. Bewegung leidender Teile bessert.

Starkes Verlangen, sich hinzulegen. Liegen bessert. Schlechter durch Liegen im Bett, auf der Seite oder nach dem Liegen.

Beschwerden vor dem Essen. Nach Essen Beschwerden oder besser.

Verlangen nach warmen oder heißen Speisen. Verlangen nach Brot, Butterbrot, Saurem oder flüssigen Speisen.

Abneigung gegen feste Speisen, Eier, Fleisch, Saures oder Bier. Abneigung gegen Getränke, besonders bei Kopfschmerzen.

Eier, Butter, Fett, Fleisch, Obst, Saures, Essig, kalte Getränke, Bier und Alkohol verschlechtern.

Durstlosigkeit während Fieberhitze.

Äußerliches Schweregefühl. Inneres Völlegefühl. Äußerliches oder inneres Pulsieren.

Erhöhter Puls, besonders abends. Harter Puls.

Hitzegefühl beim Essen warmer Speisen. Erhitzung. Hitzewallungen. Hitzewallungen gehen von unten nach oben, aufwärts.

Blutwallungen. Blutandrang. Plethora. Apoplexie.

Erweiterung der Blutgefäße. Varizen. Varizen, besonders in der Schwangerschaft und am Unterschenkel.

Äußere und innere Ödeme. Ödeme durch Leberkrankheiten. Ödematöse Schwellung.

Allgemeine Schwellung. Schwellung der Drüsen. Schwellung leidender Teile.

Fettleibigkeit. Aufgedunsenheit.

Vermehrte Schleimhautabsonderungen.

Allgemein Schweiß, bereits bei leichter Anstrengung. Schweiß erleichtert nicht. Symptome schlechter bei Schweiß. Schweiß ist übelriechend, kalt, klebrig und färbt die Wäsche gelb.

Erkältungsneigung. Betreten eines kalten Raumes verschlechtert. Abneigung im Freien zu sein.

Äußerliche oder innerliche Entzündungen. Hautgeschwüre.

Chlorose, besonders im Winter. Blässe, weiße Farbe gewöhnlich roter Teile.

Anämie. Anämie nach einer Blutung oder durch Ernährungsstörungen.

Abmagerung. Marasmus bei Kindern.

Morbus Basedow.

Rachitis.

Durchfall während Zahnung. Schwierige Zahnung.

Erkrankungen bei Kindern, wachsen zu schnell.

Beschwerden in der Pubertät, besonders bei Mädchen.

Symptome auf linker Seite oder links unten und rechts oben.

Blutungen. Blut ist wässerig, hellrot, dunkelrot, schwarz. Blutgerinnsel. Blut nicht gerinnbar, Hämophilie.

Sepsis, Blutvergiftung.

Reaktionsmangel.

Beschwerden durch: Arsenvergifung. Chininmißbrauch. Verlust von Körpersäften. Blutverlust. Unterdrückung von Schweiß.

MODALITÄTEN:

< durch Gehen, schnelles.

< bei Beginn des Gehens.

< beim Gehen über fließendes Wasser.

< durch Kälte, durch kalte Luft.

< durch Luftzug.

< im Freien.

< bei Kaltwerden, Abkühlen.

< bei feuchtem Wetter.

< durch Wetterwechsel von kalt zu warm.

< durch warmes Einhüllen.

< durch Berühren der Haare.

< durch Bewegung, am Beginn der Bewegung.

< durch körperliche Anstrengung.

< Laufen, Rennen.

< durch Steigen oder Abwärtsbewegung.

< durch Auftreten, Erschütterung.

< durch Wechsel der Lage.

< durch Sich umdrehen im Bett.

< nach Schlaf, langem Schlaf.

< beim Sitzen oder Stehen.

< in Ruhe.

< durch Narkotika.

< nach Menses.

< nach geringer Blutung.

< im Winter.

< tagsüber.

< morgens von 5-9 Uhr.

< nachts von 21-5 Uhr.

< nach Mitternacht.

> durch Gehen, langsames.

> durch Bewegung, langsame und fortgesetzte.

> durch Wärme, warme Luft.

> durch Sich abdecken.

> durch Sich anlehnen.

FLUORICUM ACIDUM

Sein eigentlicher Name war Flac. Weil Flac sich aber schon als Kind unglaublich aktiv, rege und stürmisch zeigte, unentwegt ohne müde zu werden herumwieselte, kühn und verwegen hin und her turnte und dabei nicht selten eine Serie von Handstandüberschlägen zuwege brachte, wurde er Flickflack genannt. Morgens war er so übermütig und schwungvoll, daß er schon mit einem Purzelbaum das Bett verließ. Keiner konnte ihm ansehen, daß er über ein ungeheueres Energiepotential verfügte, denn Flickflack wirkte von seiner Konstitution her keinesfalls wie ein Kraftprotz, sondern war eher schlank und zart gebaut. Dennoch war er ziemlich drahtig und besaß eine eiserne Lebenskraft. Seine Energiereserven waren beinahe unermüdlich und unerschöpflich, solange er tun konnte, was er wollte.

Flickflack ließ seine Eltern auch am Wochenende nicht ausschlafen, denn er fand bereits in den frühen Morgenstunden immer eine unheilvolle Beschäftigung, die mit viel Bewegung, ungestümem Tätigkeitsdrang und mit Lärm verbunden war. Eifrig räumte er alles mögliche herbei, schlug energisch und kraftgeladen mit dem Hammer Kastanien oder Nüsse entzwei oder polterte mit seinem Kindertraktor durch die Wohnung. Es war unmöglich für ihn, sich längere Zeit mit der gleichen Sache zu beschäftigen, weil ihm schnell wieder etwas anderes in den Sinn kam, was ihm wesentlich besser gefiel. So befand sich Flickflack in pausenloser Bewegung und Hektik, ohne des Herumtobens müde zu werden. Natürlich strahlte er viel Lebensfreude aus und bereitete seinen Eltern mit seiner heiteren, fröhlichen Art vergnügliche Stunden. Aber es war auch schwer für die Erwachsenen, das unentwegte Ablassen seiner überschüssigen Energien ertragen zu müssen.

Aufgrund seines gesteigerten Tätigkeitsdranges war Flickflack mit dem Essen nicht zimperlich. Heißhunger war keine Seltenheit bei ihm, denn irgendwie mußte ihm ja die Energie wieder zufließen, die er so großzügig verschleuderte. Da er so feurig war, konnte er keine Wärme ertragen. Im Gegenteil, er hatte oft das Bedürfnis, sich kalt zu waschen, zu duschen oder zu baden, und auch als Getränk bevorzugte er stets etwas Kaltes. Auffällig war, daß Flickflack schon sehr früh dunkle Zähne und eitrige Fisteln am Zahnfleisch hatte. Im Schulalter kam er nachmittags oft mit einem hitzigen, roten Gesicht nach Hause und klagte über Kopfschmerzen, weil ihn die geistige Anstrengung überfordert hatte. Das Erledigen der Hausaufgaben war dann eine Katastrophe, denn Flickflack verlor im Laufe des Tages, besonders gegen abends, offensichtlich an Triebkraft, wurde vergeßlich und war Unterhaltungen gegenüber abgeneigt.

Nachdem Flickflack als junger Mann die Sexualität entdeckte, nahm diese einen sehr gewichtigen Platz in seinem Leben ein. Alles schien sich nur noch um dieses Thema zu drehen, weshalb sein eingeweihter, zynischer Freundeskreis fortan zwei Buchstaben aus seinem Namen wegfallen ließ. Seine sexuellen Begierden waren kaum zu sättigen, und wann immer es die Umstände zuließen, fröhnte er diesem Genuß ohne Reue. Er hatte etwas Magisches oder Magnetisierendes an sich, deshalb gab es selten ein Mädchen, das seiner Anziehungskraft widerstehen konnte. Sobald aber in einer Beziehung die Spannung nachließ, verlor Flickflack jeglichen Spaß daran und wandte sich einer neuen, und somit aufregenderen Partnerin zu. Er hatte gar nicht das Bedürfnis, sich enger zu binden oder gar Gefühle in eine Beziehung zu investieren. Er brauchte Freiheit, um seine Eroberungslust auszuleben und unmittelbar immer das zu tun, was ihn gerade am meisten reizte. Er sprang spontan und unwillkürlich auf viele weibliche Reize an und erlag immer wieder seiner enormen Triebhaftigkeit, die er aufgrund mangelnder Selbstbeherrschung nicht unter Kontrolle halten konnte. Seine Willenskraft konnte sich seinen mächtigen Impulsen und Instinkten nicht widersetzen. Im Grunde genommen hatte er niemals eine richtige Wahl, denn er mußte seinen Trieben nachgeben und hirnlos drauf losstürmen.

So kamen wiederholt Verbindungen mit Mädchen zustande, die manchmal genauso schnell wieder gelöst wurden, wie sie zuvor entstanden waren. Oftmals zerbrachen solche Beziehungen, sobald die Mädchen erkannten, daß Flickflack nur rücksichtslos seine animalische Natur befriedigte und sich ansonsten taktlos und gefühllos verhielt. Solange sie sich aber Hoffnungen auf ein romantisches Liebesverhältnis machten, ließen sie ihn gewähren und unterwarfen sich seinen ungestümen Leidenschaften. Weil ihn aber schnell wieder etwas Neues anzog, ohne daß die vorhergehende Bekanntschaft ausgereizt gewesen wäre, führte dieser Umstand meistens zu mehreren sich überschneidenden Liaisonen.

Flickflack wurde Rennfahrer, weil er sich auch da in seinem kühnen Vorwärtsdrängen und animalischen Dahinstieben so richtig austoben konnte. Das Gaspedal durchzutreten und im Geschwindigkeitsrausch dahinzurasen kam zwar keiner sexuellen Befriedigung gleich, konnte aber dennoch sehr reizvoll sein. Wenn schon nicht er selbst, so sollte wenigstens sein Wagen in ungezügelter Kraft unter lautstarkem Gebrülle dahinsausen können. Da er ein unverbesserlicher Draufgänger war, gewann er viele Rennen und gleichzeitig auch ein Vermögen. Mit Geld ging er großzügig um und zeigte sich gerne als Mäzen. Seine Lieblingsfrauen konnten sich niemals darüber beschweren, daß sie nicht mit allen verfügbaren Luxusartikeln verwöhnt worden wären. Wenn er jenen etwas vorenthielt, dann war das höchstens Interesse, Nähe, Einfühlungsvermögen oder Liebe. Aber Parfums, Champagner, Kleider, Schmuck oder Reisen gestand er ihnen zu jeder Zeit aus voller Überzeugung und ohne Reue zu.

In seiner Freizeit tobte sich Flickflack bei Jogging, Judo, Fechten, Skirennen, Wasserski und Wildwasserfahrten aus, denn es war ihm ein großes Anliegen, sich körperlich fit zu halten. Er wollte sich seine Leistungsfähigkeit bewahren, um ja niemals krank zu werden. Die Kunde über einen schwerkranken Menschen reichte aus, damit Flickflack erinnert wurde, daß es schwache, kranke und behinderte Menschen gab. Körperliches Siechtum erschreckte ihn tief und ermahnte ihn daran, daß auch ihm etwas zustoßen könnte, wovor er sich ziemlich fürchtete.

Flickflack konnte sich sehr taktlos benehmen, besonders wenn die Verfolgung seiner sexuellen Ziele in Frage gestellt war. Als er sich vom Autofenster aus wieder einmal schnell mit einem Mädchen verabredet hatte, erwartete diese ihn tags darauf geranzt und geschnürt überraschend zu einer romantischen Wanderung durch die Auen. Flickflack, der sowieso immer nahe an einer Apoplexie stand, hätte tatsächlich beinahe der Schlag getroffen, denn er konnte Sentimentalitäten, Gefühlsduseleien, romantisches Dahinschweben und langweiliges, erotisches Vorgeplänkel nicht ertragen. Für ihn gab es nur Erregung, Begehren, Genuß, Befriedigung - Ende. Da er schon ziemlich lüstern war und mit der unmittelbaren Durchführung seines Planes gerechnet hatte, war er überaus mürrisch. Was sollte er jetzt mit seiner störenden und starken Erektion anfangen? Als das Mädchen seine Verstimmung bemerkte, war sie ratlos und schlug ihm anstelle der Wanderung eine Dampferfahrt vor. Dieser Gedanke war für ihn äußerst grausig, denn auf einem Dampfer würde er seinen Dampf überhaupt nicht loswerden. Zu allem Übel schenkte ihm das Mädchen in ihrer Naivität auch noch ein Buch über meditative Entspannung. Flickflack beäugte das Schriftwerk entsetzt und gab es ihr mit den Worten zurück: "Tut mir leid, ich habe schon ein Buch."

Seine Gespielinnen brauchten alle kein besonderes Gespür, um herauszufinden, wie lange Pascha Flickflack sich ihnen jeweils zu widmen gedachte. Er ließ sich nämlich schnell etwas einfallen, sobald er genug von ihnen hatte. Dieser Zeitpunkt war meistens dann gekommen, nachdem er sein gewünschtes Ziel erreicht und sich im Bett hinreichend ausgetobt hatte. Dann sprang er mit einem Satz aus den Federn und machte bei guter Laune äußerst verlockende Angebote.
"Das Wetter ist wunderschön. Fahr doch ein bißchen raus ins Grüne und trinke Kaffee am Waldsee. Du kannst meinen Wagen nehmen, und es reicht, wenn du ihn mir erst nächste Woche wieder zurückbringst."
Oder er sagte: "Ich könnte mir vorstellen, daß dir jetzt eine Massage angenehm wäre. Ich kenne da eine gute Sauna, in der ich dich für eine Sofortbehandlung anmelde. Hinterher siehst du dir am besten noch den neuen Film an. Ich rufe dich an, wenn ich wieder aus Paris zurück bin."
Ließ die Stimmung zu wünschen übrig, gab es kein wohlwollendes in die Ferne lockendes Angebot, sondern einen einfachen und knallharten Rausschmiß.
"Ausruhen mußt du dich leider woanders. Ich erwarte in zehn Minuten einen Kollegen. Deine Tasche liegt schon am Ausgang."
Oder aber: "Gut, daß wir so schnell zur Sache gekommen sind! Ich sollte nämlich schon auf der Autobahn sein. Du findest doch sicherlich alleine raus."

Flickflack kam schließlich in die Midlife-Crisis, sah doppelt so alt aus, wie er in Wirklichkeit war, und bemerkte, daß seine Kräfte extrem nachließen. Deswegen entschied er, von nun an sein Leben anders in die Hand zu nehmen. Allerdings kam dieser Entschluß nicht aus voller Überzeugung, sondern war lediglich eine Regung seines Verstandes, der bei ihm sehr selten in Gebrauch war.

So geschah es, daß Flickflack eines Tages mit einer seiner Freundinnen überhastet vor das Standesamt trat. Wie nicht anders zu erwarten war, bekam seine Frau in kurzen Abständen einige Kinder. Das Familienleben behagte ihm überhaupt nicht, denn sowohl seine Frau als auch die Kinder fielen ihm schon bald so auf die Nerven, daß er sie allesamt nicht mehr sehen wollte. Dieser Umstand veranlaßte ihn, wieder seinen ehemaligen Lebensstil aufzunehmen, obwohl das inzwischen weit schwieriger geworden war. Flickflacks Ausschweifungen und Kräftevergeudungen waren nämlich nicht ohne Folgen für seinen Körper geblieben. Seine Zähne waren kaputtgegangen, die Haare fielen ihm fleckenweise aus, seine Schilddrüse war enorm vergrößert, und an den Beinen waren viele Krampfadern hervorgetreten.

Wenn Flickflack weit seltener als vorher spontan eine Frau für sich entflammen konnte, ließ er sich zu solchen Gelegenheiten gereizt und aufgebracht über seine Familie aus. Wie er doch seine Frau satt hatte! Er mußte unbedingt diese unglückselige Verbindung lösen und die Kinder wegschicken. Auch dem lästigen Dienstmädchen mußte er kündigen, noch dazu, wo jenes nicht mehr mit ihm ins Bett gehen wollte. Solche Vorsätze konnte er aber niemals in die Tat umsetzen, denn so sehr sich Flickflack auch in ihrer Abwesenheit über seine Familie aufregte, so wenig vermochte er zu unternehmen, wenn er Frau und Kindern wieder persönlich gegenüberstand.

Deshalb spielte sich immer wieder die gleiche Leier ab. Bei den selten werdenden abenteuerlichen Verabredungen polterte und wetterte er gehässig über seine Frau und konnte nicht umhin, anschließend seine mittlerweile fragwürdig gewordene Potenz in den Vordergrund zu spielen.

"Was soll ich mit dieser langweiligen, prüden und schnöden Frau? Frauen müssen wie das Essen sein, das ich liebe - frisch und scharf. Ich habe zwar einen Kropf, trage eine Perücke am Kopf, ein Gebiß im Mund und Stützstrümpfe an den Beinen, aber an einer bestimmten Stelle funktioniert immer noch alles ohne Stütze und Prothese!"

WESEN:

Fluor ist ein gasförmiges chemisches Element von gelblicher Farbe und stechendem Geruch. Als lebensnotwendiges Element wird es durch Wasser oder Nahrung aufgenommen. Außer im Gebiß befindet sich Fluor in unterschiedlicher Menge in den Knochen, Nägeln, Haaren und im Bindegewebe. Fluor ist ein guter Härter, und ihm ist es zu verdanken, daß der Zahnschmelz in einem gesunden Organismus als die härteste Substanz des ganzen Körpers bezeichnet werden kann.

Sowohl ein Mangel als auch eine Überdosierung an Fluor kann zu gesundheitlichen Schäden führen. Es gehört zu der Gruppe der Halogene und kommt aufgrund seiner starken Reaktionsfähigkeit nicht frei, sondern nur in Verbindungen mit anderen Elementen vor. Seine Verbindung mit Wasserstoff kann man als die Form bezeichnen, in der die Eigenschaften von Fluor am wenigsten verändert und deshalb im Vergleich zu anderen Verbindungen am ehesten als authentisch anzusehen sind.

Fluorwasserstoff, auch als Flußsäure bezeichnet, erzeugt bei seiner Verbrennung eine große Hitze, genauso wie auch der Fluoricum-acidum-Patient viel überschüssige Energie hat und manchmal nicht weiß, wie er am besten seinen *Dampf* ablassen kann. Er brennt wie ein Hochofen, hat einen gesteigerten Grundumsatz und kann deshalb sehr viel essen und dennoch abmagern. Dieser Umstand macht eine gewisse Ähnlichkeit mit Jodum deutlich und stellt eine Beziehung zur Schilddrüse her. Es soll sogar eine Wechselwirkung zwischen Jod- und Fluorgehalt im Körper beobachtet worden sein, wie dies in wissenschaftlich orientierten Fachbüchern erwähnt wird. Da es im Körper des Fluoricum-acidum-Patienten beinahe brodelt, ist ihm jede weitere Wärmezufuhr unerwünscht und unerträglich. Deshalb bevorzugt er gekühlte Getränke und erfrischt sich am liebsten durch kaltes Waschen, Duschen oder Baden.

Die überschüssige Energie des Fluoricum-adicum-Patienten verlangt nach Ausdruck und findet diesen im Kindesalter in einem gesteigerten Bewegungsdrang. Das Kind ist überaus lebhaft, aktiv und unerschrocken. Es steckt voller Tatkraft, Vitalität und Lebenslust. Zum Leidwesen der Eltern ist es morgens schon sehr früh munter und treibt die Erwachsenen mit seiner turbulenten Art aus den Federn. Diese mögen dann immer wieder versuchen, das Kind allen möglichen Anstrengungen zu unterziehen, um es dadurch zu ermüden und selbst etwas mehr Ruhe zu finden. Aber meistens machen die Eltern lange Zeit vorher schlapp, ehe dieses Kind langsam Müdigkeitserscheinungen zu zeigen beginnt. Es scheint sich bei seinen Aktivitäten auf optimale Weise abzuhärten und wie eine Triebfeder immer wieder von neuem aufzuziehen. Dabei ist es von größter Wichtigkeit, daß seine Tätigkeiten nicht zu langweiliger Routine werden, sondern immer wieder zu seinem Vergnügen beitragen. Tun und Handeln sind für den Fluoricum-acidum-Patienten lebensbestimmend, und was er tut, ist relativ belanglos, solange es ihm nur Spaß macht.

Der unermüdliche Bewegungsdrang und die Getriebenheit führen dazu, daß das Kind für seine Erzieher anstrengend, strapaziös und lästig empfunden wird und deshalb auf eine gewisse Ablehnung stößt. Dabei ist es egal, ob die Zurückweisung verbal ausgedrückt oder nur unterschwellig geäußert wird, indem die Eltern dem Kind Zuwendung und Nähe verweigern und sich ihm häufig entziehen. Das Fluoricum-acidum-Kind erfährt durch diese Resonanz eine große Verunsicherung und entwickelt seinen Mitmenschen gegenüber eine seltsame Fremdheit und Distanz. Durch seine überaus aktive und triebhafte Veranlagung entwickelt sich das Kind sehr einseitig und hat mit Eigenschaften, die Passivität erforderlich machen, große Schwierigkeiten. Die Bereitschaft zur Hingabe, die Fähigkeit zum Einfühlen und Eingehen auf andere Menschen, scheint ihm völlig zu fehlen. Seine wenig ausgeprägte Empfindsamkeit, das weitgehende Unvermögen zu fühlen und zu spüren, macht ihn seelisch beinahe unerreichbar. Deshalb tritt seine Selbstbezogenheit im Laufe der Entwicklung umso auffälliger hervor.

Vom Anbeginn der Pubertät findet er eine andere Möglichkeit, um seine enorme Triebkraft auszudrücken. Sexualität wird für ihn zu einem alles beherrschenden Thema. Er verfügt über ungezügelte Kräfte, die er loswerden muß, und kann es sich deshalb leisten, verschwenderisch damit umzugehen. Sein ungestümer Tätigkeitsdrang und seine Triebhaftigkeit sind nicht zu bremsen. Da er soviel Instinkthaftes und Animalisches in sich birgt, unterliegt er genau wie das chemische Element unwillkürlichen Reaktionen auf äußerliche Reize. Seine Sexualität ist so stark ausgeprägt, daß er Erregung und Begehren nicht beherrschen kann und spontan seinem Drang nachgeben muß. Weil er impulsiv nur seinen Trieben folgt, ohne Überlegungen anzustellen, kommen meist ungestüme und kurzzeitige Beziehungen ohne emotionale Bindung zustande. Auf diese Weise kann er gleichzeitig mehrere "Eisen im Feuer" haben, womit für seine Kurzweiligkeit gesorgt ist.

Seine Eroberungslust dient nur dem unmittelbaren Vergnügen und soll keine weiteren Ziele verfolgen, die womöglich Pflicht, Verantwortung und Erwartungen an ihn herantragen könnten. Ein Gefühl der Nähe ist ihm unerträglich, deshalb läßt er sich nur begrenzt auf Mitmenschen ein und verhält sich abweisend, sobald eine Bindung entstehen könnte. Beziehungen werden nur zu seinen Bedingungen eingegangen, das heißt, er kommt, geht und meldet sich nur, wann er Lust hat, ansonsten will er nicht gestört werden. Er mag keine Umschweife und will sofort zu seinem Thema kommen, deshalb kann er in seinem überhasteten Vorgehen ziemlich taktlos, rücksichtslos und anmaßend wirken. Im Grunde genommen benützt er seine Partner nur als Sexualobjekte und will sie so schnell wie möglich wieder loswerden, sobald sein Interesse erloschen ist. Da von seiner Seite her keine Gefühle in seine Verbindungen miteinbezogen sind, fällt es ihm nicht schwer, Beziehungen nach Belieben auszutauschen. Wechselnde Liebesverhältnisse sind in seinem Fall unvermeidlich, weil sich sein Verhalten für normale Frauen schon nach einer Weile demütigend und schädigend auswirkt.

Wenn es ein weniger eroberungssüchtiger Fluoricum-acidum-Patient geschafft hat, sich zu binden und seine Symptomatik erst später zutage tritt, sind ihm in seinem Freiheits- und Bewegungsbedürfnis jegliche Bindungen ziemlich lästig und zuwider. Deshalb kommt es dann zu einem spontanen und heftigen Freiheitsdrang und zu der Abneigung gegen Familienmitglieder. Dafür sprechen seine Wahnideen, daß er die Verlobung oder Ehe auflösen, die Dienstboten entlassen oder die Kinder aus dem Haus treiben muß.

Für geistige Dinge hat er wenig Interesse und auch keine Geduld. Solange er sich in seinem Tätigkeitsdrang befindet, sprudeln auch die Worte überhastet aus ihm hervor. Das führt zu einem häufigen Versprechen, zu falschen Wortstellungen, zu fehlerhafter Wortwahl sowie zu Verwechslungen zwischen rechts und links.

Ruhige, gemächliche Dinge langweilen den Fluoricum-acidum-Patienten zu Tode. Ein geruhsamer Spaziergang oder eine beschauliche Lektüre sind Dinge, mit denen man ihn davonjagen kann. Laufen, Reiten, Wildwasserfahren oder andere Sportarten, bei denen ein ungestümes Vorwärtsdrängen möglich ist, entsprechen eher seinem Geschmack und befriedigen seine unermüdliche Triebnatur und sein Verlangen nach Abenteuer. Durch sein unstetes Verhalten bringt er sehr viel Eile und Hektik in sein Leben. Aber er muß in Aktion sein, weil er nur auf diese Weise seine mangelnden Gefühle und sein wenig ausgeprägtes geistiges Interesse kompensieren kann. Da die anderen Ebenen in seinem Leben so wenig berücksichtigt werden, konzentriert sich alles in ihm auf das Körperliche, die Form, die Materie. Immer im Bemühen, seinen ungeduldigen und begierigen Körper zufriedenzustellen, verliert er andere Dimensionen völlig aus den Augen. Deshalb hat der Fluoricum-acidum-Patient auch so große Furcht vor dem Tod oder davor, daß sich ein Unglück ereignen könnte.

Am Morgen ist die beste Zeit für den Fluoricum-acidum-Patienten. Da fühlt er sich glücklich, ist vergnügt, fröhlich und ausgelassen. Mit Ablauf des Tages wie auch nach jahrelanger Verausgabung seiner Kräfte beginnt er sich allmählich mit Ablauf des Tages immer schwächer zu fühlen. Je später der Tag und je reicher an Jahren, desto leerer wird sein Kraftreservoir. Gegen abends fühlt er sich zunehmend schlechter. Er will sich nicht mehr unterhalten und entwickelt eine fortschreitende Gleichgültigkeit gegenüber Personen und Dingen. Das ist dann der Zeitpunkt im Leben des Fluoricum-acidum-Patienten, wo sich seine Kräfte aufgezehrt haben und sich die Energievergeudung immer mehr bemerkbar macht.

Das Gewebe sackt aus, wodurch es zu Bänderschwäche und Krampfadern kommt. Haarausfall, Knochen- und Zahnkaries gehören zu den auffälligsten Symptomen. Stabilität und Härte fehlen, um sich tapfer durchzukämpfen und durchzubeißen. Die Durchsetzungsschwäche zeigt sich auch in seinem Haß auf abwesende Personen, denn wird er mit diesen Menschen wirklich konfrontiert, zeigt er sich völlig labil und indifferent. Der Mangel an

Durchsetzung und Durchschlagskraft zeigt Parallelen zu Silicea, das mit Fluoricum acidum öfters verglichen wird.

Der Patient fühlt sich matt und frostig, verträgt keine Kälte mehr und fühlt sich besser, wenn er liegen kann. Angstgefühle sind von widerlichen, sauren Schweißausbrüchen begleitet. Es entstehen plötzlich reichlicher Speichelfluß und wäßrige Absonderungen aus Augen und Nase. Wenn der Patient seinem Harndrang nicht sofort nachgibt, muß er diese Verzögerung mit Kopfschmerzen bezahlen.

Die beschriebene Symptomatik läßt erkennen, daß das Fluoricum-acidum-Bild hauptsächlich auf Männer zutrifft, weil der aktive Pol durch das Männliche verkörpert wird. Dennoch kann es in Einzelfällen auch für Frauen passend sein, sofern deren Eigenschaften mit dem Wesen von Fluoricum-acidum übereinstimmen. Bei männlichen Patienten kommt es aufgrund der vorherrschenden sexuellen Gedanken oft zu störenden, heftigen und übermäßigen Erektionen oder zu Samenergüssen ohne Koitus. Die weiblichen Patienten leiden an Nymphomanie und einem ätzenden Ausfluß. Fluoricum acidum ist an dieser Stelle wörtlich zu nehmen, denn der Begriff *Fluor* wird für *Ausfluß* verwendet, während *acidum* mit *Säure* oder *ätzend* übersetzt werden kann.

Im Positiven lernt der Fluoricum-acidum-Patient, seine ungezügelte Kraft und spontane Energie nicht mehr übereilt und unvernünftig zu vergeuden. Nach und nach lernt er, die abgespaltene Triebseite in seine Gesamtpersönlichkiet zu integrieren. Er entwickelt eine stärkere Selbstbeherrschung, die die Koordinierung seiner ihm zufließenden machtvollen Energien ermöglicht. Somit wird er seine Kräfte nicht mehr für kurzfristige Reizziele verausgaben müseen, sondern seine Impulsivität in Bahnen lenken und disziplinieren können. Damit kommt seine Energie harmonischer zum Ausdruck und verhilft ihm zu mehr Lebensfreude.

GEMÜT:

Der Patient zeigt Gleichgültigkeit gegen seine Verwandten oder gegen geliebte Personen, jedoch nicht gegen Fremde. Gleichgültig und teilnahmslos gegen seine geschäftlichen Angelegenheiten oder wichtige Dinge.

Abneigung gegen Familienmitglieder, gegen die Eltern. Er hat eine Abneigung gegen seine Ehefrau. Möchte das Haus verlassen.

Einbildung, die Verlobung oder die Ehe muß aufgelöst werden. Wahnidee, daß die Kinder aus dem Haus getrieben werden müssen.

Trügerisch, hinterlistig. Ist voll Haß und Rache. Haß auf Abwesende, besser in ihrer Anwesenheit.

Unzufrieden, besonders abends oder nach dem Essen.

Reizbarkeit. Reizbarkeit über Abwesende. Schickt Krankenschwester nach Hause. Mürrisch und streitsüchtig. Raserei.

Konversation, Unterhaltung verschlechtert. Abneigung zu sprechen. Zurückhaltend. Gelassenheit.

Sitzt still. Geisteskrank, sitzt unbeweglich wie eine Statue.

Allgemeine Empfindlichkeit. Überempfindlich gegen Geräusche, besonders morgens.

Furcht vor Apoplexie, Krebs oder Tod. Furcht, etwas wird sich ereignen oder vor einem Unglück.

Angst, besonders abends. Angst um die Zukunft.

Schreien im Schlaf. Weinen im Schlaf.

Geistige Erschöpfung. Verwirrung, besonders nachts oder vor dem Frühstück.

Kurzdauernde periodische Anfälle von Geistesabwesenheit. Periodische Bewußtlosigkeit.

Vergeßlichkeit, besonders abends. Vergißt, seine Uhr aufzuziehen.

Schwaches Gedächtnis. Morgens gutes Gedächtnis. Gedächtnisschwäche für Eigennamen, Daten oder Geschäfte. Weiß nicht, was er tun wollte, was er gerade gedacht oder getan hat. Imbezillität.

Benutzt Worte in falscher Reihenfolge, macht Fehler beim Buchstabieren oder Schreiben. Fehler in der Zeit. Macht Fehler, indem er rechts für links oder umgekehrt setzt.

Heiterkeit. Glücklich und froh, besonders morgens. Morgens lebhaft und munter. Fühlt sich glücklich und guten Mutes vor oder während Menses.

Große Spann- und Lebenskraft, ist voller Schwung.

Alleinsein verschlechtert. Verlangen nach Gesellschaft.

Ruhelosigkeit, besonders abends. Traurigkeit und Depression, besonders abends.

Gedanken drängen sich auf und schwirren durcheinander. Andrang, Flut der Gedanken.

Wahnideen, ist voller Phantasien und Einbildungen. Sieht beim Alleinsein Phantome und Bilder. Abstoßende, phantastische Vorstellungen.

Wollüstig, lüstern. Krankhaft gesteigerter männlicher Geschlechtstrieb, Satyriasis. Mannstollheit, Nymphomanie. Sexuelle Ausschweifung.

Beschwerden durch: Geistige Überanstrengung. Ausschweifung.

ALLGEMEINES:

Brennende Schmerzen. Knochenschmerzen, besonders nachts. Splitterschmerzen.

Äußerliches Pulsieren und Zittern. Wie elektrischer Schlag.

Vermehrtes Kraftgefühl, besonders Muskelkräfte.

Schwellung leidender Teile.

Äußere und innere Ödeme. Ödeme durch Herz- oder Leberkrankheit.

Verlangen nach Erfrischendem, Saurem, Gewürzen, scharf gewürzten Speisen.

Verlangen nach Stimulantien, nach Kaffee und Alkohol, die aber verschlechtern. Verlangen nach kalten Getränken, die bessern. Beschwerden nach Genuß von Pfirsichen.

Beschwerden vor dem Essen. Besser beim oder nach dem Essen.

Nach Schlaf besser, besonders nach Mittagsschlaf. Kurzer Schlaf bessert.

Gefühl der Erschlaffung. Drohende Apoplexie.

Mattigkeit. Schwäche, besonders durch Gehen oder Sport. Plötzliche Schwäche abends. Durch Gehen im Freien wird Schwäche besser. Verlangen nach frischer Luft.

Bewegung verschlechtert. Fortgesetzte und schnelle Bewegung, Rennen bessert. Körperliche Aktivität bessert.

Nervöse Schwäche, Neurasthenie.

Hitzegefühl. Hitzewallungen. Hypertonie.

Schweißgeruch übelriechend, widerlich und sauer, besonders nachmittags. Klebriger Schweiß. Besser nach Schweiß.

Vermehrte dünnflüssige Schleimabsonderung.

Unterdrückter Schnupfen verschlechtert.

Verspätete, langsame Zahnung. Beschwerden infolge Weisheitszähne, besonders beim Durchbruch. Karies, schnell fortschreitende. Vorzeitig eintretende Karies bei Kindern. Empfindliche Zähne. Dunkle Farbe der Zähne, braune Schleimauflagerungen.

Brüchige Knochen. Knochenkaries. Knochennekrose. Exostosen. Ostitis. Periostitis.

Narbenkeloid. Fisteln mit Hautgeschwüren. Naevi.

Äußerliche Entzündungen. Varizen.

Abszesse, chronische. Gelenkabszeß. Drüsenabszeß.

Kropf, Morbus Basedow.

Magere Personen. Abmagerung. Abmagerung bei alten Leuten. Kachexie.

Vorzeitiges Altern. Altersverfall. Beschwerden bei alten Leuten.

Beschwerden treten links oben und rechts unten auf.

Reaktionsmangel.

Beschwerden durch: Mißbrauch von Silicea.

MODALITÄTEN:

< durch Wärme.

< durch warme Luft.

< bei Zimmer- oder Bettwärme.

< durch warmes Einhüllen.

< durch feuchtwarme Umschläge.

< nach Abkühlung.

< durch Gehen, im Freien.

< durch Stehen.

< beim Aufstehen.

< durch Liegen auf schmerzloser Seite.

< bei Druck auf schmerzloser Seite.

< bei Temperaturwechsel.

< bei Wärme und Kälte.

< im Sommer oder Winter.

< abends von 18-21 Uhr.

< nachts, vor Mitternacht.

> durch Kälte.

> bei Abkühlung.

> durch kaltes Baden, Waschen.

> bei feuchtem Wetter.

> im Freien.

> durch Gehen, im Freien.

> durch fortgesetzte Bewegung.

> nach Schwitzen.

> nach Stuhlgang.

> nach Liegen.

> nach Schlaf.

Samuel Hahnemann
Organon der Heilkunst, 6. Auflage
§ 153

Sinngemäß:
Bei der Suche nach dem entsprechenden homöopathischen Heilmittel müssen die Symptome der Arznei (die künstliche Krankheit) den Symptomen des Kranken (der natürlichen Krankheit) ähnlich sein. Um die Arznei zu finden, die dem Zustand am ähnlichsten ist, müssen vordergründig die Symptome des Kranken erkannt und erfaßt werden, die auffallend, sonderlich, ungewöhnlich und charakteristisch für diesen Krankheitsfall sind. Allgemeine Symptome, wie mangelnder Appetit, Kopfschmerz, Mattigkeit, unruhiger Schlaf, Unbehagen usw. sind von geringer Bedeutung, wenn sie nicht näher beschrieben werden. Diese allgemeinen Symptome sind fast bei jeder Krankheit und fast bei jeder Arznei vorzufinden.

GELSEMIUM

Gelse war ein empfindliches und kaum belastbares Mädchen, das noch in sehr jungen Jahren und völlig unerfahren den Leberspezialisten Chelidonium heiratete. Als sie zum ersten Mal schwanger wurde, wollte der Ehemann zur Unterstützung seine Stiefmutter herbeordern, um Gelse einen besonderen Gefallen zu tun.
"Ich habe das Beste für dich arrangiert. Du kannst dich hinlegen und ausruhen. Meine Stiefmutter Platina wird deinen Haushalt übernehmen und sich um alles kümmern."
Gelse fühlte sich nach dieser entsetzlichen Nachricht schwindlig und wie gelähmt.
"Meine Migräne..." hauchte sie und sackte dann ohnmächtig zusammen. Anschließend hatte Gelse einen Abort und wenig später bei einer ähnlichen Gelegenheit gleich den zweiten. Erst als der Ehemann seine Gemahlin als "hysterische Gans" erkannt und akzeptiert hatte, gegen deren Schwäche er selbst ziemlich ohnmächtig war, mischte er sich in diese Dinge nicht mehr ein. So verlief die dritte Schwangerschaft endlich ohne Komplikationen, und Gelse konnte einem Sohn das Leben schenken. Da der Kleine seiner Mutter in allem sehr ähnlich war, wurde er Gelsemino genannt.

Abwärtsbewegungen verabscheute Gelsemino schon, als er aus Mutters sicheren Armen nach unten in die Wiege zurückgelegt wurde. Später bei seinen ersten zaghaften Gehversuchen klammerte er sich mit aller Kraft am Laufstall oder an der jeweiligen Bezugsperson fest und schrie aus Leibeskräften, weil er Angst hatte hinzufallen. Für den Fall, daß Gelsemino aufwachte, mußte nachts immer ein Lämpchen an seiner Seite brennen, da er sonst schwarz sah und in seiner Ängstlichkeit sofort wieder einen Anlaß fand, erbärmlich zu schreien. Er war ein äußerst sensibles und nervöses Kind, das sowohl körperlich als auch seelisch leicht aus dem Gleichgewicht zu bringen war. Aber solange er die unentwegte Fürsorge der Eltern genießen konnte und die alltäglichen Geschehnisse durch keine unvorhergesehenen Zwischenfälle unterbrochen wurden, war für Gelsemino die Welt in bester Ordnung.

Eines Tages wurde der kleine Gelsemino durch die Nachricht niedergeschmettert: "Wir fahren zu Oma auf das Land!"
Gelsemino war schon einmal bei seiner Großmutter gewesen, deshalb brachte er das Wort "Oma" mit vielen erfreulichen und aufregenden Erlebnissen in Zusammenhang. Obwohl er noch gar nicht wußte, wann diese Fahrt stattfinden würde, drehte er vor Aufregung beinahe durch. "Oma" bedeutete zunächst einmal eine Fahrt mit dem "Auto", dann gab es dort "Wiese, See, Kuh, Hund, Katze und Kikeriki." Das war aber noch lange nicht alles. "Oma" hieß letztlich auch, vorzuführen, was er alles hatte und konnte. Er mußte zeigen, wie groß er geworden war, wieviele Zähnchen er hatte und wie brav er schon ins Töpfchen machen konnte. Leider lief dann alles daneben, was durch Gelseminos starken Durchfall ganz konkret der Fall war. Dummerweise zeigte er der Großmutter in seiner Aufregung dann auch noch anstelle des frisch durchgebrochenen Zahnes ein altes, uninteressantes Exemplar. Vor Schreck wurde Gelsemino immer kleiner und konnte deshalb auch seine wahre Größe nicht mehr demonstrieren.

Der erste Schultag war für Gelsemino ein einziger Alptraum. Schon wochenlang vorher war er nervös und grübelte gedankenversunken vor sich hin. Als der gefürchtete Tag dann endlich da war und Gelsemino betäubt vor Lampenfieber mit seiner Schultüte außer Hause ging, war seine Hose plötzlich naß. Er mußte wieder ins Haus zurück, aber das nahende Ereignis hatte ihn so entkräftet, daß seine Knie durchsanken und die Mutter ihn tragen mußte. So konnte er mit Mutters Hilfe doch noch pünktlich zur ersten Schulstunde erscheinen. Aber dort hatte er solche Angst, von der Lehrerin angesprochen oder etwas gefragt zu werden, daß er nur noch ein kläglich zitterndes Bündel war. Prompt fragte ihn die Lehrerin nach seinem Namen, worauf Gelsemino vor nervöser Erschöpfung nur noch einen unverständlichen Laut lallen konnte. Als das grausige Ereignis vorüber war und Gelsemino von der Schule heimkehrte, hatte er Durchfall und konnte wegen seiner schwachen Beine die Toilette nicht mehr rechtzeitig erreichen.

Ähnliche Schwierigkeiten hatte Gelsemino später bei jeder Schulaufgabe. Er regte sich vorher dermaßen auf, daß er zum Zeitpunkt der Anforderung geschwächt und wie betäubt war. In der Erwartung zu versagen, schleppte er sich in einer lähmenden Schwäche zur Schule, wo er dann lange Zeit apathisch und matt in seinem Stuhl hing, ehe er langsam wieder handlungsfähig wurde. Abschreiben konnte er auch nicht, weil der Platz neben ihm bei den Prüfungen meistens leer war. Sein Nachbar Arni Höllenstein ließ sich nämlich immer allerlei Ausreden einfallen und fehlte, wenn es brenzlig wurde. Bei mündlichen Prüfungen bekam Gelsemino einen mahagoniroten Kopf und äußerte sich in einer kloßigen Sprache, weil ihm seine Zunge dick, schwer und wie taub im Munde lag. Jedes seiner zögernden, schleppenden Worte wurde von einem Schluckauf begleitet, so daß es mühselig war, ihm länger zuzuhören. Aber auch nach Beendigung einer Prüfung konnte er sich noch nicht entspannen. Er fieberte nervös auf das Ergebnis hin und wurde von der Angst geplagt, jämmerlich versagt zu haben.

Als Gelsemino seine ersten Fahrstunden nahm, war auch das ein Fiasko. Zuerst zitterten und hüpften seine Beine, und als er an einer Ampel endlich das Bremspedal kräftig durchtreten sollte, lehnte er nur schlaff in seinem Sitz und hatte nicht mehr die Kraft dazu. Seine Erschöpfung war so groß, daß er selbst die Augen nur noch mit größter Mühe offen halten konnte. Mit letzter Kraft hielt er sich am Steuerrad fest, so daß ihm der Fahrlehrer mitteilte, es handele sich dabei um ein Instrument zum Bestimmen der Fahrtrichtung und nicht um einen Rettungsring.

Die Terminbekanntgabe der Führerscheinprüfung war für Gelsemino so erregend, daß er furchtbare Kopfschmerzen bekam. Der dumpfe Schmerz im Hinterkopf machte ihn so verrückt, daß er am liebsten aus dem Fenster gesprungen wäre, um dieser schrecklichen Qual ein Ende zu bereiten. Erst beim Anblick all der Leute unten am Marktplatz überlegte er es sich anders. Er wollte keine Menschen sehen, und schon gar nicht, wenn sie auf einem Haufen beisammen waren.

Wie es nicht anders zu erwarten war, hatte Gelsemino am Tag der Führerscheinprüfung solche Angst, daß ihm sämtliche Sinne schwanden. Als er bei der Überlandfahrt über eine Kuppe fuhr und es danach steil abwärts ging, schrie er entsetzt: "Huch!"

Danach sah er vor lauter Benommenheit die Landschaft wie verschwommen in einen Nebel getaucht und schaltete sofort die Nebelscheinwerfer ein. Der Prüfer wollte natürlich den Grund für diese großzügige Beleuchtung wissen, bekam aber keine Antwort, weil Gelseminos Zunge unbeweglich wie ein Kloß im Munde steckte und jegliche Artikulation verhinderte.
"Sie haben in jeder Hinsicht Lampenfieber, und ich habe auch viel Verständnis dafür," sagte schließlich der Prüfer. "Aber beinahe wären es zuviele Lampen und zuviel Licht geworden."
Als Gelsemino das Wort "Licht" hörte, funkte und zündete es in seinem Verstand, was ihm dabei half, die Prüfung doch noch erfolgreich zu Ende zu bringen.

Vor seinem ersten Disco-Besuch war Gelsemino dermaßen in Aufregung und hatte einen hochroten Kopf, so daß man glauben konnte, er bekäme jeden Moment einen Schlaganfall. Er hatte schon wieder soviel Kraft durch seine Furcht und seine schlimmen Erwartungen verbraucht, daß er sich schlapp und schwer atmend an den Türstock lehnen mußte, ehe ihn sein Freund endlich hineinzerrte.
"Hier ist es aber dunkel!" konnte Gelsemino noch ausrufen, ehe er ohnmächtig zusammensackte. Er kam wieder zu sich, weil man entgegen jeglicher Disco-Gesetze endlich frische Luft hereingelassen hatte. Als Gelsemino die Lichtorgeln sah und noch einige Gläser Whisky getrunken hatte, beruhigte er sich wieder einigermaßen. Allerdings machte ihm das allgegenwärtige Gedränge schwer zu schaffen, denn er bekam schnell Platzangst in einer Menschenmenge.

So stand Gelsemino immer an der Kippe, seine Selbstbeherrschung zu verlieren. Natürlich war er auch viel zu feige, eines der Mädchen zum Tanzen aufzufordern. Als er irgendwann an diesem Abend das Wort "Damenwahl" hörte, brachte ihn dieser Schreck beinahe wieder einer Ohnmacht nahe. Taumelnd vernahm er die Worte seines Freundes: "Hinter dir kommt ein Mädchen auf dich zu." Lähmendes Entsetzen ergriff ihn, als sie ihm schließlich auf die Schulter tippte. Und wie er sich zitternd umdrehte, sah er erschreckt Zwillinge dort stehen. Nachdem Gelsemino bemerkte, daß plötzlich alles zweimal da war, begriff er, daß er dem Phänomen des Doppeltsehens erlegen war. Er bemühte sich, so etwas Ähnliches wie einen Tanz zustande zu bringen, wobei ihm das Herz zu versagen drohte. Die Beklemmung in seiner Brust war so stark, daß er fürchtete, das Herz würde aufhören zu schlagen, sobald er sich nicht mehr bewegte. Und so hatte er gar keine andere Wahl, als diesen makabren Tanz am Rande des Todes weiterzutanzen.

Wie immer fehlte Gelsemino der Mut, ein Gespräch zu beginnen. Außerdem war er so erschöpft, daß er sich gar nicht unterhalten konnte und wollte. Da er immer schwächer wurde, blieb ihm nichts anderes übrig, als sich fester an seine Partnerin zu klammern, wenn er nicht auf der Stelle umfallen wollte. Das faßte seine Tänzerin als Ermutigung auf und so ergriff sie schließlich das Wort: "Ich heiße Lucia."
"Lucia heißt doch 'die Lichte' und ist die Schutzpatronin der Augenkranken." dachte der mit Sehschwäche geplagte Gelsemino bei sich und war nun aus verschiedenen Gründen außerordentlich von der "Flamme" angetan. Vor Erleichterung begann sich sogar wieder seine Zunge zu lösen.
"Wo wohnst du denn?" fragte er sie.
"In Liechtenstein."
"In dieser dunklen Bude ist das wirklich ein Lichtschimmer und ein Lichtblick nach dem anderen." sagte Gelsemino erfreut.
"Ich würde dich morgen gerne zu einem Lichtbildervortrag einladen." wandte sie sich wieder an ihn.
Soviel Licht auf einmal war selbst für einen Lichtsüchtigen wie Gelsemino nicht mehr auszuhalten. Er hatte sich schlagartig in das Mädchen verliebt und wünschte sich nur noch sehnlichst und voll freudigem Bangen, daß der nächste Tag sich in Lichtgeschwindigkeit nähern würde.

WESEN:

Gelsemium, der gelbe Jasmin, ist eine holzige nordamerikanische Schlingpflanze. Der grüne Strauch trägt große, glockenartige und süßlich duftende Blüten und beherbergt in seinem Wurzelstock giftige Wirkstoffe. Die Giftwirkung der Pflanze besteht bei einer großen Dosis in schweren Lähmungen, begleitet von Schwäche und Schwindel, die zur Ohnmacht und sogar zum Tode führen können. Die medizinische Anwendung des gelben Jasmins erfolgt im allgemeinen wegen seines beruhigenden Einflusses auf das Nervensystem.

Aufgrund seiner großen Sensibilität, Ängstlichkeit und Zaghaftigkeit findet sich der Gelsemium-Patient naturgemäß am häufigsten unter Kindern, Jugendlichen und Frauen. Er reagiert sehr empfindlich und ist starken Gemütserregungen ausgesetzt, die ihn so stark beanspruchen, daß sie letztlich sein ganzes Leiden verursachen. Sobald er einer ungewohnten Belastung unterzogen werden soll, stellt sich große Nervosität, Erwartungsspannung oder ein sogenanntes Lampenfieber ein. Er fürchtet sich vor allen möglichen Anforderungen und dramatisiert deshalb selbst kleine Geschehnisse zu unüberwindbaren Schwierigkeiten hoch. Auch schlechte Nachrichten können die Symptomatik hervorrufen, wobei für den empfindlichen und wenig belastbaren Gelsemium-Patienten bereits relativ unbedeutende Botschaften ausreichen. Eine unvorhergesehene Aufforderung zur Einhaltung von gesellschaftlichen Verpflichtungen kann für ihn etwas überaus Furchterregendes sein und ihn in einen ohnmachtähnlichen Zustand versetzen. Jedes für den objektiven Betrachter noch so unwichtig erscheinende Auftreten in der Öffentlichkeit vermag den Gelsemium-Patienten in Angst und Schrecken zu versetzen.

Der Kranke ist aufgrund von Erwartungsspannung oder aufregenden Nachrichten vor Schwäche wie gelähmt. Dieser Umstand unterscheidet den Gelsemium-Patienten vom Argentum-nitricum-Patienten. Letzterer hat auch großes Lampenfieber, aber er findet in seinem Ideenreichtum noch allerlei Ausflüchte, um den bevorstehenden Ereignissen zu entkommen, während der Gelsemium-Patient nur eine ohnmächtige Schwäche fühlt und vor Angst völlig handlungsunfähig wird. Erschöpft, erschlafft und abgeschlagen fiebert der Gelsemium-Patient in großer Angst dem jeweiligen Ereignis entgegen.

Die Konfrontation mit unliebsamen Ereignissen oder Neuigkeiten möchte der Gelsemium-Patient am liebsten umgehen und den ganzen Ballast so schnell wie möglich wieder loswerden. Er hat zuviel Angst, um sich mit belastenden und erregenden Geschehnissen auseinandersetzen zu können. Dieser Umstand wird auf der körperlichen Ebene darin deutlich, daß aufgrund der Erregung sowohl der Darm als auch die Blase zu häufigen, spontanen oder sogar zu unwillkürlichen Entleerungen drängen. Eine Auseinandersetzung oder Assimilation der aufgenommenen Stoffe kann deshalb in diesem Zustand nicht mehr stattfinden.

Der Gelsemium-Patient versucht, der Realität und den Begegnungen mit der Umwelt auszuweichen. Seine massive Lebensangst hindert ihn immer wieder daran, Verbindlichkeiten einzugehen und Eigenverantwortung zu übernehmen. Wenn er den Anforderungen nicht mehr gewachsen ist, bleibt ihm nur noch die Möglichkeit, sich durch Schwäche und Ohnmacht jedem weiteren Zugriff von außen zu entziehen. Er hat wenig Selbstvertrauen und ist schon durch Kleinigkeiten zu entmutigen. Da er viel zu scheu und zaghaft ist, um seinen eigenen Willen zu entwickeln und durchzusetzen, fühlt er sich seiner Umwelt ausgeliefert. Einerseits hat der Gelsemium-Patient Angst vor dem Alleinsein, aber andererseits will er nicht reden, nicht gestört sein und am liebsten in Ruhe gelassen werden. Das deutet sowohl auf seine Abhängigkeit von Gesellschaft als auch darauf hin, daß er sich von ihr überrollt fühlt. Er hat nicht gelernt, selbst etwas von anderen zu fordern und eigene Ziele zu verwirklichen. Deshalb ist aus der Sicht des Patienten die Balance zwischen sich und der Umwelt, zwischen Geben und Nehmen, erheblich gestört. Er lebt in der Furcht, von anderen überfremdet und vereinnahmt zu werden, weil er sich nicht gegen die ihm so mächtig erscheinende Umwelt behaupten kann. Deshalb hat er eine Abneigung gegen Gesellschaft und fürchtet sich vor größeren Menschenansammlungen, wie sie in Versammlungen, Veranstaltungen oder auf öffentlichen Plätzen auftreten.

Alles um sich herum erlebt er als große Anforderung und sieht deshalb auch seine Zukunft als etwas Ungewisses, Schwarzes und überaus Beängstigendes. Er ist nicht fähig, zwischen sich und der Umwelt eine deutliche Grenze zu ziehen und eine verläßliche und tragbare Basis zu schaffen. Die Welt erlebt er wie einen gierig aufgesperrten Rachen, der ihn zu verschlingen droht. In seiner inneren Haltlosigkeit und Konzeptlosigkeit ist es die größte Angst des Gelsemium-Patienten, in diesen dunklen Abgrund zu stürzen.

Seine Fall-Ängste sind ein Ausdruck dessen, wie sehr er sich in seiner Schwäche bedroht und ausgeliefert fühlt. Mit letzter Kraft versucht er, sich an etwas Greifbarem festzuhalten, um nicht irgendwo hinunterzustürzen. Alle Bewegungen nach unten rufen in ihm große Ängste hervor, weil er dabei wohl auch im übertragenen Sinne sehr stark das Gefühl hat, daß es mit ihm "abwärts" geht. Er bangt um seine augenblickliche und einigermaßen sichere Situation, und so kann jede Bewegung nach unten ihn wieder mit seiner Furcht vor dem Fall in Kontakt bringen.

Einen gesellschaftlichen Fall, und somit Pleiten und Pannen, kann der Patient durch sein schwaches Selbstwertgefühl schwer ertragen. Er fürchtet sich davor, sich eine Blöße zu geben und abgewertet zu werden. In seinem mangelnden Selbstvertrauen entwickelt er die Angst, den Ansprüchen anderer nicht zu genügen und gänzlich zu versagen. Er stellt gewissermaßen sein "Licht unter den Scheffel". Seine Fähigkeiten unterschätzt er und seiner Unzulänglichkeit mißt er zuviel Bedeutung bei. Das heißt, er hat Angst, durch seine Unfähigkeit negativ aufzufallen. Deshalb sind Prüfungen eine harte Belastungsprobe für ihn. Aber auch nach einem überstandenen Examen kommt er erst zur Ruhe, wenn er ein befriedigendes Resultat erzielt hat. So ist dem Gelsemium-Patienten ein gewisser Geltungsdrang nicht abzuerkennen, denn er möchte sich immer gerne ins rechte Licht rücken, was mitunter durch seine Lichtsucht ganz gut zum Ausdruck kommt. Gerade der starke Wunsch, sich vor anderen privilegieren zu können, verbunden mit seiner großen Unsicherheit und Labilität, drängt den Kranken letztlich dazu, vor gesellschaftlichen Konfrontationen auszuweichen.

Auf der körperlichen Ebene kommt es im fortgeschrittenen Zustand zu großer Schwäche, Mattigkeit und Erschlaffung der Muskulatur. Die Glieder sind schwer und gehorchen dem Willen des Patienten nicht mehr. Bei schwangeren Frauen kann die Gemütserregung die Gebärmuttermuskulatur lähmen und einen Abort verursachen. Wenn die Herzmuskulatur von Lähmungserscheinungen ergriffen wird, führt dieser Umstand zu starken Beklemmungen und Krämpfen. Der Patient fürchtet, daß ihm das Herz stehen bleibt, wenn er sich nicht dauernd bewegt.

Aufgrund der nervlichen Beeinträchtigung treten Beschwerden im Seh-, Schluck-, Sprach- und Atemzentrum auf. Besonders die Augensymptomatik zeigt sich mit Ptosis, Kurzsichtigkeit, verschwommener oder trüber Sicht sowie Doppeltsehen sehr umfangreich. Durch das verschwommene Sehen kommt gewissermaßen die eigene Konturlosigkeit des Patienten zum Ausdruck. Im Doppeltsehen deutet sich an, daß der Kranke zuviel Aufhebens und Wirbel macht und mindestens alles doppelt so schlimm wahrnimmt, wie es in Wirklichkeit ist. Die Zunge ist ganz oder teilweise gelähmt und macht dem Patienten das Sprechen schwer bis unmöglich. Die Mundspeicheldrüsen geben kein Sekret mehr ab und verursachen einen trockenen Mund, und auch der Schluckreflex kann schließlich ausbleiben. In schlimmeren Fällen macht eine teilweise Lähmung der Atemmuskulatur das Heben des Brustkorbs nur noch unter größten Schwierigkeiten möglich.

Der Patient steht mit den Füßen zu wackelig auf dem Boden, was durch seinen Schwindel und die körperliche Schwäche unterstrichen wird. Durch unbedeutende Geschehnisse verliert er die Fassung, erweicht, hängt ohne Struktur völlig durch und braucht etwas, woran er sich klammern kann. Seiner Belastbarkeit sind sehr enge Grenzen gesetzt, und so leidet er auch an intensiven Rückenschmerzen, weil er die Bürde seines Lebens kaum ertragen kann. Er ist zu wenig gefestigt, um aktiv sein Leben in die Hand zu nehmen. Ängstlich sieht er deshalb Dinge auf sich zukommen, die er seines Erachtens niemals bewältigen kann. Alles scheint auf ihn einzustürzen und etwas Unmögliches von ihm zu fordern. Selbst wenn er etwas Positives erwartet, erscheint es ihm so aufregend und überwältigend, daß er nicht weiß, wie er damit fertig werden kann.

Wenn sich der Patient einer unerträglichen Anspannung ausgesetzt sieht, kann er dabei keinen kühlen Kopf behalten. Im Gegenteil, er zerbricht sich den Kopf durch seine anhaltenden Grübeleien und beschwört erst durch seine Gedanken seinen krankhaften Zustand herauf. Die vermeintliche Gefahr, der sich der Patient ausgesetzt sieht, besteht nur in seinem Kopf und entbehrt jeder realen Grundlage. Durch die viele unnötige Gedankenarbeit zermartert er sich das Gehirn, was ihm auch die gefürchteten Kopfschmerzen beschert. Da kein objektiv erkennbarer Grund für das neurotische Verhalten des Kranken vorliegt, ist es letztlich nur das falsch programmierte Denken, was ihn immer wieder so unnötig leiden läßt. Primär sind es die Gedanken um eine Sache und weit weniger die eigentlichen Situationen, die die Angst des Patienten auslösen. Seine ängstlichen Gedanken kreisen hauptsächlich um die unsichere und pessimistisch erwartete Zukunft, was die Entwicklung von Schwermut und Depression begünstigt.

Auf der mentalen Ebene kann der Patient die Kontrolle verlieren, wenn er durch seine Beschwerden überfordert wird. Schwach, zitternd und ängstlich fällt ihm jegliche Konzentration schwer. Sein Verstand ist übermüdet, leer oder total verwirrt. Der Patient kann den Eindruck haben, daß auch sein Gehirn gelähmt ist, weil die Gedanken völlig blockiert sind. Worte, die ihm kurz vorher noch geläufig waren, entschwinden ihm und sind vergessen. Falls er vor Erregung noch sprechen kann, ist er im Ausdruck äußerst schwerfällig, seine Sprache ist völlig unzusammenhängend und kann sich wie betrunken anhören.

Sowohl geistige als auch körperliche Anstrengung verschlechtern seinen Zustand, während reichliche Schweiß- und Harnabsonderungen eine Besserung bewirken. Der Patient ist in seiner Schwäche und Mattigkeit einer Ohnmacht nahe und fühlt sich besser, wenn er sitzen oder liegen kann. Er empfindet im fortgeschrittenen Zustand ein so großes Betäubungs- und Ermüdungsgefühl, daß er in seiner Apathie zu keinerlei Angstgefühlen mehr fähig ist. In einer solchen Verfassung können eventuell Selbstmordimpulse aufkommen, wobei der Patient die Angst vor der Höhe verliert und sich irgendwo hinunterstürzen möchte.

Die Erwartungen aller Art, die der Gelsemium-Patient mangels Eigeninitiative unentwegt an seine Umgebung stellt, projiziert er auf andere. Dadurch glaubt er, daß immer zuviel von ihm erwartet, verlangt und gefordert wird. Im Positiven lernt der Gelsemium-Patient Schritt für Schritt seine lähmende Schwäche zu überwinden, indem er immer mutiger auf seine Umwelt zugeht, aktiver wird und so durch mehr Selbständigkeit eine größere seelische Festigkeit entwickelt. Diese Standhaftigkeit kann ihm helfen, sich entspannter und gelöster zu geben und in mehr innerer Ruhe und Gelassenheit den Dingen mit weniger Furcht zu begegnen. Dadurch kann er sich aus seiner Opferrolle lösen und fühlt sich durch das Entwickeln eigener Ansprüche und Forderungen nicht mehr von seiner Umwelt überbeansprucht.

GEMÜT:

Allgemein Erwartungsspannung, wie z. B. vor einem Gang zum Zahnarzt oder vor einer Prüfung. Lampenfieber, insbesondere bei Rednern oder Sängern. Furcht vor einer Prüfung. Furcht vor Mißerfolg.

Überempfindlich, sehr sensibel. Angst nach Schreck. Angst durch Erwartungsspannung vor einer Verabredung. Angst um die Zunkunft. Qualvolle Angst.

Durchfall nach Erwartungsangst, nach Schreck, durch Erregung oder erregende Neuigkeiten. Durchfall verschlechtert durch Nervosität und Gemütsbewegungen. Durchfall bei Furcht.

Abneigung gegen Gesellschaft. Der Patient hat große Furcht, in der Öffentlichkeit aufzutreten. Furcht auf öffentlichen Plätzen, Platzangst. Furcht entsteht, wenn fertig, um zur Kirche, in Oper usw. zu gehen. Furcht, die Selbstbeherrschung zu verlieren. Furcht, etwas wird sich ereignen. Schaudern durch Furcht.

Angst bei Kindern. Angst durch Abwärtsbewegung. Furcht zu fallen. Kind hält sich an Mutter fest, da es Furcht hat, zu fallen.

Furcht vor Gewitter. Furcht vor dem Alleinsein, vor dem Tod.

Verlangen nach Licht. Lichtsucht.

Aufregung verschlechtert. Erregung nach schlechten Nachrichten, dem Hören schrecklicher Dinge, in Erwartung von Ereignissen oder während der Schwangerschaft.

Hysterie allgemein. Hysterie infolge Kummer. Hysterisches Verhalten während Schwangerschaft und Geburt.

Wahnidee, doppelt oder vergrößert zu sein. Bildet sich ein, jemand anders zu sein.

Stilles Wesen. Sitzt still und regungslos da. Möchte still sein. Abneigung zu reden. Brütet, sieht alles schwarz. Feigheit.

Schüchternheit, besonders beim Auftreten in der Öffentlichkeit. Antwortet einsilbig oder kurz und barsch. Antwort kommt langsam.

Unzusammenhängende, verwirrte Sprache, wie betrunken. Schwinden der Gedanken, besonders bei geistiger Anstrengung.

Abneigung gegen geistige Arbeit. Geistige Arbeit ist unmöglich. Verlangen nach geistiger Arbeit, besonders nachts um 1 Uhr.

Abneigung zu denken. Schwierige Konzentration. Beim Versuch, sich zu konzentrieren, entsteht Leeregefühl oder Verwirrung. Verwirrung infolge geistiger Anstrengung. Furcht vor Geisteskrankheit, den Verstand zu verlieren.

Gedächtnisschwäche, besonders bei geistiger Arbeit oder dadurch entstandene Müdigkeit. Geistige Anstrengung verschlechtert. Geistige Erschöpfung. Vergeßlichkeit.

Geistige Trägheit, Schwierigkeiten beim Denken und Begreifen. Unfähig, lange zu denken. Geistige Trägheit mit Schläfrigkeit. Gleichgültigkeit.

Schwermut, Traurigkeit. Depressives Verhalten. Stiller Kummer, kann nicht weinen.

Delirium, anfallsweise. Delirium beim Einschlafen oder im Schlaf. Delirium tremens mit Schlaflosigkeit.

Unbeständige, labile Stimmung.

Abneigung, angesprochen zu werden. Reizbarkeit, besonders wenn man ihn anspricht. Gerät leicht in Zorn. Infolge von Zorn, Ärger treten Beschwerden auf. Beschwerden durch Ärger mit Angst oder Ärger mit Schreck.

Durch geistige Überanstrengung treten Beschwerden auf. Denken an seine Beschwerden verschlechtert.

Beschwerden durch: Schlechte Nachrichten. Erwartungsspannung, Voremp-finden. Emotionen, Gefühlserregung. Kummer. Furcht. Schreck.

ALLGEMEINES:

Wunde Schmerzen, besonders innerlich. Äußerlich brennende, stechende, drückende oder ziehende Schmerzen. Innerlich drückende Schmerzen. Schmerzen in Knochen und in Muskeln. Schmerzen beginnen und hören allmählich auf.

Schwellung leidender Teile. Äußerliches oder innerliches Schweregefühl.

Taubheit, Gefühllosigkeit, besonders innerlich. Physische Unempfindlichkeit.

Schmerzlose Lähmung. Lähmung schreitet von oben nach unten. Lähmung nach Anstrengung. Lähmung durch unterdrückten Schweiß oder nach Diphtherie. Poliomyelitis.

Erschlaffung der Muskeln oder des Bindegewebes.

Müdigkeit. Mattigkeit, besonders im Frühling.

Außerordentliche Schwäche. Lähmende Schwäche. Schwäche durch Sommerhitze oder Sonnenhitze. Muskelschwäche. Schwäche durch geringste Anstrengung.

Nervöse Schwäche, Neurasthenie.

Nervöser Kopfschmerz. Hysterischer Kopfschmerz. Kopfschmerz nach Erregung, Emotionen. Intermittierender oder verrücktmachender Kopfschmerz.

Ohnmacht nach Schreck oder Zorn, durch Schmerzen, bei Kopfschmerzen.

Äußerliches Zittern, am ganzen Körper.

Konvulsionen. Epilepsie. Petit-Mal. Konvulsionen bei Kindern, in Schwangerschaft oder im Kindbett. Tetanische Steifheit. Hysterische Krämpfe.

Krämpfe durch Erregung, Schreck, bei Gewitter, im Schlaf oder durch unterdrückte Menses.

Puls beschleunigt, voll oder schwach, langsam, fast unfühlbar.

Kalter Schweiß nachmittags. Kalter Schweiß bei Kopfschmerzen. Besser durch Schwitzen.

Innerliche und äußerliche Entzündungen. Neuritis.

Durstlosigkeit während Fieberhitze.

Blutwallungen. Hitzewallungen.

Stimulantien, Anregungsmittel bessern. Verlangen nach Brandy und Whisky. Beschwerden durch Alkohol.

Neigung zu Apoplexie. Einseitige Lähmung nach Apoplexie.

Schwierige Zahnung. Durchfall bei Zahnung. Kinderkrankheiten. Beschwerden in der Pubertät.

Folgen von Sonnenbestrahlung. Sonnenstich.

Schock durch Verletzungen.

Reaktionsmangel.

Beschwerden durch: Onanie. Sexuelle Exzesse. Unterdrückten Hautausschlag.

MODALITÄTEN:

< durch geistige Anstrengung.

< durch körperliche Anstrengung.

< durch Abwärtsgehen.

< durch Abwärtsbewegung.

< durch Warmwerden im Freien.

< durch heißes Baden.

< durch Wetterwechsel.

< im Frühling oder Sommer.

> durch Ruhe.

> nach dem Urinieren.

> durch Schwitzen.

Samuel Hahnemann
Organon der Heilkunst, 6. Auflage
§ 211

Sinngemäß:
Dem Gemütszustand des Kranken kommt die größte Bedeutung zu, wenn ein Heilmittel nach homöopathischen Gesichtspunkten ausgewählt wird. Der Gemütszustand ist jeweils von individueller Art und darf deshalb vom Behandler nicht unberücksichtigt bleiben.

GRAPHITES

Graffitys Hautprobleme begannen schon als Säugling. Zunächst bekam er Milchschorf, dann litt er an einem übelriechenden, nässenden und klebrigen Ausschlag, der besonders an den Lid- und Halsfalten und auch hinter den Ohren erschien. Später hatte er ein hartnäckiges Ekzem, das allerdings zwischendurch immer wieder verschwand, als Masern, Windpocken und Scharlach auftraten. Auch wenn sich wiederholt eine Besserung zeigte, war der Junge dennoch die meiste Zeit von irgendwelchen Pusteln, Bläschen, Flecken, Quaddeln, Schuppen, Krusten und Borken überzogen. All diese Hautausschläge führten dazu, daß Graffity mehr Seufzer zugedacht wurden als Zärtlichkeiten. Er wurde viel weniger auf den Arm genommen als andere Kinder, weil er in seinem bedauernswerten Zustand niemanden dazu verlocken konnte, ihn zu streicheln oder zu küssen.

Als Graffity laufen und sprechen gelernt hatte, fand man heraus, daß er im Verhältnis zu anderen Kindern unheimlich langsam war. Trotz dieser Langsamkeit war er jedoch keinesfalls dumm, obwohl dieser Eindruck bei allen Leuten entstehen konnte, die Graffity nicht gut genug kannten. Durch seine Gemächlichkeit wirkte der Junge sehr ruhig und es fiel ihm schwer, irgendeine Initiative zu ergreifen. Er war sich über seine Absichten nie richtig klar, zögerte, zauderte ängstlich und tat zu guter Letzt in seiner Unschlüssigkeit und Vorsicht so gut wie gar nichts. Die Ursache dieses Verhaltens lag wohl daran, daß er von seinen Eltern und den älteren Geschwistern seit jeher in freien Handlungen blockiert wurde. Er mußte das tun, was die anderen für richtig hielten, und wirkte deshalb im Ausdruck ängstlich, gehemmt und bedrückt.

Auflockerndes und Erheiterndes gab es wenig in Graffitys Alltag. Er wurde um seine Kindheit betrogen, denn er mußte auf Anweisung seiner Mutter alles unterlassen, was Lärm, Schmutz und Aufsehen erzeugt hätte. Ab und zu beschmierte er gelangweilt und ohne große Begeisterung mit einem Bleistift die Wände. Das war natürlich keine große Leistung, wenn man bedachte, daß Kinder seines Alters bereits mit bunten Metallfarben die Häuserwände besprühten und diese durch ihre haarsträubenden Motive in Monster-Kulissen verwandelten. Graffity war eben kein "sprühender" Typ und beeindruckte nicht durch Einfälle, Kreativität, Impulsivität oder Beweglichkeit, sondern eher durch seine Vorsicht, Langsamkeit und seinen Tiefsinn.

Da Graffity ziemlich pummelig, ja fast schon plump zu nennen war und sich ansonsten ziemlich dickhäutig gab, nannten ihn seine Spielkameraden oft "Rhinozeros". Dabei übersahen sie freilich, daß Nashörner auch wütend und gefährlich werden können, wenn man sie allzusehr reizt. Es dauerte lange, bis Graffitys Gleichmut ins Wanken kam, aber wenn es einmal geschah, konnte er in heftigem Zorn mit seiner Körpermasse alles über den Haufen rennen. Im allgemeinen aber zog sich Graffity eher gekränkt zurück oder lachte verlegen über böse Worte, sofern er sie überhaupt in sich eindringen ließ. Meistens sah es nämlich so aus, als ob alles von ihm wie von einer imaginären Mauer abprallte und ihn gar nicht richtig erreichte. In Wirklichkeit aber nahm Graffity nur die für ihn wesentlichen Dinge in sich auf und beschäftigte sich damit nachhaltig und konzentriert. So war er für Allerweltsthemen und flüchtiges Zeitgeschehen nicht aufnahmefähig und konnte sich auch niemals an irgendwelchen alltäglichen Krimskrams erinnern.

Graffity war häufig in weinerlicher Laune und als er keine Wände mehr beschwärzte, färbte stattdessen seine depressive Stimmung auf seine Umgebung ab. Wenn er Musik hörte, konnte er sich des Weinens nicht mehr enthalten und heulte verzweifelt drauf los. Im Schulalter sah Graffity ziemlich blutleer und blaß aus, fror unentwegt und klagte über eine starke Müdigkeit. Mußte er gähnen, dann wurde sein ohnedies kläglicher Zustand noch um vieles verschlechtert. Meistens fühlte er sich so schwach, daß er immer einen Sitzplatz brauchte, um nicht zusammenzusinken. Auch seine Ohren machten ihm Sorgen, denn er war etwas schwerhörig und vernahm subjektive Geräusche wie Knacken, Zischen oder Böllerschüsse. Zu alledem störten schlimme Verdauungsbeschwerden und Blähungen sein Wohlbefinden, wobei letztere für Graffitys Anrüchigkeit sorgten. In der Schule wollte keiner neben ihm sitzen, weil er so "herumstänkerte" und weil keiner Lust darauf hatte, sich durch seine muffigen Winde vergasen zu lassen. Verglichen mit diesen Einschränkungen und Beleidigungen empfand Graffity die zunehmenden Risse und Schrunden seiner Haut nur als einen unwichtigen Schönheitsfehler.

Eine seiner auffälligsten Eigenschaften war wohl die Fähigkeit, tiefschürfend zu denken. Das stellte er wieder einmal unter Beweis, als er in seinen Jugendjahren von einer Gruppe Rockern aufgefordert wurde, mit ihnen das Stadtviertel unsicher zu machen. Graffity war gerade dabei, sein Fahrrad in Ordnung zu bringen, als die jungen Männer ihn umringten. Da er wie immer sehr in sein Tun vertieft war, bemerkte er sie zunächst nicht und erschrak danach sehr heftig. Dann hellte sich sein Gesicht langsam auf.
"Ach, ihr seid es nur!" bemerkte er mit einer gelangweilten Handbewegung. Im Schneckentempo zog er darauf die Fahrradkette von den Zahnrädern, worauf sich die ganze Gruppe zufrieden in Bewegung setzte, da sie glaubte, ein Mitglied mehr gewonnen zu haben. Graffity aber blieb unbeweglich zurück und begann vorsichtig und gemächlich die Kette zu schmieren, während er tiefsinnig über die Geschichte des Rades nachdachte.

Tiefschürfend in einem anderen Sinne wurde Graffity, als er im Bergbau zu arbeiten begann. Da er sowieso lichtscheu war, schien diese Beschäftigung für ihn wie geschaffen. Außerdem fühlte er sich besser, wenn er abwärts fahren konnte, und eine solche Möglichkeit wurde ihm sonst nirgendwo geboten. Allerdings entwickelte Graffity immer mehr Ängste. Bereits am Morgen beim Erwachen überfielen ihn Angstgefühle bezüglich seiner Zukunft und seines Geisteszustands. Auch während der Arbeit wurde er oft ruhelos und fürchtete sich vor einem Unglück. Manchmal schwirrten ihm sexuelle Gedanken wirr durch den Kopf und bewirkten eine innerliche Ruhelosigkeit, obwohl er äußerlich unverändert schien.

An einem schönen Sonntag begegnete Graffity einem hübschen Mädchen, das bedauerlicherweise blind war. Da sie seinen kläglichen Zustand nicht sah, war sie ohne jegliche Vorurteile und freundete sich mit ihm an. Keiner - am allerwenigsten Graffity - wußte, was da vor sich ging, jedenfalls fand er sich kurz darauf in der Wohnung des Mädchens wieder. Plötzlich spielten seine Ohren wieder einmal verrückt, denn als er sich bückte, um die Schuhe auszuziehen, hörte er ein Glucksen. Wenig später begann es in seinen Ohren zu knarren, und als er schließlich mit dem Mädchen schlief, war es ein einziges Rauschen, Sausen und Brausen. Ehe er in einen tiefen Schlaf versank, hörte er noch ein kurzes Schnappen, dann kam er erst wieder zu sich, als es schon heller Morgen war. Beim Öffnen der Augen begann er zu niesen und vernahm schließlich ein deutliches Knacken. Graffity hatte zwar nicht viel Erfahrung und wußte nicht so richtig, was eigentlich los war, aber er konnte begreifen, daß alles ziemlich verpatzt und mißlungen war.

In der darauf folgenden Woche hegte Graffity sehr lüsterne Vorstellungen und sexuelle Phantasien. Als es dann endlich wieder Sonntag war, konnte er sein zweites Experiment kaum mehr erwarten. Leider spielte ihm sein Sexualtrieb einen Streich, denn trotz allen Begehrens blieb seine Männlichkeit funktionsunfähig. Nach dieser Schlappe nahm seine Begierde von Woche zu Woche ab, und zuletzt war Graffity sogar jeglicher Art von Koitus gänzlich abgeneigt. Deshalb blieb ihm gar nichts anderes übrig, als sich in seiner Freizeit wieder alleine zu beschäftigen.

Das Gefühl der Einsamkeit bedrückte ihn sehr, aber Graffity wußte in seiner Unschlüssigkeit nichts dagegen zu unternehmen. So begann er, seine Zeit mit Lesen auszufüllen, wobei er allerdings lange brauchte, um sich etwas einzuprägen. Als er das Buch von Sten Nadolny "Die Entdeckung der Langsamkeit" gelesen hatte, glaubte er, sich in der Hauptfigur zu erkennen, und hing einige Zeit unerfüllbaren Träumen nach.

Dann aber nagte der Kummer wieder an ihm weiter und brachte ihm hartnäckige Magenschmerzen ein. Das Gute daran war, daß sich diese Schmerzen durch Essen besserten. So mußte er auf keine Mahlzeit verzichten, was für ihn ohnedies eine Tragödie gewesen wäre. Welches Vergnügen hatte er denn schon außer Essen? Sogar in der Vielfalt der Speisen hatte er immer Abstriche gemacht, weil er weder Fleisch, noch Fisch, weder Salziges, noch Süßes leiden konnte. Wie hatte seine Mutter immer getobt, wenn er diese Dinge nicht aß!
"Es darf nicht süß sein, aber auch nicht salzig. Es darf kein Fleisch sein, aber auch kein Fisch. Das paßt ganz genau zu dir. Auch du bist weder Fisch, noch Fleisch. Niemals kannst du dich für etwas entscheiden. Der

Herr sagte, daß er die Lauwarmen ausspeien würde!"
Nach solchen Vorwürfen bekam Graffity Schuldgefühle, verstand die Welt nicht mehr und wurde noch schwermütiger. Wenn er morgens aufwachte, war er verdrossen und blickte wie gewohnt ängstlich und sorgenvoll in die Zukunft. Aber in letzter Zeit dachte er dabei sehr oft an den Tod und machte sich Gedanken, welches Schicksal wohl danach seiner armen Seele widerfahren würde. Schließlich trieb ihn die Ruhelosigkeit aus dem Bett und er begann, sich verwirrt umzublicken. Sein Zimmer schien ihm jeden Morgen aufs Neue irgendwie unbekannt, genauso wie er in der Arbeit Schwierigkeiten hatte, gewohnte Dinge zu erkennen. Sogar die Toilettenschüssel erschien ihm zunächst wildfremd, jedoch konnte er sich nach einer längeren Sitzung wieder erinnern, daß er bereits die letzten vier Tage ergebnislos hier gesessen hatte.

Bei der Arbeit war Graffity meistens sehr nervös, weil es aufgrund seiner Trägheit schwer für ihn war, sein Arbeitspensum zu erledigen. Außerdem konnte er sich in seiner Stumpfheit nie richtig gegen andere durchsetzen. Wurde er angesprochen, so zeigte er sich gereizt, weil er in Ruhe gelassen werden wollte. Meistens wußte er sowieso nicht, was er entgegnen sollte, und zögerte eine Antwort solange hinaus, bis sie überflüssig schien. Aus diesem Grunde fragten sich manchmal seine Kollegen: "Was ist bei Graffity mehr verstopft - der Darm oder die Ohren?"

In dem Maße wie Graffity von außen immer weniger hörte, lauschte er zunehmend auf seine innere Stimme. Diese ermahnte ihn eindringlich, sein Leben endlich zu verwandeln. Und so fand er seine Bestimmung als Mönch in einem Zenkloster. Dort brauchte er sich weder um sein verpfuschtes Sexualleben noch um seine Zukunft sorgen. Mit dem Fasten hatte er seine Schwierigkeiten, aber dafür kam die salz- und zuckerarme vegetarische Klosterküche seinem Geschmack sehr entgegen. Die vorgeschriebene Glatzköpfigkeit erschien Graffity mehr als wünschenswert, denn er wies auf seinem Haupte durch extremen Haarausfall ohnedies schon ziemlich kahle Stellen auf. Hier entging er auch der ewigen Qual, immer wieder von irgendeinem Quatschkopf angesprochen zu werden. Was sollte all das unnötige tagtägliche Gerede, das sich sowieso keiner merken konnte?

Anfangs heulte er beim Klang der Gebetsmühlen noch drauf los, weil es ihm wie Musik in seinen Ohren dröhnte. Bald aber lernte er wieder, Konzentration zu üben, was ihm in letzter Zeit überhaupt nicht mehr gelungen war. Seine wandernden Gedanken stellte er ab und entwickelte dafür wenige und hartnäckige Denkvorgänge. Kein anderer Mönch konnte sich stundenlang so ruhig halten wie er und keiner konnte so tief meditieren. Trotz alledem wollten Graffitys Hautausschläge nicht heilen, sie wurden im Gegenteil noch schlimmer. Graffity litt sehr und wollte wissen, wie es zu einer endgültigen Heilung kommen könne. Deshalb suchte er seinen Zen-Meister auf. Jener gab ihm zunächst den Namen

"setihparg".

Graffity fragte nach dem Sinn des Namens und erfuhr nach einem langen Schweigen, daß dieser Name von hinten her gelesen

"graphites"

hieß. Graffity sah davon ab, sich vor Verwirrung zu beuteln und hielt sich weiterhin ruhig. Daraufhin sagte der Meister: "Dieser Name gebührt dir, weil du alles von hinten her aufrollst. Du willst im Kloster etwas ablegen, was du noch gar nicht gefunden hast."

Dann gab ihm der Zen-Meister die Aufgabe, ein Koan zu lösen. Dieses Koan bestand aus einer einzigen Frage. Der Meister sprach:

"Kann das Vertauschen eines Gewandes und eines Hauses
die Taubheit der Seele heilen?"

Es handelte sich dabei um ein Rätsel, ein Problem, ein Geheimnis, dessen Lösung wohl viele Jahre, wenn nicht gar Graffitys ganzes Leben in Anspruch nehmen würde. Graffity bemerkte in seiner "Betäubung" nämlich nicht, daß er durch seinen Eintritt ins Kloster nur die Kulissen vertauscht hatte und somit weiterhin vor seiner anstrengenden und gefürchteten Selbstentfaltung geflohen war.

WESEN:

Graphit ist ein reaktionsträges Mineral, das aus Kohlenstoff besteht und in seiner Urform vorwiegend zur Herstellung von Bleistiften und Schmiermitteln verwendet wird. Zähe und träge Reaktionen zeigen sich auch in der *Schwere,* Vorsichtigkeit und Langsamkeit des homöopathischen Arzneimittelbildes von Graphites. Der Verstand des Patienten erscheint *schwerfällig,* die Gefühlslage ist *schwermütig* und zuletzt ist meist auch noch der Körper *schwer* und übergewichtig. Wie sich Graphit selbst in seiner Ursubstanz zeigt, fällt auch der Graphites-Patient durch sein düsteres, phlegmatisches, lethargisches und leidenschaftsloses Wesen auf.

Das schwerfällige und unsichere Graphites-Kind verleitet andere durch seine Trägheit und Unentschlossenheit dazu, es zu dominieren. Anstatt zu handeln, sitzt es dösend herum und kann sich für keine Aktivitäten entscheiden. Es überlegt lange, grübelt vor sich hin und erschrickt über alle Maßen, wenn es aus seinen Gedanken gerissen wird. Überhaupt ist es sehr ängstlich und deshalb sehr auf Sicherheit bedacht. In seiner Unbeholfenheit braucht es dringend andere Personen und kann sich deshalb keine Streitereien und offene Konflikte erlauben. Weil es sich schlecht zur Wehr setzen kann, paßt es sich notgedrungen immer dem Stärkeren an. Wenn es verletzt wird, weint es, zieht sich schmollend und beleidigt zurück oder lacht aus Verlegenheit. Wenn es zu unpassender Gelegenheit amüsiert lacht, anstatt demütig zu sein, wirkt es natürlich frech, flegelhaft und verscherzt sich dabei eventuelle Sympathien.

Durch Anpassung und Blockierung schützt sich der Graphites-Patient in seiner Existenzangst vor der Umwelt. Sein schwaches Selbstvertrauen zwingt ihn dazu, seine Grenzen dicht zu machen, um nicht durch fremde Eindrücke überflutet zu werden. Deshalb macht der Patient den Eindruck, als wäre er von einer unsichtbaren Mauer umgeben, die jeden Kontakt behindert. Durch diese Dickfelligkeit läßt er nur schwer etwas in sich eindringen und zeigt sich durch äußere Geschehnisse und Reize weitgehend unberührt. Aber auch von innen dringt nichts Nennenswertes an die Außenwelt, und so teilt der Patient auch nicht mit, wie es um sein Gefühlsleben bestellt ist. Dafür dient ihm die Haut als Projektionsfläche unverarbeiteter seelischer Vorgänge. Ist die innere Aufruhr zu stark geworden, suchen sich diese Kräfte einen Weg nach außen. Je dicker die Haut oder das *Fell*, desto vehementer müssen die angestauten Energien nach außen drängen, um überhaupt wahrgenommen zu werden. Der Hautausschlag ist Ausdruck dafür, daß die Psyche ihre Problematik nicht mehr bewältigen kann und sich einen Ausweg aus der Krise schafft, indem sie sich der Haut als Ablaßventil bedient.

Viele Kinderkrankheiten äußern sich über die Haut und sind Anzeichen dafür, daß eine gewaltige Entwicklung, ein Bewußtseinsschub, stattfindet. Aus diesem Grunde ist es nicht sehr hilfreich, solche Krankheiten - außer in hoher Lebensgefahr - durch starke Medikamente zu unterdrücken. Die beste Behandlung besteht hier in der Anwendung von Heilmitteln, die die Lebenskraft und Selbstheilungsenergie des Kindes unterstützen, wie dies beispielsweise durch die Gabe von homöopathischen Arzneimitteln geschieht.

Gerade die Hautsymptomatik ist es, die das Graphites-Arzneimittelbild auf der Körperebene im wesentlichen ausmacht. Es ist beachtenswert, daß Graphites unter 350 verschiedenen Hautausschlag-Symptomen im Repertorium verzeichnet ist. Zu den hervorstechendsten Symptomen gehören die klebrigen, honiggelben Absonderungen der Haut, die besonders hinter den Ohren oder in den Hautfalten und Gelenkbeugen auftreten. Obwohl bisweilen auch trockene und schuppige Hautausschläge vorkommen können, sind für Graphites eher nässende Effloreszenzen charakteristisch. Aber auch bei Hautverdickungen, Borken und rissiger, blutiger Haut sowie Erkrankungen der Nägel, Haare und Drüsen ist Graphites ein hilfreiches und langanhaltendes Mittel.

Der innere Konflikt will im Graphites-Patienten ein neues Bewußtsein entstehen lassen und drängt ihn somit zur Entfaltung. Da er jedoch aus Angst und Unsicherheit große Mühe hat, etwas Neues entstehen zu lassen, erlebt er anstelle seines eigenen Aufblühens, daß seine Haut unliebsame Blüten treibt. Diese Aussage wird durch den medizinischen Begriff *Effloreszenzen* bestätigt, der für krankhafte Hautveränderungen verwendet und mit *Aufblühen* übersetzt wird. Der Schutzwall wird durch den inneren Druck aufgerissen, deshalb platzt die Haut, wird schrundig und rissig oder wirft Blasen und Pickel.

Da Hautausschläge im allgemeinen abstoßend, entstellend oder zumindest sehr unvorteilhaft erscheinen, verhindern sie eine vertrauliche Nähe zu anderen Menschen. Die Ursubstanz Graphit wird ja als stark abfärbend bezeichnet, und so muß hier analog erwähnt werden, daß man Aussätzige immer absonderte, um nicht angesteckt zu werden. Körperkontakt kommt kaum zustande, zuletzt nur deshalb, weil der Graphites-Patient den Wunsch nach Berührung überhaupt nicht erkennen läßt und eher abweisend wirkt, als daß er zu einladenden Gesten fähig wäre. Wärme, Nähe und Berührung sind Erfahrungen, die der Patient braucht, um seine Ängste und Minderwertigkeitsgefühle abzubauen. Fehlender Körperkontakt begünstigt auch seine sexuelle Unzulänglichkeit.

Der unsichtbare Panzer, den sich der Patient angelegt hat, stört sämtliche Austauschfunktionen und ein gesundes seelisches und geistiges Wachstum. Die verhinderte geistig-seelische Entwicklung findet deshalb teilweise auf der körperlichen Ebene in entarteten Wachstumsprozessen statt. Der Patient neigt zu krankhaften Wucherungen, zu Tumoren und krebsartigen Geschwüren.

Die Einpanzerung des Patienten zeigt, daß er etwas sehr Empfindliches zu schützen hat, was im Tierreich Schnecken, Muscheln und Austern beweisen. Aber auch der Igel, die Schildkröte und sämtliche Dickhäuter passen in dieses Schema. So ist es nicht weiter verwunderlich, daß Elefanten zu den sensibelsten Tieren gehören. Auch der Graphites-Patient, der bisweilen unter Elefantiasis leidet, verbirgt Verletzlichkeit, Angst und Minderwertigkeitsgefühle wie hinter einer starken Rüstung. So ist er zwar gegen Angriffe weitgehend gefeit, aber er ist auch positiven Eindrücken und Zuneigung gegenüber verschlossen. Wenn man dennoch eine seiner verwundbaren Stellen findet, kann er sich in seltenen Fällen trotz aller sonstigen Zurückhaltung auch einmal gereizt zeigen.

Aber im allgemeinen vermögen Impulse die allgegenwärtige Schwere und Stumpfheit des Graphites-Patienten kaum zu durchbrechen, weshalb kein eigener Wille aufkommen kann und auch keine schnellen Entscheidungen gefällt werden können. Der Verstand scheint weit davon entfernt zu sein, irgendeine Art von Flexibilität unter Beweis stellen zu können. Der Denkvorgang des Patienten kann äußere Eindrücke nur langsam in das Innenleben integrieren und genauso schwer kann er innere Prozesse und Empfindungen nach außen kundtun. Das Denken geht so zögernd vor sich, daß der Patient Kurzzeitgeschehnisse unmöglich erfassen kann. Bis er in seiner Langsamkeit Vorgänge zu verstehen versucht, sind sie längst wieder vorbei und es passiert bereits wieder etwas Neues. Desgleichen kann auf der Gefühlsebene kein emotionaler Austausch mehr stattfinden, weil der Patient im Gefühlsbereich den selben Schutzwall um sich gezogen hat. Durch seine Anpassungsmechanismen machen sich immer mehr Unzufriedenheit und Unlustgefühle bemerkbar.

Auch auf der körperlichen Ebene versagt der Stoffaustausch, und so funktioniert das Verdauungssystem sehr schlecht. Der Graphites-Patient verabscheut Fleisch, Fisch, Salz und Süßigkeiten und leidet unter Stoffwechselstörungen mit Blähungen, Völlegefühl und Verstopfung. Die Unterdrückung, die der Patient fortwährend mangels Selbstbehauptung mit sich geschehen läßt, äußert sich auf der körperlichen Ebene in einem Überdruck im Magen-Darm-Bereich. Deshalb fühlt er sich besser, wenn er den Druck durch Aufstoßen oder Blähungsabgang entweichen lassen kann. Der Patient ist zwar zu heftigem Zorn fähig, jedoch müßte vieles geschehen, ehe er diese Emotion zum Ausdruck bringt. Wenn es Ärger gibt, ver-drückt er sich lieber und zieht beleidigt ab. Die nach innen geschobene Aggression zeigt sich bei anhaltender Konfliktvermeidung in Magenbeschwerden oder in einem Zwölffingerdarmgeschwür.

Der Stauung und Blockade auf der geistigen und seelischen Ebene folgt eine Verstockung und Verkrampfung im körperlichen Bereich. Das Blut staut sich in Krampfadern und Hämorrhoiden und der verstopfte Darm bringt seinen Inhalt nur mühsam vorwärts. Durch den trägen und ungenügenden Stoffwechsel entstehen Giftstoffe im Darm, derer sich der Organismus über die Haut zu entledigen versucht. Außerdem bewirkt der mangelhafte Stoffwechsel sowohl eine extreme Müdigkeit als auch Fettsucht. Der Patient wirkt aufgeschwemmt, obwohl in weit geringerem Maße auch hin und wieder ein starkes Abgemagertsein vorkommen kann. Die spärlichen Verbrennungsvorgänge im Körper haben eine große Empfindlichkeit gegen

Kälte zur Folge. Der Graphites-Patient friert sehr leicht und bedarf reichlicher Wärmezufuhr.

Neben der Kälteintoleranz ergeben die nachfolgend aufgelisteten Symptome des Graphites-Patienten das Bild einer Schilddrüsenunterfunktion:
Neigung zu Depressionen, Verlangsamung intellektueller Fähigkeiten, Müdigkeit, Schwäche, teigig geschwollene Haut, Gewichtszunahme, extreme Obstipation, mangelhafter Stoffwechsel, verlangsamte Reflexe und Anämie durch Resorptionsstörungen von Eisen oder Vitamin B 12.

Der Graphites-Patient kocht sozusagen auf halber Flamme. So ist es nicht verwunderlich, daß er sich apathisch, matt und schwerfällig verhält. Es fehlen ihm Mut und Tatkraft, um sich im Leben zu behaupten und sich entschlossen zur Wehr zu setzen. In seiner Lage ist er für andere kein Gegner und hat demnach auch nichts zu ent-*gegnen*. Diese Tatsache wird darin ersichtlich, daß der Patient nicht angesprochen werden will. Auf eine Anrede hin müßte er Rede und Antwort stehen und dafür die Ver-*antwort*-ung übernehmen. Das ist ihm jedoch in seiner Ängstlichkeit, Unselbständigkeit und Unentschlossenheit unmöglich. Da dem Patienten in seinem Verhalten das typisch männliche Prinzip der Stärke und Durchsetzung fehlt, hat der Graphites-Mann auch seine Schwierigkeiten mit der Sexualität. Der Phallus, als Symbol der Kraft, ist für ihn die meiste Zeit ein Wunschgebilde. Oft hat er starke sexuelle Bedürfnisse mit wollüstigen Phantasien, jedoch bleibt er ohne Erektion. Er kann aber auch zum Samenverlust ohne Erektion kommen oder von einer überaus schnellen und unkontrollierbaren Ejakulation mit Orgasmus überrascht werden.

Die Ängstlichkeit des Kranken führt zu überaus starken Geborgenheitswünschen, die jedoch unerfüllbar sind. Er fühlt sich sogar in gewohnter Umgebung fremd und erkennt vertraute Dinge nicht wieder. In seiner extremen und allgegenwärtigen Unsicherheit gibt es für ihn keinen Ort, wo er sich wirklich warm und geborgen wähnen könnte. Der Patient *fremdelt*, womit im Sprachgebrauch ängstlich sein gemeint ist. Er hat kein Vertrauen in das Leben und deshalb entwickelt er eine große Angst vor der Zukunft oder vor einem Unglück. Auch seine Träume sind ängstlich, ärgerlich, schrecklich, von Mißgeschicken und Unfällen gekennzeichnet. Seine Vergeßlichkeit und Verwirrung läßt ihn schließlich auch noch vor einer

Geisteskrankheit fürchten. Er kann keinen Lebenssinn finden, hat deshalb Angst um seine ewige Seligkeit, gerät leicht in Verzweiflung und läßt sich in seiner schwermütigen Verfassung immer wieder zu Todesgedanken hinreißen. Das Gefühl von Einsamkeit und Isolation bringt nicht nur den Patienten, sondern auch seine Haut zum Weinen. Die hilfreichste Behandlung besteht in diesem Fall sowohl in der Verabreichung von Graphites als auch in Verständnis, Aufmerksamkeit, liebevoller Zuwendung und Berührungskontakt.

Der Graphites-Patient hat von seiner Lebensweise die Nase ziemlich voll, was er auf der körperlichen Ebene durch Katarrh und seine innerlich durch Borken und Krusten behaftete oder verstopfte Nase deutlich genug erkennen läßt. Er ist es überdrüssig geworden, stets auf andere zu hören, und so entsteht aus seiner "Hörigkeit" schließlich eine Schwerhörigkeit. Taubheit ist eine Unempfindlichkeit und Abstumpfung gegen äußere Reize, nicht nur im Bereich des Hörens, sondern auch des Fühlens. Daher leidet der Kranke auch an einer Taubheit der Finger, Hände, Zehen, Füße und Beine.

Will der Graphites-Patient gesund werden, so muß er sich trotz seiner Ängste öffnen. Er muß seine Neigung zum Sitzen aufgeben und sowohl körperlich als auch im übertragenen Sinne aufstehen, womit hier Aufstand und Empörung gemeint ist. Der bayerische Wortschatz kennt dafür auch den Begriff *aufmandeln*, was ebenfalls darauf hinweist, daß der Betreffende sich auflehnt und sich so zu einem Manne macht. Nur wenn der Graphites-Patient seine Konfliktangst überwindet, kann er sich wirklich behaupten und zu einem eigenständigen Menschen werden. Rundherum müssen seine Mauern durchbrochen werden, damit er sich frei und lebendig bewegen, entfalten und verwirklichen kann.

GEMÜT:

Der Patient ist geprägt von Langsamkeit. Große Neigung zu sitzen. Abneigung gegen Arbeit, Faulheit. Faul, obgleich sehr intelligent.

Gleichgültigkeit, Teilnahmslosigkeit. Schüchternheit.

Ängstliche Unentschlossenheit. Alles erscheint sonderbar. Wahnidee, alles ist fremd oder gewohnte Dinge erscheinen fremd.

Allgemein große Furcht, durch Weinen besser. Furcht morgens oder abends im Bett. Fürchtet sich, verrückt zu werden. Furcht vor Unglück, Gewitter oder Arbeit.

Furcht vor dem Tod. Intensive Todesgedanken. Gefühl vom Tod. Todesahnung.

Große Angst, morgens beim Erwachen. Angst abends im Bett, vor Mitternacht oder nachts. Angst im Schlaf oder beim Erwachen. Angst treibt ihn aus dem Bett. Ist außer sich vor Angst. Angst mit Furcht. Angst als ob eines Verbrechens schuldig. Angst um die Seligkeit oder um die Zukunft. Angst bei der Arbeit, bei manueller Arbeit oder im Sitzen. Weinen nach Angst. Angstzustand besser durch Wärme.

Qualvolle Angst. Todesangst vor Menses oder bei Amenorrhöe.

Unbeständigkeit. Wechselnde Stimmung. Weinen abwechselnd mit Lachen.

Entmutigt beim Erwachen. Entmutigung mit Angst. Fühlt sich unglücklich.

Große Traurigkeit. Traurig abends, abends im Bett oder nachts. Wird schwermütig durch Musik oder wegen Kleinigkeiten. Ein beständiger Kummer.

Weinerliche Stimmung. Weint besonders abends. Ängstliches Weinen. Grundloses Weinen. Weinen bessert. Weinerliche Kinder.

Weinen abwechselnd mit Reizbarkeit und Gelächter bei Kleinigkeiten.

Erschrickt leicht. Empfindlich gegen Sinneseindrücke. Musik verschlechtert. Empfindlich gegen Musik, muß Weinen beim Hören von Musik, besonders bei Orgelmusik.

Beschäftigt sich intensiv mit Kleinigkeiten. Kleinigkeiten erscheinen wichtig.

Wählerisch, anspruchsvoll. Zweifelnd, skeptisch. Tadelsüchtig, kritisch. Unverschämt.

Leicht beleidigt, nimmt alles von der schlechten Seite.

Mürrisch. Mißmutig nach dem Essen. Reizbarkeit. Reizbar, wenn man ihn anspricht. Abneigung angesprochen zu werden.

Gerät leicht in Zorn. Heftiger Zorn.

Geistesabwesend. Zerstreut. Vergeßlich.

Gedächtnisschwäche. Verwirrung, besonders morgens. Schwierige Konzentration. Geistige Arbeit ermüdet. Abneigung gegen geistige Arbeit. Geistige Trägheit, Schwierigkeit beim Denken und Verstehen, besonders morgens oder nach einer Mittagsruhe.

Geistige Erschöpfung. Fühlt sich schlechter durch geistige Anstrengung.

Benommenheit. Morgens betäubt oder bewußtlos.

Heiterkeit. Gibt sich verliebt. Kann wollüstig und lüstern sein. Sexuelle Gedanken drängen sich auf und schwirren durcheinander. Laszive Phantasien.

Gesteigerte Phantasie, besonders nachts, beim Augenschließen im Bett oder bei Schlaflosigkeit.

Hartnäckige Gedanken. Verfolgt von unerfreulichen Gedanken. Wandernde, abschweifende Gedanken. Andrang von Gedanken abends im Bett, nachts oder durch Schlaflosigkeit.

In großer Erregung, Aufregung, besonders nachts.

Ruhelosigkeit beim Arbeiten, besonders bei sitzender Arbeit.

Ängstliche Ruhelosigkeit. Nachts ruhelos. Ruhelosigkeit treibt ihn aus dem Bett.

Verzweiflung, besonders bei Schweiß. Verzweifelt wegen Kleinigkeiten.

Auffallende Religiosität.

Hypochondrie. Hysterie. Größenwahn.

Beschwerden durch: Vorempfinden, Erwartungsspannung. Schreck. Kummer. Musik.

ALLGEMEINES:

Ziehende Schmerzen. Innerlich brennende, drückende oder kneifende Schmerzen. In Muskeln krampfende, ziehende, reißende oder stechende Schmerzen. Muskelkrämpfe. Betäubende Schmerzen.

Gefühl von äußerlichem Zusammenschnüren, wie von einem Band. Ein Zusammenschnüren in den Gelenken und Knochen.

Innerliche Empfindlichkeit.

Äußerliche Gefühllosigkeit. Taubheit in einzelnen Teilen, besonders in Teilen, auf denen er liegt.

Lähmung mit Atrophie. Einseitige Lähmung, besonders rechts. Katalepsie.

Zucken oder innerliches Zittern. Zittern während Menses.

Verkürzte Muskeln und Sehnen. Innere Spannung. Verlangen, sich zu strecken und dehnen. Sich Strecken ist unbefriedigend.

Fühlt sich schlechter durch Heben oder Überanstrengung der Muskeln und Sehnen.

Verlangen, sich zu setzen. Neigung, sich hinzulegen. Fühlt sich besser nach dem Liegen.

Innerliches Schweregefühl. Inneres Völlegefühl.

Müdigkeit. Mattigkeit. Große Schwäche, morgens oder abends. Schwäche, die plötzlich auftritt. Schwäche nach Koitus, aufgrund Durchfall, nach Stuhlgang oder während Menses. Schwäche mit Leukorrhöe. Ohnmacht.

Erschlaffung der Muskeln. Fettleibigkeit. Fettsucht im Klimakterium.

Ödematöse Schwellung, Aufgedunsenheit. Äußere Ödeme, Wassersucht.

Fühlt sich schlechter bei Beginn des Schlafes oder nach einem langen Schlaf.

Schlechter durch Kälte, kalte Luft, Betreten eines kalten Raumes oder nach Kaltwerden. Erkältungsneigung. Verträgt weder Kälte noch Hitze. Verlangen nach warmer Kleidung.

Zimmerwärme verschlechtert. Verlangen nach frischer Luft, aber Luftzug verschlechtert. Jucken schlechter durch Warmwerden im Bett.

Großer Mangel an Lebenswärme. Wärme verschlechtert bei Mangel an Lebenswärme.

Beim Erwachen Hitzegefühl. Hitzewallungen, von unten nach oben aufwärts gehend.

Schlechter durch Fasten. Beschwerden vor, während oder nach dem Essen. Schlechter nach dem Frühstück.

Abneigung gegen warme und gekochte Speisen. Abneigung gegen Süßigkeiten, Salz, Fisch und Fleisch. Abneigung allein schon beim Denken an Fleisch.

Schlechter durch kalte Speisen und kalte Getränke. Schlechter durch Süßigkeiten, Fett, Schweinefleisch und Essig.

Verlangen nach Bier und kalten Getränken. Warme Getränke und heiße Speisen bessern.

Vermehrte Schleimabsonderungen. Übelriechende, dünnflüssige, wässerige Schleimabsonderungen mit salzigem Geschmack.

Schweiß färbt die Wäsche gelb. Übelriechender, stinkender Schweiß. Kalter Schweiß.

Voller, harter Puls. Beschleunigter Puls, morgens oder durch Bewegung. Abends langsamer Puls.

Äußerliches oder inneres Pulsieren. Blutwallungen. Blutandrang. Plethora. Erweiterung der Blutgefäße.

Varizen, juckend, mit Pickel bedeckt. Krampfadergeschwür.

Wunden heilen langsam. Alte Wunden brechen wieder auf. Blutungen von hellrotem oder wässerigem Blut.

Entzündung der Drüsen. Verhärtungen. Drüsenverhärtungen. Schwellungen der Drüsen. Drüsenschwellung mit Abmagerung.

Narbenkeloid. Hautgeschwüre. Abszesse mit stinkenden oder wässerigen Eiterungen. Atherome. Zystische Tumore. Kanzeröse Erkrankungen.

Weiße Hautfarbe gewöhnlich roter Teile. Anämie. Chlorose.

Abmagerung. Abmagerung leidender Teile.

Schwierige Zahnung. Beschwerden in der Pubertät oder im Alter.

Symptome treten linksseitig auf.

Reaktionsmangel.

Beschwerden durch: Hunger. Narkotika. Unterdrückung des Schweißes. Unterdrückte Hautausschläge. Verlust von Körpersäften.

MODALITÄTEN:

< durch Kälte.

< nach Abkühlen, Kaltwerden.

< durch Luftzug.

< durch Abdecken.

< durch Gehen oder Gehen im Wind.

< durch Bewegung.

< durch Aufstehen.

< durch Auftreten, Erschütterung.

< in Zimmerwärme.

< bei Licht.

< bei Tages- oder Sonnenlicht.

< durch Musik.

< durch Reden.

< durch Gähnen.

< durch Baden, Sich Waschen.

< vor Schlaf.

< während Schlaf.

< morgens beim Erwachen.

< beim oder nach Koitus.

< nach oder während Menses.

< bei feuchtem Wetter.

< bei naßkaltem Wetter.

< bei Wetterwechsel.

< im Herbst.

< morgens von 5-9 Uhr.

< abends von 18-21 Uhr.

< nachts um 22 Uhr oder vor Mitternacht.

< nachts von 21-5 Uhr.

> bei Dunkelheit.

> durch Abwärtsbewegung.

> durch Fahren in einem Wagen.

> durch Gehen im Freien.

> durch Warmwerden (aber < durch Wärme!).

> nach Essen.

> durch Weinen.

> beim oder nach Schwitzen.

> durch Druck.

> durch Ruhe.

> im Sitzen.

> im Liegen.

Samuel Hahnemann
Organon der Heilkunst, 6. Auflage
§ 213

Sinngemäß:
Nie wird eine naturgemäße und homöopathische Heilung erfolgen, wenn nicht bei jedem, selbst akutem Krankheitsfall das Symptom der Geistes- und Gemütsveränderung erkannt wird. Bei der Wahl des Heilmittels soll das Heilmittel nicht nur den entsprechenden Symptomen, sondern auch dem Geistes- und Gemütszustand des Kranken ähnlich sein.

LEDUM

Porst blieb aus gutem Grund Junggeselle, denn er war eher ein abweisender als ein anziehender Typ. Seine etwas unnahbare und feindselige Note wurde noch durch einen seltsamen, beulenartigen Hautausschlag auf der Stirn unterstrichen, der gelegentlich zwei Hörner anzudeuten schien. Eigentlich sehnte er sich tief im Herzen nach einer Beziehung, ohne daß ihm das jemals bewußt geworden wäre. Und so beantwortete er auch die Frage nach seinem Familienstand stets mit der gleichen Heftigkeit: "Ich müßte ja verrückt sein, wenn ich jemals auf die Idee gekommen wäre zu heiraten! Ich bin froh, wenn ich keinen Menschen sehe!".
Demnach war seine Ehelosigkeit kein Fall von Geschlechterdiskriminierung, sondern eine ganz gewöhnliche Menschenfeindlichkeit.

Da er die Frauen sowieso mied, blieben ihm also nur noch Schwierigkeiten mit den Männern, aber die waren dafür umso gravierender. Eltern und Geschwister sah er nur einmal im Jahr, und das reichte ihm. Hinterher ärgerte er sich meistens, wieso er diese "blöde Bande" überhaupt aufgesucht hatte. Seine Kollegen genossen ihn mit Vorsicht, denn der mürrische Porst maulte unentwegt an ihnen herum und war oft wegen einer Kleinigkeit ziemlich gereizt und aufgebracht. Sonst gab es nur noch den Stammtisch in seiner Kneipe, wohin Porst allabendlich ging und erst wieder nach Hause kehrte, wenn das Lokal geschlossen wurde. Weil er stets am Biertisch versumpfte, wurde Porst auch bald "Sumpfporst" genannt. In der Kneipe war er genau unter seinesgleichen, weshalb er es dort länger aushielt als irgendwo anders. Wenn er einen gewissen Alkoholpegel erreicht hatte, zeigte er sich sogar als zünftiger und fröhlicher Geselle. Allerdings konnte es auch schnell einmal hoch hergehen und zu lautstarken Auseinandersetzungen kommen.

Stellte einer der Stammtischbrüder unerwartet eine nicht alltägliche Frage an Sumpfporst, so antwortete dieser nie sofort. Auf gewisse Fragen antwortete er niemals, weil er einfach nicht wollte. Mal kam eine Antwort, die mit der Frage nichts zu tun hatte, mal schloß Sumpfporst die Augen, um besser nachdenken zu können. Oft glaubten die anderen, daß er nach seinem stets reichlichen Alkoholkonsum schon eingedöst sei, als er sich plötzlich hellwach mit einem erstaunlichen Ideenreichtum wieder zu Wort meldete. Freilich durften die geistigen Anforderungen für ihn nie zu groß werden. Sumpfporst fühlte sich sonst total überfordert, schlapp und müde.

Eines abends kam Sumpfporst ziemlich frustriert, verärgert und gereizt in der Kneipe an, weil er am Arbeitsplatz Probleme gehabt hatte. Um seine miese Laune aufzuheitern, kippte er zuerst einige Gläser Kognak hinunter. Diese bewirkten jedoch, daß seine schlechte Stimmung erst richtig zutage kam. Nichts paßte ihm, er gab mürrische Kommentare von sich und benahm sich äußerst ekelhaft. Er zeigte seinen Freunden gegenüber eine so eindeutige und heftige Abneigung, daß diese ihn aufforderten nach Hause zu gehen und seinen Rausch auszuschlafen. Da fühlte sich Sumpfporst erst richtig herausgefordert, wurde aufbrausend, zornig und rachsüchtig. Als er seinem Nebenmann mutwillig einen Schwall Bier über die Hose schüttete, fuhr ihm unversehens eine Faust ins Auge. Danach taumelte er dösig, berauscht und schwindlig nach Hause. Er war so benommen, daß er nicht wußte, ob es der Alkohol, der Schmerz oder die Wut war, was ihn so betäubte.

Das Erlebnis mit dem blauen Auge machte Sumpfporst noch ernster und zurückhaltender, aber keinesfalls menschenfreundlicher. Im Gegenteil, innerlich wuchs seine Abneigung gegen Menschen immer mehr. Zeitweise fürchtete er sich sogar vor ihnen. Dennoch nahm er sich mehr zusammen und zeigte sich nicht mehr so widerspenstig, heftig und zornig wie zuvor. Eigentlich war ihm seit langem klar, daß er seine ungesunde Lebensweise umstellen mußte. Aber er war in seinen Gewohnheiten so festgefahren, daß eine Änderung unmöglich schien. Immer wieder aß er seine Lieblingsgerichte, wie zum Beispiel: Nieren in Weißwein, Herz in Rotwein, Lunge in Biersud oder Kutteln in Weinbrand. Hinterher spülte er die Speisen mit einigen Flaschen "Ledumer Heideteufel" oder "Nachtschwärmender Palustre" hinunter, weil er das Gefühl hatte, daß ihm die Nahrung sonst hinter dem Brustbein steckenblieb. Nach Mitternacht ging er dann beduselt und besäuselt zu Bett, wo er sich ruhelos herumwarf. Oft hatte er Einschlafschwierigkeiten, denn sobald er die Augen schloß, sah er Phantome, Dämonen, Gespenster und Geister. Erst wenn diese Visionen und Wahnideen vorüber waren, dämmerte Sumpfporst in das Reich der Träume hinüber.

Da Sumpfporst in letzter Zeit seine Aggressionen besser im Griff hatte, zeigten sich diese häufig in Form von Träumen, die immer eine gewisse Gewalttätigkeit zum Inhalt hatten. Er träumte gerade, daß ihm jemand einen Dolch in die große Zehe bohrte und fuhr erschreckt aus dem Schlaf auf. Da bemerkte er, daß der Schmerz nicht Traum, sondern Realität war. Der Gichtanfall war so schlimm, daß er morgens seinen Fuß lange in kaltes Eiswasser hielt, ehe er unter heftigsten Schmerzen zum Arzt humpeln konnte.

Ein kräftiges Schmerzmittel vermochte die peinigenden Schmerzen nach einiger Zeit zu unterdrücken. Sumpfporst hielt sich sogar ein paar Wochen lang an eine strenge Diät, solange ihm diese furchtbaren Schmerzen zu gut in Erinnerung blieben. Bald aber verblaßten diese Eindrücke, und er fuhr wieder im alten Gleis dahin. Natürlich blieb die Gicht abermals nicht lange aus und kroch langsam an seinem Körper empor. Bald schmerzte ein Knie, bald eine Hüfte, ein Handgelenk, eine Schulter. Aber immer wieder konnten seine Beschwerden nach kurzer Zeit aufgrund starker Medikamente eingedämmt werden.

Wer Sumpfporst in früheren Zeiten erlebt hatte, konnte tatsächlich glauben, daß er ein ganz anderer Mensch geworden war. Ernst, ruhig und besonnen ging er jetzt seiner Arbeit nach, ohne daß seine üble Laune besonders aufgefallen wäre. Er hatte sich gut unter Kontrolle und vermied Ärger, Zank und Aufsehen. Dafür war es umso erstaunlicher, daß Sumpfporst immer mehr Dinge zustießen, die er früher gar nicht gekannt hatte. Saß er brav und zurückhaltend im Biergarten, fiel ein zänkischer und aufgebrachter Mückenschwarm über ihn her. Ging er an einen See zum Baden, was ihm immer sehr gut bekam, trat er sich einen heimtückischen Nagel in die Fußsohle. Machte er bei der Arbeit eine ungeschickte Bewegung, stieß er sich den Kopf an einer hinterhältigen Mauer und blutete erheblich. Solche

Vorkommnisse erzürnten Sumpfporst sehr und veranlaßten ihn zu grimmigen Schimpfereien.

Als er eines abends irrtümlicherweise zu Hause anstatt am Stammtisch saß, fror Sumpfporst erbärmlich. Er mußte dieser Fröstelei ein Ende machen und sich den wärmenden Birnenbrand aus dem Gefrierschrank holen. Beim Öffnen des Gefrierschranks fiel ihm jedoch ein großes Stück gefrorene Schweineleber auf seine gichtige Zehe. Sumpfporst veranstaltete ein ziemliches Gepoltere, ehe er wutschnaubend die "unverschämte" Leber in den Abfall warf, weil er mit diesem "Biest" nichts mehr zu tun haben wollte. Dann hinkte er in aufgeheizter Stimmung endlich in die Kneipe.

Dort war der Stammtisch bereits aufgelöst, denn die Sperrstunde nahte. Sumpfporst hockte sich an die Theke und begann schließlich mit dem Wirt, der beflissen die Gläser spülte, eine belanglose Diskussion. Sumpfporst zeigte zwar seine Unzufriedenheit, seinen Mißmut und seinen Ärger nicht offen, hatte aber dennoch eine Art an sich, die den Wirt schrecklich anödete. Da war etwas Unaussprechliches und Widerwärtiges, was einen aufreizte, wenn man mit Sumpfporst debattierte. Trotz aller Aufgebrachtheit zwang sich der Lokalbesitzer zur Vernunft. Er konnte doch nicht einen seiner besten Gäste verprügeln! Als Sumpfporst spät nach der Sperrstunde das Lokal endlich durch den Hinterausgang verließ, hatte er das Pech, daß der Wirtshund keinerlei geschäftliche Überlegungen anstellte und den Spätheimkehrer genußvoll ins Bein biß.

WESEN:

Ledum ist eine Art Heidekraut und gehört zu der Gruppe der Ericaceae. Das strauchartige Gewächs wird etwa einen Meter hoch und wächst im Heidemoor. Durch seinen Standort auf feuchtem, saurem Boden wird Ledum auch Sumpfporst genannt. Da es nur in Gegenden mit reichlich Niederschlägen, hoher Luftfeuchtigkeit und wenig Wärme gedeiht, beschränkt sich sein Vorkommen auf die nördlichen Breitengrade. In den beheimateten Ländern wird Ledum als vielseitiges Naturheilmittel angewandt. Wegen seiner berauschenden Wirkung wurde die Pflanze früher auch als würziger Hopfenersatz ins Bier gemischt.

Was für die Pflanze der saure Boden ist, auf dem sie gedeiht, ist beim Ledum-Patienten die harnsaure Diathese. Der Disposition zu gichtig-rheumatischen Erkrankungen können verschiedene Ursachen zugrunde liegen. Vererbung, Stoffwechselerkrankung, schlechte Ernährungsgewohnheiten mit purinstoffreicher Nahrung oder ein Übermaß an Alkohol bringen den Organismus in diesen Zustand. Der Alkoholmißbrauch, der beim Ledum-Patienten auftreten kann, zeigt schon aus sprachlichen Gründen eine Parallele zum Leben der Pflanze. Nachtschwärmende Trinker, die in ihrer Sucht kein Ende finden, *versumpfen* in der Kneipe. Die Pflanze ist berauschend, der Patient berauscht. Aufgrund dieser Berauschung neigt der Kranke leicht zu Schwindel, Betäubung und Kopfschmerz.

Nässe ist für beide ein wichtiges Element, denn der Ledum-Patient erfährt Besserung durch Baden und steckt seine schmerzenden Füße verzweifelt in kaltes Wasser, so wie auch die Pflanze mit den Wurzeln im Sumpf steckt. Das Bevorzugen von Kälte ist eine weitere Übereinstimmung zwischen Pflanze und Patient. Der sumpfige Standort der Pflanze zieht Mückenschwärme geradezu an, und auch der Ledum-Patient gilt als bevorzugtes Objekt stechender Plagegeister. So wirkt Ledum in seiner homöopathischen Zubereitung als hilfreiches Arzneimittel bei Mückenstichen. Aller- dings müssen die Einstichstellen kalt sein, um Ledum einsetzen zu können. Beim Ledum-Patienten sind alle befallenen Stellen kalt, obwohl er diese durchaus nicht kalt empfindet.

Der Ledum-Patient neigt aufgrund der Bindegewebsschwäche sehr leicht zu Blutergüssen und Blutungen. Bei Hämatomen tritt an der geschädigten Stelle durch einen Reiz in Form von Schlag, Quetschung, Stoß oder Prellung Blut aus den Kapillaren ins Gewebe aus. Auch bei Ödemen, die beim Ledum-Patienten häufig zu finden sind, ist eine erhöhte Gefäßdurchlässigkeit vorhanden, weshalb Blutplasma ins Gewebe austreten kann. Es kommt zu schaumigem Bluthusten und -spucken, weil die Alveolenwände durch toxische Einwirkungen ebenfalls immer durchlässiger werden. Bei den entzündlichen Hautausschlägen, - eine Hilfsmaßnahme des Organismus, das Überhandnehmen von Schlackenstoffen auf diese Weise einzudämmen, - kommt es ebenfalls durch schädigende Reize zu einer erhöhten Permeabilität der Gefäße.

Die gichtige Diathese zählt im weitesten Sinne auch zum rheumatischen Formenkreis, der unter dem Arzneimittelbild von Rhus toxicodendron ausführlich behandelt wurde. Der Organismus des Ledum-Patienten leidet aus unterschiedlichen Gründen unter zuviel Harnsäure. Das Entsorgungsproblem ist groß, wenn möglicherweise die Nieren nicht mehr funktionstüchtig genug sind, um die Harnsäure in der vorhandenen Menge auszuscheiden. Der Ledum-Patient neigt dazu, durch Fleisch, Kaffee, Tee oder Innereien - um nur einige Nahrungsmittel zu nennen - zuviel purinstoffhaltige Nahrung zu sich zu nehmen. Auch die Folgen übermäßigen Alkoholgenusses sind hier zu erwähnen. Es ist unerheblich, ob objektiv zuviel Harnsäure vorhanden ist, oder ob es sich in Bezug auf eine Nierenschädigung nur um eine relativ erhöhte Harnsäure handelt, d. h. der Harnsäuregehalt wäre normal, aber dennoch werden die kranken Organe nicht mehr damit fertig. In letzter Konsequenz wird die überschüssige Harnsäure in Form von Kristallen im Gewebe, in Gelenken und auch in der Niere eingelagert und angesammelt. Oft werden die Harnsäuredepots des Ledum-Patienten in Form von Gichtknoten, auch Tophi genannt, unter der Haut sichtbar.

Übermäßiger Zellzerfall, wie dies bei starker Gewichtsabnahme oder sehr alten Menschen der Fall ist, bewirkt stets einen erhöhten Harnsäurespiegel. Ist bereits eine harnsaure Diathese vorhanden, so kommt es in solchen Situationen oft zu einem akuten Gichtanfall, der bei einem Ledum-Patienten meist mit heftigen Schmerzen und einer Schwellung im Großzehengrundgelenk beginnt. Der Ledum-Patient ist bekannt dafür, daß seine Anfälle an den unteren Extremitäten auftreten und dann nach oben steigen.

Die Schmerzen sind ziehend, reißend, stechend, heftig pochend, vor allen Dingen aber bohrend. Jede Bewegung oder Wärmeanwendung in Form von Bettwärme, warmen Umhüllungen oder warmer Luft verschlechtern den Zustand des Patienten, weil sie zusätzlich anregend und gefäßerweiternd wirken. Selbstverständlich verschlimmern auch Wein und Bier diese akute Situation, denn die Harnsäure steigt dadurch noch weiter an. Besser fühlt sich der Patient, wenn er Harnsäurekristalle - sichtbar durch ein rötliches Sediment im Urin - ausscheiden kann. Abgebaut können die eingelagerten Harnsäurekristalle nur werden, wenn der aktuelle Harnsäurespiegel sinkt, was eine strenge, geregelte Lebenseise erfordert.

Sowohl die entzündlichen Hautprozesse als auch die unbewußte Bereitschaft des Patienten zu äußeren Gewalteinwirkungen weisen auf eine starke Aggression hin. Die Anfälligkeit des Ledum-Patienten zu Verletzungen durch spitze Gegenstände und durch Tierbisse versinnbildlicht die Unterdrückung seiner heftigen Emotionen. Durch seine Umwelt erlebt er genau das, was er selbst gerne tun würde, nämlich zuschlagen, zustechen und zubeißen. Je mehr der Patient seine Aggressionen unterdrückt und sich zusammenreißt, desto eher neigt er zu kleineren Unfällen. Er bringt sich seine Schläge, Stöße oder Quetschungen selbst bei, was ihn dann zu den längst fälligen Zornesausbrüchen verleitet. Kommt es bei seinen Verletzungen zu Blutergüssen, hilft Ledum die blauen, schmerzhaften Flecken schnell verschwinden zu lassen. Jede noch so kleine Verletzung dieser Art, die anscheinend auf Unachtsamkeit oder eine sogenannte Schicksalshaftigkeit zurückzuführen ist, ist letztlich eine versteckte Autoaggression und das Ausagieren einer unterdrückten Heftigkeit. Aus diesem Grund hilft Ledum im Akuten auch bei sanften Menschen, die man niemals mit der Gemütssymptomatik des Ledum-Patienten in Verbindung bringen würde.

Der Ledum-Patient ist robust, ernst, mißmutig und weicht seinen Mitmenschen am liebsten aus. Er ist für seine Boshaftigkeit, Heftigkeit und sein zorniges, aufbrausendes Wesen bekannt. In seiner mürrischen, reizbaren, gehässigen und sogar menschenfeindlichen Art zieht er leicht Gewalttätigkeiten an. Er kann sich so aufbrausend und böse benehmen, daß es nicht verwundert, wenn ein anderer die Beherrschung verliert und dem Ledum-Patienten mit der Faust ein blaues Auge verpaßt. Solche Begebenheiten faßt der Ledum-Patient aber nicht als Belehrung auf, sondern sie schüren ihn weiter in seiner Gehässigkeit.

Die innere Erzürnung des Ledum-Patienten kann sich auch in Form von entzündlichen Hautausschlägen zeigen, die besonders auf der Stirn ausbrechen. An dieser Stelle sind die Pusteln und Beulen immer sichtbar und vermögen dadurch Berührungskontakte weitgehend zu verhindern. Solange er Höcker oder Hörner auf der Stirn zeigt, signalisiert er anderen unbewußt, daß es besser ist, ihn in Ruhe zu lassen. Er kann sich selbst nicht leiden und setzt diese Ablehnung ebenfalls bei seinen Mitmenschen voraus. Weil er sich nicht angenommen fühlt, entwickelt er Mißmut, Unzufriedenheit und Haß. Durch solche Emotionen brüskiert er seine Mitmenschen dann tatsächlich, wodurch er seine Vermutung endlich bestätigt findet und sich der Kreis wieder schließt.

Egal, ob er seine heftigen Emotionen offen zeigt oder unterdrückt, seine negative Einstellung zur Umwelt wird ihm immer wieder aggressive Begegnungen bescheren. Um sein Verhalten verändern zu können, müßte er zunächst die Art und Weise hinterfragen, wie er sich anderen annähert. Ein wirkliches Näherkommen wird nämlich erst dann möglich sein, wenn er mehr Eigenliebe entwickelt hat und etwas sanfter und ungezwungener auf seine Umwelt eingeht.

Seine selbstzerstörerischen Emotionen machen ihn unzufrieden und des Lebens überdrüssig. So greift er immer öfter zur Flasche, um seinen Mißmut hinunterzuspülen. Alkohol verändert nicht die Stimmung eines Menschen, sondern bringt die jeweilige Verfassung stärker zum Vorschein. So wird im Extremfall aus dem Ledum-Patienten auch kein weinseliges Engelchen, sondern eher ein gefürchteter Rauf- und Saufbold.

Anstatt sich mit seinen Problemen wirklich auseinanderzusetzen und diese zu verarbeiten, schiebt er sie wie die Harnsäurekristalle in eine Ecke ab. Sie bleiben dort in der Verdrängung, bis das Maß übervoll wird. Er mag dann mit Lebensüberdruß reagieren, seine Stimmung mit Alkohol betäuben, seinen Gemütszustand weiter ignorieren und auf die Umwelt projezieren.

Jedoch der Gichtanfall oder der Schlag mit anschließendem Bluterguß bescheren ihm Schmerzen, die er weder ignorieren, noch verdrängen und schon gar nicht projezieren kann. Diese Schmerzen wollen ihn belehren, daß er seine Lebensweise radikal verändern muß, um seinem Leben endlich einen Sinn zu geben.

GEMÜT:

Der Patient ist fleißig, fröhlich, vergnügt und lebhaft.

Ist mit sich selbst zufrieden. Seelenruhe, Gelassenheit.

Feigheit. Weinen.

Unentschlossen. Unbeständig. Launenhaft.

Ist lästig, geht auf die Nerven. Chaotisches, wirres Verhalten. Abstoßende, widerwärtige Stimmung.

Unzufrieden. Mürrisch, mißmutig.

Ruhelos. Ungestüm.

Heftiges Verhalten. Voller Reizbarkeit. Ärger, Zorn.

Abweisende Stimmung.

Widerwillen gegen alles. Boshaftigkeit. Voller Haß, besonders auf Männer.

Abneigung gegen seine Freunde. Abneigung gegen Gesellschaft. Vermeidet den Anblick von Menschen.

Menschenfeindlichkeit. Furcht, Scheu vor Männern.

Furcht vor Menschen oder in einer Menschenmenge. Furcht vor dem Tod. Fürchtet sich (nach einem Alptraum), zu sterben, falls er einschläft.

Allgemein Angst. Träume von Gewissensangst, als ob eines Verbrechens schuldig.

Abscheu vor dem Leben. Lebensüberdruß. Wünscht sich den Tod.

Ernstes Verhalten. Traurig, schwermütig.

Wahnideen. Sieht Bilder, Phantome.

Verstärkte Phantasietätigkeit mit Schlaflosigkeit. Großer Ideenreichtum und gesteigerte Phantasie beim Schließen der Augen. Beim Augenschließen Einbildungen, Wahnideen, sieht Geister, Gespenster oder hat Visionen. Furcht vor dem Einschlafen. Redet im Schlaf. Nachts Ruhelosigkeit, wirft sich im Bett hin und her.

Auffahren und Zusammenfahren, besonders beim Erwachen. Auffahren aus dem Schlaf.

Erschrickt leicht, besonders beim Erwachen.

Antwortet ohne Beziehung zur Frage. Weigert sich zu antworten. Wortkarg, Abneigung gegen Reden.

Vergeßlich. Verwirrung. Schwierige Konzentration. Geistige Trägheit. Abgestumpfte Sinne.

Gedächtnisschwäche. Geistige Erschöpfung. Geistesabwesend.

Bewußtlosigkeit, morgens. Stupor. Geisteskrankheit.

Delirium beim Augenschließen. Wahnsinniges Delirium. Delirium tremens, Säuferwahn.

Trunksucht. Alkoholismus.

ALLGEMEINES:

Schmerzen sind stechend oder reißend, sowohl innerlich wie äußerlich. Wandernde Schmerzen.

Wunde oder drückende Schmerzen, äußerlich oder in den Knochen.

Richtung der Schmerzen geht aufwärts.

Allgemein Gelenkschmerzen. Reißend stechende, lähmende oder drückende Schmerzen im Gelenk. Rheumatische Gelenkschmerzen. Gichtschmerzen. Entzündung der Gelenke. Arthritis deformans.

Schwellung der Gelenke (ödematös in Umgebung der Gelenke). Schwellung leidender Teile. Spannung oder Schwäche im Gelenk.

Innerliches Zusammenschnüren. Empfindlichkeit des Periosts. Äußerliche Spannung. Äußerliches Zittern. Nervöses Schaudern.

Äußerliches Schweregefühl. Taubheit, Gefühllosigkeit äußerlich oder in einzelnen Teilen.

Entzündung der Nerven und der serösen Häute. Thrombophlebitis, besonders im Wochenbett.

Äußere und innere Ödeme. Erweiterung der Blutgefäße, besonders bei Fieber.

Durstlosigkeit während Fieberhitze.

Verlangen nach kalten Getränken. Verlangen nach Alkohol, Bier, Brandy und Whisky.

Beschwerden durch Alkohol. Bier, Wein, Brandy, Whisky usw. verschlechtern.

Puls ist erhöht, voll und hart.

Mangel an Lebenswärme, aber Wärme verschlechtert.

Wärme allgemein verschlechtert. Ein warmes Bett ist unerträglich, obwohl Kälte in Extremitäten.

Kälte, Kaltwerden und kalte Luft bessern. Verlangen, kalt zu baden. Baden, besonders kalt, bessert.

Kälte der leidenden Teile. Feuchtkalte Umschläge bessern.

Die verletzten Teile werden eiskalt und die Krämpfe beginnen in der Wunde. Konvulsionen infolge Kopfverletzung.

Tetanische Steifheit. Starrkrampf durch Wunden an Sohlen, Fingern oder Handtellern.

Verletzungen:

Durch Erschütterung.
Luxation, Verstauchung, Zerrung.
Verletzungen mit Blutaustritt, Bluterguß.

Tetanus-Prophylaxe (Merke auch: Arn. und Hyper.!).

Wunden:

Bißwunden und Beschwerden infolge von Bißwunden. Hundebisse. Bisse giftiger Tiere. Schlangenbisse. Insektenstiche.
Tiefdringende, penetrierende punktförmige Wunden, besonders in Handflächen und Fußsohlen.
Sektionsverletzungen. Schmerzhafte Injektionen.
Splitterverletzungen. Stich-, Schnitt- und Rißwunden.
Quetsch- und Rißwunden der Fingerspitzen.

Wunden, die kalt werden.
Stechen in der Wunde. Schmerzhafte und eiternde Wunden.

Beschwerden oder konstitutionelle Folgen durch Wunden.

Blutungen. Dunkelrotes oder hellrotes Blut.

Abmagerung leidender Teile.

Beschwerden treten kreuzweise auf, links oben und rechts unten.

Beschwerden durch: Quecksilbermißbrauch.

MODALITÄTEN:

< durch feuchtwarme Umschläge.

< durch warmes Einhüllen.

< durch Wärme.

< im warmen Raum.

< im warmen Bett.

< durch Bewegung.

< durch Bewegung leidender Teile.

< durch Auftreten, Erschütterung.

< beim Gehen im Freien.

< beim Gehen und schnell Gehen.

< durch Laufen.

< durch Reiben.

< durch Berührung.

< beim Sitzen.

< im Bett Liegen.

< abends nach Hinlegen.

< vor Mitternacht.

> durch naßkalte Umschläge.

> durch Kälte oder kalte Luft.

> in Zimmerluft.

> durch Ruhe.

> zu Beginn des Sitzens.

> durch Liegen.

> im Stehen.

> durch Hängenlassen der Glieder, Arme.

NATRIUM CARBONICUM

Sie hieß Natalie Carina und genauso war sie auch. Besonders der zweite Name, der soviel bedeutete wie "die Hübsche" oder "die Liebe" sagte einiges über ihr Wesen aus. Natalie Carina war ein angenehmer Mensch, über den sich niemand beklagen konnte. Sie hatte ein sanftes Naturell, war aber ziemlich zurückhaltend und gab keinem ihre Sorgen und Nöte preis. In Ihrer Bescheidenheit lag es ihr fremd, sich in den Mittelpunkt zu stellen, und nichts wäre ihr peinlicher gewesen, als irgendjemandem zur Last zu fallen. Stattdessen war es ihr immer wieder ein ernstes Anliegen, dafür zu sorgen, daß es allen anderen in ihrer Nähe wohlbehagte. Sie konnte sich gut in andere einfühlen und spürte intuitiv, was diese von ihr erwarteten. Soweit es ihren Möglichkeiten entsprach, erfüllte sie die Bedürfnisse der anderen, in der Hoffnung, daß auch ihre geheimen Wünsche erraten würden. Leider blieb es beim Hoffen und Wünschen, denn in ihrer näheren Umgebung gab es niemanden, der so gewesen wäre, wie sie sich es vorstellte. Wenn sie jemanden nicht leiden konnte oder von bestimmten Personen gekränkt wurde, ging sie diesen Menschen ohne viele Worte künftig einfach aus dem Weg.

Eltern und Freunde waren die meiste Zeit zu faul, um ihren ganzen Namen auszusprechen, und riefen sie deshalb nur mit der Abkürzung "Natc" (sprich: Nats). Natc, alias Natalie Carina, sagte dazu gar nichts, aber diese schroffe Namensgebung mißfiel ihr ganz gründlich. Durch ihre große Empfindlichkeit war sie durch Winzigkeiten aus dem Konzept zu bringen und regte sich bei geringen und unwichtigen Anlässen innerlich mehr auf, als die Situation es wert war. Natc wollte zwar allen Anforderungen gerne nachkommen, war aber andererseits ziemlich phlegmatisch und konnte sich oft lange nicht zu Aktionen aufraffen. Der Grund für ihre Zaghaftigkeit lag wohl darin, daß sie glaubte, sowieso nichts Vernünftiges und Richtiges schaffen zu können. Anstrengungen aller Art behagten ihr nicht, und es wäre ihr am liebsten gewesen, sich gut versorgt zu wissen und gemütlich, ungestört und harmonisch ihre Tage mit Gleichgesinnten zu genießen.

Leider verlief das Leben nicht nach diesem Muster, weshalb Natc langsam an Zufriedenheit, guter Laune, Fröhlichkeit und Herzlichkeit einbüßte. Ihre lebhafte Gesprächigkeit flaute ab, und auch ihr fröhliches Singen wurde immer seltener. Ihr Selbstvertrauen war nicht genügend ausgeprägt, um Kümmernisse offen auszusprechen. Vielleicht hätten ihre Familie und ihre Freunde sie dann abgelehnt, vielleicht hätte sie die anderen mit ihren Problemen brüskiert, schockiert, gestört, verwirrt? Vielleicht aber hätten sie ihr auch Dinge gesagt, die sie in ihrer Feinfühligkeit und Verletzbarkeit gar nicht ertragen konnte? Wie auch immer, Natc hielt es für das Vernünftigere, ihre eigene Gefühlswelt aus dem Spiel zu lassen und sich freundlich lächelnd ihrer Umwelt darzubieten, selbst wenn es ihr zum Weinen war. Sofern ihre eigene Gemütslage es zuließ, war sie weich und offen zu anderen, aber verschlossen und introvertiert, was ihre eigenen Belange betraf.

Natc war nicht danach zumute, ihr Leben pausenlos zu verändern. Im Gegenteil, sie sorgte sich um eine sichere Zukunft und verlangte nach Geborgenheit, Zuverlässigkeit und vor allem nach Zuneigung, was sie jedoch niemals aussprach. Für Neuerungen fehlte ihr der Mut, der Auftrieb und die nötige innere Ruhe und Gelassenheit. Sportliche Betätigungen waren ihr ein Graus und bei geistiger Anstrengung erschlaffte sie zusehends. So kam es vor, daß sie häufig über Langeweile klagte, weil sie nichts zu unternehmen wußte. Das Haften am Bekannten, Gewohnten und Bequemen führte auch dazu, daß sich Natc mit ihrem Jugendfreund Bärlapp verlobte. Sie wußte damals noch nicht, daß jener bei seinen Vorgesetzten wie ein Lapp auftrat, aber sich zu Hause stark wie ein Bär fühlte und sich auch dementsprechend benahm.

Nach der Verlobung verbrachte Natc mit ihrem zukünftigen Gemahl einen Urlaub am Meer, wobei sie ihn endlich näher kennenlernte. Natc hatte am belebten Sandstrand mühsam ein unbesetztes schattiges Plätzchen unter einer winzigen, jungen Palme entdecken können. Der Schatten war gerade groß genug, damit eine einzelne Person darin Schutz vor der starken Sonne finden konnte. Wie Natc nun mal war, wartete sie zunächst bescheiden ab, was geschehen würde. Jedoch ihr Verlobter nahm ohne viele Umschweife dieses Plätzchen für sich in Beschlag. Sie schluckte die Enttäuschung ärgerlich hinunter und überließ sich stöhnend der Sonnenbestrahlung. Weil sie so ein warmherziger Typ war, hatte sie Hitze noch nie gut ertragen können und war der Sommersonne immer entflohen. Deshalb dauerte es auch nicht lange, bis sie mit einem Sonnenstich ins Hotel gebracht werden mußte. Als sie nach ärztlicher Behandlung das Schlimmste überstanden hatte, blieb sie dennoch die ganze Reise über ziemlich schlaff und matt.

Eines Tages drängte ihr eine Urlauberin im Eingang zum Speisesaal ein Gespräch über deren abwechslungsreiches und intensives Liebesleben auf. Zuerst hörte Natc voller Interesse und Anteilnahme zu, als jedoch das Gespräch kein Ende nehmen wollte, wurde sie immer ärgerlicher. Natürlich ließ sie sich diesen Groll nicht anmerken und erwog allen Ernstes, sich anständig und würdevoll aus der Affäre zu ziehen. Aber ihre Gesprächspartnerin, Sissy Lache, verhinderte mit ihrem Wortschwall jeglichen Einspruch und ließ Natc solange nicht zu Wort kommen, bis jene vor Schwäche zusammensackte. Daraufhin machte Natc immer einen großen Bogen um die Lache Sissy, um ihre eigene Sicherheit und ihr Wohlergehen weiterhin gewährleisten zu können.

In der nächsten Woche hatten sich die Verlobten vorgenommen, in einem kleinen Restaurant ein einheimisches Spezialitätengericht zu essen. Da aber Hochbetrieb war, gab es nur noch eine einzige Portion von dieser begehrten Speise. Zunächst entstand eine Schweigeminute, dann verzichtete Natc edelmütig und mit scheinbarer Gelassenheit auf ihr Vorrecht, weil ihr bekannt war, wie gerne ihr Verlobter diese Spezialität kennenlernen wollte. Enttäuscht und schweren Herzens entschied sie sich für eine leichte, sommerliche Gemüseplatte. Dieser Entschluß war eine Fehlentscheidung, denn nach dem Essen fühlte sie sich ziemlich schlecht. Ihr Freund begnügte sich damit, über ihren elenden Zustand zu scherzen, besonders da es ihr in den letzten Tagen bereits nach dem Frühstück immer schlechter ging. Dieser Mann hatte einfach für alles eine Erklärung oder einen irrsinnigen Ratschlag und war deshalb nicht so leicht zu ertragen, wie sich Natc das ursprünglich vorgestellt hatte.

"Ich habe so einen widerlichen Metallgeschmack im Mund!" wagte es Natc einmal zu äußern.
"Ist das denn ein Wunder bei deinen schlechten Zähnen! Dort reiht sich ja Plombe an Plombe! Ich hoffe nur, daß du selbst nicht auch so hohl bist wie deine Zähne." antwortete er sogleich.
"Ich schwitze in letzter Zeit tagsüber so sehr. Und dieser Schweiß brennt mir auf der Haut. Woher kommt das denn?" fragte sie ihn ein anderes Mal.
"Schon mal etwas von einem Schweißbrenner gehört?" war seine sinnige Gegenfrage, worauf sie vorerst fassungslos und erschreckt verstummte.
Erst später meinte sie beiläufig: "Ich gehe nicht mehr ins Freie, weil ich Erkältungen nicht mag. Gestern muß ich mir eine Blasenunterkühlung zugezogen haben, denn am Schluß des Wasserlassens habe ich immer schreckliche Schmerzen."
"Jedes Ende ist schmerzhaft, meine Liebe." setzte er weise hinzu, worauf Natc endgültig die Nase voll hatte. Diese hatte sie in jeder Hinsicht voll, denn sie hatte sich bei ihrer Unterkühlung auch einen Schnupfen geholt, der ihr jetzt die Nase verstopfte.

Zuhause wurden sie von ihrem gemeinsamen Freund Calcium empfangen, der sie sogleich zu einer Willkommensparty einlud. Natc staunte nicht schlecht, als sie merkte, daß es eine Milchparty war. Sie ärgerte sich darüber, weil doch jedem hinreichend bekannt war, welche Abneigung und Unverträglichkeit sie gegen Milch hatte. Es war doch wohl kaum zu glauben! Milch bot Calcium in allen Variationen an, aber sonst gab es nichts. Das kalte Wetter und ihre Bequemlichkeit hielten sie davon ab, allen Anwesenden den Rücken zu kehren und schnurstracks nach Hause zu laufen. So schluckte Natc auch dieses Mal ihre Enttäuschung hinunter und überstrahlte ihre traurigen, tränenschimmernden Augen mit erzwungener Freundlichkeit. Obwohl diese Milchparty ihrer Meinung nach keine Kleinigkeit, sondern eine Riesenschweinerei war, wollte sie kein Aufsehen erregen und nippte überall ein bißchen herum. Als sie nach dem für ihren Geschmack zu einfältigen Fest verärgert nach Hause fuhr, wußte sie nicht, was ihr eigentlich so sauer aufstieß. War es wirklich nur die Milch, oder war es auch der Ärger über Calcium? Bei letzterem wußte sie nicht einmal genau, ob sie sich nun heimlich, still und leise über sein Banausentum oder über seine Barbarei aufregen sollte.

Natc hatte schon immer dazu tendiert, sich mit ihrer wahren Gefühlswelt im stillen Kämmerlein auseinanderzusetzen. Wie ihr Cousin Muriat weinte sie sich dann besonders beim Hören von sentimentaler Musik aus. Sie konnte Musik gegenüber niemals gleichgültig bleiben, immer war sie in irgendeiner Weise davon ergriffen. Manchmal komponierte sie sogar selbst kleine melancholische Stücke, während sie am Klavier saß. Dabei hatte sie eines Abends wegen ihrer verquollenen Augen ihren Verlobten gefragt: "Warum sind denn meine Lider so geschwollen?"
"Wenn dir deine Lieder so geschwollen erscheinen, kannst du sie ja etwas bescheidener zusammenstellen!" war daraufhin seine Antwort.
Wie hätte sie auch etwas anderes erwarten können! Um ihren Verlobten nicht mehr länger ertragen zu müssen, überließ sie ihn daraufhin ihren Eltern und zog sich unbemerkt in ihr Zimmer zurück. Auch auf einige ihrer Freunde, darunter Calcium, war sie in letzter Zeit nicht mehr gut zu sprechen. Kummervoll entzog sie sich ihnen und fühlte sich weit besser, wenn sie alleine war.

Je unruhiger Natc innerlich wurde, desto mehr störten sie Einflüsse aller Art. Sie war empfindlich und untolerant gegen Hitze, Kälte, Gewitter, Licht und gegen kleine Erschütterungen. Ihre Nervosität zeigte sich besonders, wenn sie ein Geräusch hörte. Dann zuckte sie zusammen und fuhr auf, als ob sie schreckliche Dinge erwarten würde. Ihre Ängstlichkeit kam sogar auf, wenn sie auf dem Klavier spielte. Sie war mit ihren Nerven ziemlich am Ende und deshalb auch mal einem Streit nicht abgeneigt. Besonders nach dem Essen war sie in schlechter Laune, gereizt und nervös. Natc machte den Eindruck, als ob sie entweder nur eines von beiden konnte - entweder freundlich sein oder verdauen. Mißachtete sie ihre Diätvorschriften, bekam sie nicht nur Verdauungsbeschwerden, sondern auch noch Depressionen. In ihrem Verlassenheitsgefühl, ihrer Melancholie, Freudlosigkeit und Wehmut wäre es ihr am liebsten gewesen, nicht auf dieser Welt existieren zu müssen.

Natc war schließlich so schwach, daß sie sich oft die Knöchel vertrat oder unversehens zusammenknickte. Aber auch geistige Anstrengungen wie Lesen, Schreiben oder Klavierspielen schwächten sie und entzogen ihr die letzten Kräfte. Sie fühlte sich müde, matt und schlapp und war zu keiner Arbeit fähig. Manchmal wollte sie keinen Menschen sehen und war ohne

Grund voller Mißmut und Ärger. Dann war sie über ihren Zustand sehr verzweifelt und weinte jammernd vor sich hin. Versuchte sie dennoch, sich anzustrengen und etwas zu unternehmen, war sie völlig benommen, betäubt oder verwirrt.

Dennoch machte sich Natc viele Gedanken und große Sorgen um die Zukunft. Das künftige Leben erschien ihr ziemlich düster, weil sie sich von ihrem Verlobten nicht verstanden fühlte. Dabei half ihr auch nichts, wenn er sie großzügig mit den teuersten Diamanten und Edelsteinen beschenkte. Als jener eines abends wieder erschien, um die Hochzeit zu besprechen, und von einer freudlosen, melancholischen Braut begrüßt wurde, rief er aus: "Wo ist meine einst so fröhliche und glückliche Natc geblieben? Ich erkenne dich ja gar nicht wieder! Du bist mir total fremd geworden!"
"Dann sprich auch nicht mit fremden Leuten!" antwortete Natc in großer Gereiztheit. Sie war so zornig, daß sie ihm am liebsten einen gehörigen Schlag auf seinen Blähbauch verpaßt hätte, zog sich aber stattdessen sofort in ihr Zimmer zurück. Ihrer nacheilenden Mutter erklärte Natc traurig: "Ich will ihm nicht sagen, daß er mir so schrecklich auf die Nerven geht, weil ich ihm nicht weh tun kann. Ich kann diesen Kerl einfach nicht mehr ertragen. Mir wird schlecht, wenn ich an die Zukunft denke, deshalb kann ich ihn nicht heiraten. Ich bin zu einfach, zu bescheiden und habe zuviel Würde, als daß ich einen perlenbesetzten Fußabstreifer abgeben könnte."

WESEN:

Natriumcarbonat ist eine Verbindung zwischen Natrium und Kohlensäure. Natrium ist ein weiches, weißes, sehr reaktionsfähiges Alkalimetall, das in verschiedenen Verbindungen häufig in der Natur vorkommt. In der Kombination mit Kohlensäure ist es in manchen Mineralquellen und in einigen Seen in seiner natürlichen Form anzutreffen. Natriumcarbonat, oder auch Soda genannt, wird im allgemeinen gerne bei Verdauungsbeschwerden eingesetzt. Es beeinflußt im besonderen die Schleimhautabsonderungen des Magens, aber auch andere Schleimhäute sowie die Muskeltätigkeit. Im Körperhaushalt spielt es eine große Rolle für das Säure-Basen-Gleichgewicht, desweiteren hat es eine nicht unbedeutende Einwirkung auf die Impulsleitung des Nervensystems.

Der gesunde Natrium-carbonicum-Typ ist sanft, fein, verträglich und mitfühlend. Ebenfalls sind Umsicht, Verantwortungsgefühl und Sorgfalt in Kleinigkeiten im Positiven für ihn kennzeichnend. Seine große Sensibilität veranlaßt ihn, sich scheu und zurückhaltend zu geben. Damit weicht er unnötigen Verletzungen aus, denn offenen Konfrontationen ist er in seiner Zartfühligkeit nicht gewachsen. Solange er sich wohl fühlt, ist er freundlich, fröhlich und verbreitet viel gute Laune. Durch seine Einfühlsamkeit ist es ihm möglich, ernsthaft auf andere einzugehen und - soweit ihm das seine eigene Struktur erlaubt - für deren Wohlergehen zu sorgen. Seine ausgeprägte Empfindsamkeit und Anpassungsfähigkeit macht ihn zu einem unscheinbaren, aber sehr angenehmen Mitmenschen.

Der Natrium-carbonicum-Patient bringt aufgrund seiner Empfindlichkeit und Verletzbarkeit seine Wünsche nach Zuneigung, Zärtlichkeit und Verständnis anderen gegenüber kaum zum Ausdruck. Genauso wie er selbst die nicht ausgesprochenen Bedürfnisse anderer erfüllt, geht er davon aus, daß andere ebenfalls erraten müßten, was er insgeheim braucht und begehrt. Darauf wartet er in seiner Bescheidenheit jedoch umsonst. Lange Zeit nimmt er geduldig alles so hin, wie es kommt, und zeigt trotz aller Geschehnisse viel äußerlichen Gleichmut. "Da kann man nichts machen." scheint seine Devise zu sein. Doch hinter der gezeigten Umgänglichkeit, Gutmütigkeit und

Zufriedenheit des Patienten verbergen sich seine Enttäuschungen und unerfüllten Geborgenheitswünsche.

Er bringt es aufgrund seiner Zaghaftigkeit nicht fertig, über das zu sprechen, was ihn bedrückt, und kann deshalb auch keine klaren Verhältnisse schaffen. Weder will er sich seinen Kummer anmerken lassen, noch möchte er andere mit seinen Äußerungen kränken oder mit seinen Problemen belästigen. Deshalb schluckt er seine Enttäuschung immer wieder hinunter, bemüht sich um scheinbaren Gleichmut und konstante Freundlichkeit, obwohl seine seelische Verfassung keinesfalls ausgeglichen ist. Erst wenn er nachdrücklich auf seinen Kummer oder sein verändertes Verhalten angesprochen wird, gibt er seine psychische Misere preis. Das heißt, daß er dem Druck von außen nachgibt und sich auf Drängen hin endlich öffnet. Hierbei sei angefügt, daß auch physischer Druck sein körperliches Befinden bessert.

Durch emotionale Enttäuschungen kann sich der Natrium-carbonicum-Typ stark verändern. Auseinandersetzungen umgeht er soweit wie möglich und leidet lieber in der Stille vor sich hin, als seinen Kummer oder seine Probleme preiszugeben. Wenn er durch gewisse Personen verletzt oder enttäuscht wurde, zieht er sich von ihnen zurück und vermeidet weitere Begegnungen. Aufwühlende Gespräche und Diskussionen sind nicht nach seinem Geschmack, weil er dabei als Gefühlsmensch sowieso der Unterlegene sein würde. Da es ihm an Stärke und Entschlossenheit fehlt, um seine eigene Persönlichkeit zum Ausdruck zu bringen, praktiziert er bei auftretenden Schwierigkeiten Ausweichmanöver oder ein Vermeidungsverhalten. Nur indem er sich von unliebsamen Menschen oder Ereignissen fernhält, kann er sich vor weiteren Enttäuschungen oder Kränkungen schützen. Auf diese Weise entwickelt er langsam eine Abneigung gegen Gesellschaft, obwohl er sich ebenso davor fürchtet, alleine und verlassen zu sein.

Der Patient ist mit seiner Hingabefähigkeit und auch mit seiner Selbstbeherrschung allmählich am Ende und hat immer größere Schwierigkeiten, sich wie gewohnt anzupassen. Es ist deshalb nur eine Frage der Zeit, bis er der Familie oder engen Freunden entfremdet. Indem sich der Natrium-carbonicum-Patient zurückzieht und dabei bestimmten Kontakten ausweicht, umgeht er gleichzeitig die Konflikte, die er eigentlich ausfechten sollte, um in seinem Entwicklungsprozeß voranzukommen.

Teils aus Schwäche, teils aus Bequemlichkeit, wählt der Natrium-carbonicum-Patient jeweils den leichteren und angenehmeren Weg, sofern sich das mit der Gewährleistung seiner eigenen Würde vereinbaren läßt. Seine Zaghaftigkeit und die enormen Zukunftsängste machen es ihm nicht einfach, Entschlüsse zu fassen. Es dauert lange, bis er sich zu Handlungen aufraffen und durchringen kann, und so verlaufen auch Umgestaltungen für ihn ziemlich schleppend. Er unternimmt von sich aus wenig, um Veränderungen herbeizuführen und sein Leben in andere Bahnen zu lenken. Durch seine abwartende und passive Haltung entsteht bei ihm leicht ein Gefühl von Langeweile und Leere. Aber Ruhe, Harmonie und Bequemlichkeit sind ihm effektiv auch viel lieber als ehrgeiziges Streben. Wenn er allerdings eine Sache in Angriff genommen hat, arbeitet er - seinen Verhältnissen entsprechend - hartnäckig und zuverlässig daran weiter. Beschäftigung oder Ablenkung bessert seinen Gemütszustand, wobei er sich wiederum nicht zuviel zumuten darf, weil er durch körperliche oder geistige Anstrengung schnell überlastet ist.

Da der Natrium-carbonicum-Patient seine wahren Gefühle nicht offen zum Ausdruck bringt, werden diese zum Konfliktstoff für seinen Organismus. Um Gefühle aus seinem Umfeld aufzunehmen, bedarf er zunächst einer großen Offenheit, Feinfühligkeit und Empfangsbereitschaft. Dann aber müssen die empfangenen Eindrücke verarbeitet werden, was weit schwieriger ist und im Grunde genommen erst die eigentliche Arbeit ausmacht und auch die Problematik schafft. Eine sehr ähnliche Tätigkeit nimmt auf der körperlichen Ebene der Verdauungstrakt wahr. Der Magen entspricht analog der Aufnahmefähigkeit für alles, was an Stofflichem in den Körper gelangt. Durch Abgabe von Verdauungssäften werden die aufgenommenen Nahrungsmittel zersetzt, das heißt, es erfolgt eine aktive Auseinandersetzung mit den körperfremden Substanzen. Nun schluckt der Natrium-carbonicum-Patient aber gefühlsmäßig vieles, was ihm sehr unangenehm ist und ihm überhaupt nicht bekommt. Eigentlich ist er "stocksauer", aber anstelle einer äußeren Auseinandersetzung erfolgt eine unangebracht intensive Magenarbeit. Sein Magen reagiert mit zuviel Magensäure und einer gesteigerten Tätigkeit seiner Muskulatur. Es kommt zur Magenschleimhautentzündung und zu starken Schmerzen in diesem Bereich.

Der Natrium-carbonicum-Patient richtet analog seine Aggressionen gegen sich selbst, denn die überschüssige und zersetzende Magensäure greift nicht nur die Speisen, sondern auch den Magen selbst an. Die Aggression möchte heraus, was schließlich durch das Sodbrennen und Aufstoßen des Kranken symbolisiert wird. Aufstoßen bewirkt für ihn eine Erleichterung, aber es beseitigt nicht sein eigentliches Problem. Der Patient müßte endlich das alles zur Aussprache bringen, was ihn belastet, wozu ihm aber die nötige Selbstsicherheit und auch das Vertrauen in andere Menschen fehlt. Stattdessen geht der Patient immer mehr dazu über, seine Gefühle zu verdrängen, und diese Gefühlsunterdrückung bewirkt letztlich Melancholie, Traurigkeit und depressive Stimmungen.

Bei aller Sanftheit bleibt der Natrium-carbonicum-Patient verschlossen und läßt seiner Traurigkeit und seinen Tränen am besten beim Hören von Musik freien Lauf. Auf Musik ist er sehr ansprechbar, denn sie macht ihn sentimental und stimuliert seine Traurigkeit, was er beinahe zu genießen scheint. Er braucht und sucht Gelegenheiten, um sich auf diese Weise so richtig von seiner Melancholie einnehmen zu lassen. Dieser Umstand verleiht dem Patienten leicht masochistische Züge, dennoch ist dieses Verhalten für ihn sehr wichtig, weil er dadurch viel emotionalen Druck entweichen lassen kann.

Die Depressionen des Natrium-carbonicum-Patienten werden schlimmer, wenn er einen Diätfehler begangen hat und er dadurch wieder mit seiner Verdauungsschwäche konfrontiert wird. Dagegen vermag Essen im allgemeinen sein Kältegefühl zu bessern oder verschiedene Schmerzzustände zu lindern, sofern der Patient nur kleinere Mahlzeiten einnimmt und unverträgliche Lebensmittel meidet. Er verträgt im besonderen kein Obst, keine Teigwaren und bekommt Durchfall nach Milchgenuß.

Außer der Magenschleimhaut neigen auch die anderen Schleimhäute zu vermehrten Absonderungen. Die Veranlagung des Patienten zu Schnupfen und Katarrh stellt einen wichtigen Aspekt der Natrium-carbonicum-Symptomatik dar. In diesem Punkt spiegelt sich nämlich das allgemeine Verhalten des Kranken sehr deutlich wider. Obwohl dieser die Nase gründlich und gestrichen voll hat, zieht er sich in sein stilles Kämmerlein zurück und behält lieber alles für sich. Anstatt einmal kräftig zu fauchen, zu schnauben, zu handeln oder sich energisch zur Wehr zu setzen, zieht er alles in sich hinein. So verstopft auf der körperlichen Ebene das zähe, übelriechende Sekret die Nase und fließt von den Choanen in den Rachen. Dabei kommt es zur Verschleimung im Halsbereich, die mit viel Räuspern und einem ebenfalls sehr übelriechenden Auswurf verbunden ist.

Gerade weil sich der Patient äußerlich so gefaßt, beherrscht und gleichmütig zeigt, muß er seine ganze Problematik innerlich austragen. Er wirkt solange gelassen und ruhig, bis seine überstrapazierten Nerven das Spiel nicht mehr mitmachen. Die innere Unruhe schlägt sich dann nicht nur auf den Magen und das Verdauungssystem, sondern manifestiert sich auch in einer zunehmenden Angst. Er fühlt sich verlassen und wird aus diesem Ungeborgenheitsgefühl heraus immer mißtrauischer. Argwöhnisch fährt er wegen Kleinigkeiten hoch, erschrickt beim geringsten Lärm und fürchtet sich vor einem drohenden Unheil. Sowie die Musik seine Traurigkeit hervorbringen kann, rührt sie in diesem Zustand auch an seinen Ängsten und läßt sie spontan hochkommen. Durch seine Nervenschwäche zeigt der Kranke eine große Empfindlichkeit gegen äußere Eindrücke. Geräusche, Licht, Zugluft, Sonne, naßkaltes Wetter, Erschütterungen, Husten oder Sprechen kann er im fortgeschrittenem Stadium nur noch leidend ertragen. In dieser Reizbarkeit kann der Patient seinen Ärger kaum mehr unter Kontrolle halten und gerät durch den geringsten Anlaß oder Widerspruch in Aufruhr und Zorn.

Im fortgeschrittenen Stadium ist der Natrium-carbonicum-Patient schließlich von Mattigkeit, Schlaffheit, Müdigkeit und großer Schwäche gekennzeichnet. In diesem Zustand leidet er unter kalten Händen und Füßen, aber trotz Wärmemangel verschlimmert Sommerhitze seinen Schwächezustand. Obwohl Bewegung ihm guttut, bedeutet die geringste Anstrengung einen zusätzlichen Kräfteverlust und schwächt ihn noch mehr. Jegliche Arbeit ist in diesem Stadium unmöglich. Seine Beine und Fußgelenke sind so schwach, daß der Patient immer wieder umknickt und sich vertritt. Aber der Mangel an Standhaftigkeit macht sich nicht nur auf der körperlichen Ebene bemerkbar. Je schwächer er wird, desto mehr beginnt er zu jammern und sich über sein Schicksal zu beklagen.

Der Verstand des Natrium-carbonicum-Patienten bleibt nicht von der um sich greifenden Schwäche verschont. Das unentwegte Nachdenken und

Grübeln über seine tragischen Gefühle verwirrt ihn und läßt ihn nicht mehr zu einem vernünftigen Handeln kommen. Die Konzentration fällt dem Kranken immer schwerer, und je mehr er sich geistig anstrengt, desto schwächer fühlt er sich. Er wird vergeßlich, wirkt geistig stumpf und schwerfällig und ist unfähig, sein tägliches Leben zu bestreiten.

Der enttäuschte Natrium-carbonicum-Patient schirmt seine Gefühlswelt nach außen hin ab und konzentriert sein ganzes Leben darauf, sich alleine mit seinen Gemütsproblemen auseinanderzusetzen. Die Lernaufgabe des Patienten besteht deshalb darin, sich mit seinen Gefühlen auszusöhnen. Dabei ist es für den Patienten erforderlich, trotz aller Enttäuschung den Kontakt mit anderen wieder aufzunehmen und seine Empfindungen mitzuteilen. Erst danach wird er herausfinden können, wer um seine Gunst und sein Verständnis bemüht ist und wer nicht zu seinem wahren Wesen paßt. Wenn er andere Fähigkeiten in sich entdeckt und entwickelt, wird sich sein Denken auch nicht mehr so intensiv und ausschließlich auf sein Gefühlsleben konzentrieren. Dann werden Kräfte frei, die vorher aufgrund seiner melancholischen und erdrückenden Gedanken gelähmt waren, um ihm zu besserer Durchsetzung zu verhelfen und ihm seine echten Handlungsmöglichkeiten aufzuzeigen.

GEMÜT:

Der Patient ist sehr sensibel. Überempfindlich gegen gewisse Personen oder gegen Sinneseindrücke. Emfindlich gegen Geräusche. Sensible Reaktionen bei Musik. Musik, besonders Klavierspielen, verschlechtert allgemein.

Mitfühlend, mitleidig.

Schüchternheit. Verschämt, scheu. Vermeidet den Anblick von Menschen. Scheu vor Gesellschaft.

Wahnidee, Kluft sei zwischen ihm und anderen.

Abneigung gegen gewisse Personen, Familienmitglieder oder Ehemann. Ist ihrer Familie entfremdet.

Menschenfeindlichkeit. Abneigung gegen Gesellschaft oder besten Freunden. Alleinsein bessert. Abneigung gegen Gesellschaft, jedoch Furcht vor dem Alleinsein.

Starke Furcht, besonders vor Menschen (Anthropophobie). Furcht und Grauen vor Männern. Furcht vor Kleinigkeiten, Gewitter, Unheil oder Unglück. Furcht kommt auf bei Musik. Furcht mit Zittern.

Große Angst, besonders durch Musik oder Schmerzen. Angst nach dem Essen, beim Klavierspiel, vor oder bei Gewitter. Zukunftsangst.

Weinen durch Musik, besonders Klaviermusik.

Traurigkeit durch Musik. Traurigkeit, Schwermut nach Essen oder durch Diätfehler. Verzweiflung. Voller Sorgen.

Gefühl der Verlassenheit. Bildet sich ein, verlassen oder im Stich gelassen worden zu sein.

Gleichgültig, apathisch. Teilnahmslosigkeit mit Langeweile. Langeweile.

In Gedanken versunken, besonders morgens. Unfähig nachzudenken, besonders infolge Studierens. Schwierige Konzentration, besonders beim Lernen, Lesen usw. Kann nicht lesen wegen unzusammenhängender Gedanken.

Geistige Trägheit, besonders durch geistige Anstrengung. Schwierigkeiten beim Lesen. Geistige Trägheit nach Essen besser.

Gedächtnisschwäche bei geistiger Arbeit. Bei jungen Leuten Gedächtnisschwäche beim Studium. Gedächtnisverlust infolge geistiger Anstrengung. Imbezillität.

Verwirrung, besonders morgens oder in der Sonne. Verwirrung durch geistige Anstrengung.

Geistige Arbeit unmöglich. Ermüdung infolge geistiger Arbeit. Geistige Anstrengung verschlechtert. Geistige Erschöpfung.

Vertrödelt die Zeit. Ungeschickt. Bildet sich ein, alles falsch, nichts richtig zu machen und keinen Erfolg zu haben.

Sprechen anderer verschlechtert.

Erregung, Aufregung.

Erschrickt leicht. Leichtes Zusammenfahren, besonders durch Geräusche oder Kleinigkeiten. Ein Auffahren, wie durch Schreck. Auffahren beim Einschlafen oder aus dem Schlaf. Schreien im Schlaf.

Ängstliche Ruhelosigkeit. Ruhelosigkeit abends oder beim Lesen. Geistige Beschäftigung bessert Ruhelosigkeit. Ablenkung bessert.

Unzufrieden. Mürrisch, mißmutig. Mißtrauisch, argwöhnisch. Verträgt keinen Widerspruch. Streitsüchtig. Heftige Sprache.

Reizbarkeit, besonders nach dem Essen, Abendessen, am Abend oder nach Koitus. Reizbarkeit bei Fieberhitze.

Boshaft, rachsüchtig. Zorn und Ärger, besonders durch Widerspruch. Schlagen im Zorn. Leidenschaftliches, heftiges Verhalten bis zur Erschöpfung.

Albernes Benehmen. Geschwätzigkeit. Froh, glücklich.

Spielleidenschaft um Geldgewinn. Trunksucht, Alkoholismus.

Hypochondrie. Hysterie.

Gemütssymptome vor Gewitter.

Beschwerden durch: Gefühlserregung. Erwartungsspannung. Schreck. Zorn mit Angst oder stillem Kummer. Sexuelle Exzesse.

ALLGEMEINES:

Gefühl der Erschlaffung. Mattigkeit. Müdigkeit. Schwäche durch geistige Anstrengung. Ohnmacht bei Erregung.

Nervöse Schwäche, Neurasthenie.

Schwäche, besonders morgens. Schwäche durch die leichteste Anstrengung. Schwäche durch kurzen Gang oder durch Gehen. Schwäche beim Gehen in der Sonnenhitze. Schwäche durch Hitze, besonders durch Sonnen- oder Sommerhitze.

Empfindlich gegen Schmerzen. Äußerliche oder innerliche Empfindlichkeit.

Schneidende, reißende oder wunde Schmerzen äußerlich. Innerlich und äußerlich brennende oder stechende Schmerzen. Bohrende, grabende oder kneifende Schmerzen. Drückende Schmerzen wie von einem Gewicht.

Krampfartig-reißende oder stechende Schmerzen in Muskeln.

Äußerliche Spannung. Spannung in Muskeln. Kontraktion oder Verkürzung der Muskeln und Sehnen. Äußerliches Ameisenlaufen.

Äußerliches Pulsieren. Zucken. Rucke, Zuckungen der Muskeln. Äußerliches oder innerliches Zittern. Zittern bei Schmerzen. Beben.

Blutwallungen nachts.

Morgens äußere Ödeme. Allgemeine Schwellung.

Drüsenschwellung. Verhärtung der Drüsen.

Vermehrte Schleimabsonderungen. Übelriechende, stinkende und dicke, schleimige Absonderungen.

Brennender, kalter Schweiß. Schweiß erleichtert nicht.

Beschwerden vor dem Essen. Schlechter beim oder nach Essen. Sattessen verschlechtert. Schlechter nach Trinken. Besser nach Essen.

Abneigung gegen Milch, die verschlechtert.

Verlangen nach Süßigkeiten.

Verlangen nach Bier oder Brandy und Whisky, aber Alkohol verschlechtert. Verlangen nach kalten Getränken, die verschlechtern. Wenn erhitzt, oder bei heißem Wetter verschlechtern kalte Getränke. Teigwaren, trockene Speisen, Schweinefleisch, Gemüse oder Obst verschlechtern.

Liegen verschlechtert, besonders auf der linken Seite. Bewegung bessert.

Muskel- und Gelenkschwäche. Schlechter durch Heben oder Überanstrengung der Muskeln und Sehnen. Neigung, sich zu verheben.

Verstauchung, Zerrung. Verrenkung, Ausrenkung.

Photophobie. Licht, besonders Sonnenlicht verschlechtert. Dunkelheit bessert.

Abneigung, im Freien zu sein. Schlechter im Freien. Luftzug verschlechtert. Neigung, sich zu erkälten.

Wetterwechsel verschlechtert, besonders von kalt zu warm. Feuchtes Wetter verschlechtert, trockenes Wetter bessert. Schlechter beim Nahen oder während eines Sturmes.

Folgen von Sonnenbestrahlung. Sonnenbrand. Sonnenstich.

Beschwerden auf rechter Seite oder kreuzweise, rechts oben und links unten.

Chlorose. Anämie. Schwäche durch Anämie.

Beschwerden durch: Sonnenstich. Unterdrückten Hautausschlag.

MODALITÄTEN:

< in Sonne.

< im Sommer.

< durch Zimmerwärme.

< durch Luftzug.

< durch Abdecken.

< durch geistige Anstrengung.

< durch Reden.

< durch Musik.

< durch Klavierspielen.

< in Ruhe.

< im Sitzen.

< beim Aufstehen.

< beim Auftreten.

< durch körperliche Anstrengung.

< nach Koitus.

< nach sexuellen Exzessen.

< nach Frühstück.

< mittags nach Essen.

< morgens von 5-9 Uhr.

< vormittags von 9-12 Uhr.

> durch Druck.

> durch Reiben.

> Streicheln mit Hand.

> beim Alleinsein.

Samuel Hahnemann
Organon der Heilkunst, 6. Auflage
§ 275

Sinngemäß:
Ob bei einem Krankheitsfall die Arznei hilfreich ist, hängt nicht nur von der entsprechenden homöopathischen Wahl, sondern auch von der richtigen Größe, d. h. Kleinheit der Gabe ab. Wird die homöopathisch gewählte Arznei in einer zu starken Gabe verabreicht, schadet die homöopathische Arznei durch ihre Größe. Es entsteht - gerade aufgrund der Ähnlichkeitswirkung - eine unnötige, überstarke Wirkung auf die Lebenskraft des Kranken und die von der natürlichen Krankheit bereits angegriffenen, geschädigten Bereiche im Organismus.

RADIUM BROMATUM

Peter hatte sich mit einem Bekannten verabredet, um wieder einmal Fachgespräche über Homöopathie zu führen. Der Gesprächspartner erwähnte, daß er vor kurzem Radium bromatum in einer LM 6 genommen habe, weil er von einer anhaltenden Antriebslosigkeit geplagt worden war. Ausschlaggebend für die Mittelwahl sei ein jüngst ausgelöster Reaktorvorfall gewesen, der allerdings weder durch zuständige Behörden noch durch Medien bestätigt worden war. Peter wollte mehr über die Wirkungsweise von Radium bromatum erfahren, mußte sich aber mit der kurzen Aussage begnügen, daß es dem Bekannten seit der Mitteleinnahme wesentlich besser ginge.

Diese Mitteilung befriedigte ihn genauso wenig wie die Äußerungen von Patienten, die wegen Dumpfheit im Kopf und völliger Antriebslosigkeit Radium bromatum eingenommen und danach für einen kurzen Zeitraum ein euphorisches Hochgefühl erlebt hatten. Peter hatte durch die Beschäftigung mit Patienten sowie durch das Studium des Arzneimittelbildes, wie von Boericke, Clarke, Dorcsi, Mezger und Voisin dargestellt, das Wesen von Radium bromatum nicht eingehender erfassen können. Deshalb beschloß er wie schon öfters, der Essenz dieses Mittels endlich selbst durch eine Mittelprüfung auf die Spur zu kommen, wie das Hahnemann im Organon § 141 empfiehlt. Er hielt es für sinnvoll, auch seine Frau in die Arzneimittelprüfung miteinzubeziehen. Nichts Böses ahnend ließ sie sich das Mittel verabreichen, ohne zu ahnen, was auf sie zukommen würde. Was dabei herauskam, sollen nachfolgende Zeilen schildern.

Während sich bei Peter nach einer Gabe C 200 nach anfänglicher kurzer Ruhelosigkeit eine Abneigung gegen jegliche Aktivitäten einstellte, reagierte Edeltraud zunächst - wie von einer Rakete angetrieben - energisch und unternehmungslustig. Die Schwierigkeit lag jedoch darin, daß sie gar keine

Anstalten machte, ihre brillianten Ideen persönlich in die Tat umzusetzen. Vielmehr dirigierte sie die Ausführung ihrer gedanklichen Vorhaben an ihren Mann weiter, dem sie mit ihrem Überschwang, ihrer reichhaltigen Ideenwelt und ihrer plötzlich auftretenden Geschwätzigkeit schrecklich auf die Nerven fiel. Peter konnte es nicht ertragen, wenn sie sich ihm näherte und dann auch noch etwas von ihm forderte, denn sie erschien ihm dominant und mächtig wie ein Riese.

Am Abend ging Edeltraud mit einer juckenden Kopfhaut zu Bett, die sie solange zu eifrigem Kratzen bewog, bis sie schließlich in einen schweren lähmungsartigen Schlaf fiel. Sie erwachte erst wieder, als Peter seine eiskalten Füßen an ihr zu wärmen versuchte. Er hatte zwar noch das Verlangen gehabt, heiß zu baden, war aber viel zu müde gewesen, diesen Wunsch zu später Stunde noch zu verwirklichen. Als seine Füße warm genug waren, drehte er sich interesselos zur Seite, schlug trotz winterlicher Jahreszeit hitzig seine Decke weg, zeigte seiner Frau nunmehr die kalte Schulter und veränderte während der ganzen Nacht seine Lage nicht mehr. Sie träumte indessen, daß sich ihre Kopfhaut wie ein Helm nach hinten abgehoben hatte, weil sie zu eng geworden war. Da das Haar jedoch auf wunderbare Weise auf dem Kopf geblieben war, erschien ihr der Traum nicht schrecklich, sondern erfüllte sie mit Erleichterung, denn schließlich war ja ein einengender und juckender Panzer aufgebrochen und von ihr abgefallen.

Als Peter am nächsten Morgen erwachte, hatte er das Gefühl, daß sein Rachen so groß war wie ein gieriges Löwenmaul. Beide hatten einen trockenen Mund und ein Brennen im Rachen, weshalb sich trotz aller Reizbarkeit verbale Äußerungen schwierig gestalteten und zum Großteil unterbleiben mußten. Während Peter mit trockenen, brennenden Lippen davonkam, entdeckte Edeltraud im Spiegel ihre spröde, geschwollene Unterlippe, die immer mehr zu spannen und zu kribbeln begann. Wenige Stunden danach entwickelte sich an dieser Stelle ein großer Herpes, dem sich drei Tage später dicht daneben ein weiteres schmückendes Exemplar anschloß. Zu allem Überfluß hatte sich über Nacht auch ein Lymphknoten im Unterkieferbereich so vergrößert und verhärtet, daß sich ein schmerzhaftes Ziehen bemerkbar machte, sobald sie den Kopf etwas anhob. Sie hätte also - selbst wenn sie es gewollt hätte -, nicht ohne weiteres zu ihrem Mann aufschauen können.

Während sich bei Peter die Stirn und der Nasenwurzelbereich kräftig zu schuppen begannen, bekam Edeltraud zur Abrundung ihrer vollen Lippen noch rote, brennende, erhabene Flecken im Gesicht dazu. Außerdem spürte sie plötzlich einsetzende rheumatische Schmerzen in den Knien und in der Hüfte, die mit einem extremen Rohheits- und Kältegefühl verbunden waren. Nachdem sie sich einen Nachmittag lang wie eine Urgroßmutter Wärmeflaschen aufgelegt hatte, zeigte sich schließlich eine anhaltende Besserung. Dafür klagte Peter über einen plötzlichen, stechenden Schmerz in der großen Zehe, so als ob er von einer Nadel gestochen worden wäre.

Eines Morgens erlebte Edeltraud nach der gewohnten Tasse Schwarztee einen heftigen Schwindelanfall. Sie glaubte, ein Karussell im Kopf zu haben und sagte ihrem Mann, daß sie sich wie betrunken fühlte. Daraufhin hätte er eigentlich ein sinniges Räuspern von sich geben wollen, aber es funktionierte nicht. Seine chronischen Schluckbeschwerden, sein jahrelanges häufiges Räuspern mit einem allgegenwärtigem Kloßgefühl war plötzlich auf Nimmerwiedersehen verschwunden.

Beim Mittagessen war es auffallend, daß Peter sich gerade zu dieser Zeit auf die Toilette zurückzog und sich dort wegen seiner Verstopfung eine geraume Zeit zu schaffen machte. Danach war er so erledigt, daß er, von lähmender Müdigkeit befallen, im Sessel einschlief. Als es eines Nachmittags Tee und Gebäck gab, schauten beide stumpfsinnig auf die Süßigkeiten und vermieden es, damit in näheren Kontakt zu kommen. Keiner wollte davon essen, und niemand wußte so recht, was eigentlich los war. Während Edeltraud die noch gefüllte Gebäckschale zum Abräumen ergriff, fiel ihr auf, daß ein früheres Ekzem am linken Handrücken wieder erschien. Es flammte so richtig auf, brannte und juckte mehr als jemals zuvor. Peter konnte indessen immer noch nicht glauben, daß sich seine Plätzchen- und Kuchenvertilgungsabsichten plötzlich in ein Nichts aufgelöst haben sollten. Er öffnete das Gefrierfach des Kühlschranks, um seine Lieblingseiscreme herauszuholen, aber er griff ins Leere. "Gott sei Dank, ist nichts mehr da! Sonst wäre mir jetzt furchtbar schlecht geworden." seufzte er erleichtert.

Für den Abend waren Gäste geladen, was viel Arbeit und Sorgfalt für die Zubereitung des Essens erforderte. Die Hausfrau wollte gar nicht daran denken, denn plötzlich hing ihr alles, was mit Essen zu tun hatte, irgendwie zum Hals heraus. Noch dazu spürte sie einen dumpfen Schmerz am Hinterkopf, der sich allmählich verlagerte und schließlich zu einem Stirnkopfschmerz wurde. Zusätzlich klagte sie über einen stechenden Schmerz im rechten Scheitel, der sich auf einen münzgroßen Fleck tief im Schädelinnern konzentrierte.

Indessen sorgte sich Peter sehr um seinen Bauch. "Mein Bauch ist wie ein Alptraum. Er erscheint mir so dick, als ob ich einen Rettungsring herumgelegt hätte." Aber kaum hatte er das gesagt, als er gleich daraufhin seine Frau anschaute und feststellte: "Dein Bauch ist ja auch ganz schön auseinandergegangen. Und als ich heute den Umfang deiner Schwester sah, hatte ich den Eindruck, daß sie ihre ganze Freizeit ins Essen investiert. Sie hat auch so einen aufgetriebenen Körper." Edeltraud reagierte auf diese sehr subjektive Meinungsäußerung zunächst wie gewohnt leicht gereizt, schnappte kurz nach Luft, unterließ aber dann den Widerspruch, weil sie merkte, wie schrecklich gleichgültig ihr das im Grunde genommen war.

Das Abendessen verlief sehr seltsam. Peter ging in den Keller, um eine gute Flasche Rotwein zu holen und kam dann mit einer Flasche Petrus, Jahrgang 1976 zurück. Als er den ersten Schluck verkostete, schnitt er Grimassen und stieg abermals in den Keller hinab. Diesmal kam er mit einer Flasche Margeaux 1975 wieder hoch, der jedoch das gleiche Schicksal widerfuhr wie ihrer Vorgängerin.
"Wofür habe ich so besondere Weine gekauft, wenn man sie dann gar nicht trinken kann!" schimpfte er verärgert und entschloß sich, das Anbaugebiet zu wechseln. "Vielleicht schmeckt ein Burgunder besser als ein Bordeaux." meinte er hoffnungsvoll und schleppte daraufhin einen fünfzehnjährigen Chambertin herbei. Nach dem Entkorken roch er daran, rümpfte die Nase, nahm einen Schluck und verzog den Mund. "Metallisch und bitter! Elendes Burgunder-Gesöff!" rief er aus und stürzte bereits wieder in den Keller.

Als er daraufhin mit einer Flasche Mouton Rothschild zurückkehrte, riß ihm seine Frau den Korkenzieher aus der Hand. Die Gäste hatten nämlich in der Zwischenzeit einen der "Abfall-Weine" nachgekostet und diesen nicht nur als trinkbar, sondern als so ausgezeichnet empfunden, wie er das seinem edlen Namen schuldig war. Während auch das Essen den Gästen offensichtlich schmeckte, war den Gastgebern selbst nichts gut genug. Es gelüstete sie beide nach nichts, und wenn sie doch irgendwo herumstocherten, hatte es letztlich keinen Geschmack. Nach einigen Bissen waren sie schon satt, und Peter meinte unbehaglich, daß sein Bauch nach jeder Gabel voll wieder sichtbar und spürbar zu wachsen begann. Einige Schlucke Wein verursachten bei Peter ein Druck- und Hitzegefühl im Kopf sowie eine ungeheuere Schwere und ein Brennen in den Augen.

Am nächsten Tag war Essen und Trinken überhaupt kein Thema mehr, denn es hatte wirklich den allerletzten Reiz verloren. Obwohl Peter mit sehr unangenehmen Dingen konfrontiert war, zeigte er keine Emotionen. Er war an allen Geschehnissen unbeteiligt, regungslos und reagierte kaum. Mit Mühe erledigte er nur das, was unbedingt sein mußte. Neue Impulse fehlten völlig. Seine emotionale Stumpfheit und Lustlosigkeit ließen in ihm keinerlei Wünsche aufkommen. Aber aufgrund seiner geistigen Klarheit konnte er gut erfassen, daß ihm jeglicher Sinn für das Leben abhanden gekommen war.

Währenddessen hatte Edeltraud ihre ganzen Kräfte mobilisiert, um an ihrem Buch weiterzuschreiben. Sie brachte wohl einige Zeilen zu Papier, aber dem Elaborat fehlte der Esprit. Die sachliche Richtigkeit war nicht anzuzweifeln, aber wo blieb der Witz, der Geist, die Spritzigkeit? Das Geschriebene war langweilig, ohne Einfälle und ohne besonderen Inhalt. Wie ein lebloses Bündel hing sie zuletzt frierend am Schreibtisch, während die Augen brannten und die Lider immer schwerer wurden. Schließlich blieb ihr nichts anderes übrig, als sich zum Sofa zu schleppen und in warme Decken zu hüllen. Dort blieb sie regungslos, müde und schlapp liegen und begann in Gedanken zu philosophieren.

Völlig freudlos, apathisch und interesselos stellte sie fest, daß ihr der Bezug zu allem verloren gegangen war. All die Dinge, die sie vor kurzem noch geliebt hatte und die ihr unwiderstehlich erschienen waren, hatten ihren Reiz verloren. Es fehlte nicht nur der Geschmack am Essen und Trinken, sondern der Geschmack am Leben. Alles war schal, leer, öde, fad. Krampfhaft versuchte sie, sich etwas vorzustellen, was ihr wohl Freude machen könnte. Aber so etwas existierte nicht mehr. Ihre Gefühlsleere führte zu einem gänzlich veränderten Verhalten bezüglich alter Gewohnheiten. So erhielt sie einen Brief, den sie unter anderen Voraussetzungen sehr wertvoll empfunden und dem sie viel Freude abgewonnen hätte. Nun aber interessierte sie sich nicht im geringsten für dessen Inhalt und legte den Umschlag ungeöffnet beiseite. Aber sie war sich darüber klar, daß sie durch diese Indifferenz ein seit langem unvollständiges Kapitel ihres Lebens endlich abgeschlossen hatte.

Was war eigentlich passiert? Bei allen früheren Problemen hatte sie immer ein Ziel vor Augen gehabt. Es hatte nichts gegeben, was ohne Sinn gewesen wäre. Egal, wie hart die Prozesse gewesen waren, immer hatte es eine Rückverbindung zum Ursprung gegeben, ein Sich-Eingebettet-Fühlen in die kosmischen Zusammenhänge. Ohne Vorwarnung war diese Verbindung plötzlich nicht mehr da. Alles Bisherige war ohne Wert und ohne Bedeutung, die Gegenwart war ohne Hoffnung und Freude, und auch zukünftige Ziele schienen nicht zu existieren, denn alles war völlig ohne Zusammenhang und Sinn. Sie fühlte sich apathisch, lebensüberdrüssig und dachte daran, wie es wohl wäre, sich das Leben zu nehmen. Aber selbst diese Gedanken brachten nicht die ersehnte Erlösung, denn wo das Leben keinen Sinn mehr hatte, verlor auch der Tod seine Bedeutung.

WESEN:

Radium ist ein weißglänzendes, radioaktives chemisches Element, das Ende des 19. Jahrhunderts von dem französischen Ehepaar Curie entdeckt wurde. Dieses Erdalkalimetall kommt spurenweise in vielen Gesteinsarten, in den Binnenseen und im Meerwasser vor. Es ist ein Zerfallsprodukt des Urans und zerfällt unter einer gewissen Strahlenaussendung weiter in das Edelgas Radon. Radium wird zur Bestrahlungstherapie bei Krebs-, Haut- und Drüsenerkrankungen eingesetzt und findet Verwendung in der Kernphysik. Die Wissenschaft benützt Radium auch biologisch zur Erzeugung von Genmutationen, während radioaktive Heilquellen für Bade- und Trinkkuren geeignet sind.

Radiumstrahlen sind so gefürchtet, weil sie unter anderem Krebs hervorrufen können. Andererseits aber werden gerade diese Strahlen therapeutisch angewendet, um kanzeröse Leiden zu beseitigen. Mit dem Einsatz von Radium macht sich die Schulmedizin somit seit langem die homöopathische Wirkungsweise mit ihrem Ähnlichkeitsprinzip zunutze. Der homöopathische Einsatz von Radium bromatum, dem Radiumsalz, ist besonders dann sinnvoll, wenn durch übermäßige Bestrahlungen Schäden entstanden sind.

Eine wertvolle Quelle, die Radium bromatum als homöopathisches Arzneimittel beschreibt, bietet John Henry Clarke im "Dictionary of Practical Materia Medica". Mittelbeschreibungen anderer Autoren basieren größtenteils auf Clarkes Erfahrungen. Clarke gibt in seinem Werk von 1925 eine umfassende und aufschlußreiche Darstellung von Radium bromatum und bezieht in seiner Auflistung sämtliche Erfahrungen von Dr. William H. Dieffenbach mit ein, der seine Erkenntnisse 1911 in New York veröffentlichte. Da das Strahlenthema heute aktueller ist denn je, haben auch wir das Mittel geprüft, um es entsprechend einsetzen zu können, wobei wir sehr wertvolle Erfahrungen sammeln konnten.

Die Anwendung von Radium in der Kernphysik und bei Genmutationen sollte zu erkennen geben, wo dieses radioaktive Element ansetzt. Die Kernphysik beschäftigt sich mit der kleinsten Einheit der Materie, die

Genetiker mit der kleinsten Einheit der Lebewesen. Wenn Radium hier einwirken kann, setzt es folglich am Ursprung und an der Basis allen Seins an. Seine Fähigkeit, die kleinste Einheit der Erbanlage oder der Materie umzugestalten oder zu beeinflussen, bezieht sich auch auf den Menschen als Ganzes. Seine Basis, sein Urgrund, alles was ihm bisher Sicherheit und Rückhalt geboten hat, entzieht sich ihm und löst sich auf. Radium bromatum verwandelt also den Menschen von Grund auf und löst ihn aus seiner Verankerung. Deshalb ist Radium bromatum kein Mittel, das schnell mal gegen Kopf- und Gliederschmerzen oder Antriebslosigkeit hilft. Es verändert bisherige Strukturen und sollte deshalb nur dort eingesetzt werden, wo eine grundlegende Veränderung sinnvoll und wünschenswert ist.

Der Radium-bromatum-Patient gerät in einen Zustand, der ihn jeder Sinnhaftigkeit beraubt. Er findet zu nichts mehr eine Beziehung, und alles Bedeutsame zerfällt. Endlose Langeweile ergreift von ihm Besitz, während er mit verstandesmäßiger Klarheit den weiteren Sinn des Lebens hinterfragt. Zunächst verliert er das Interesse an den alltäglichen Dingen, körperlichen Bedürfnissen und sinnlichen Gelüsten. Dann macht sich die Apathie auch in zwischenmenschlichen Beziehungen und in der beruflichen Tätigkeit bemerkbar. Plötzlich gibt es nichts mehr, was schnell erledigt werden müßte, was einer Veränderung bedarf oder was anziehend und liebenswert erscheint.

Die innere Leere des Radium-bromatum-Patienten läßt keine Wünsche mehr offen. Er kann nichts mehr hoffen und wünschen, weil in seiner Welt nichts mehr existiert, was ihn aus dieser Sinnlosigkeit herausreißen könnte. Es gibt keine Anreize, keine Gelüste, keine Freude und daher auch keinen Willen mehr. Alles, was bisher wichtig war, erscheint ihm sonderbar uninteressant und wertlos. Der Verstand und die Empfindungen sind in der Entwicklung oder der Umgestaltung dem Körper, der trägen Materie, voraus. Deshalb besteht dann keine Übereinstimmung mehr zwischen den üblichen körperlichen Erfordernissen und dem Verstand oder dem Gefühlsbereich. So mag noch ein gewisses Gewohnheitsverhalten vorhanden sein, was körperliche Bedürfnisse, Triebe oder Süchte betrifft, aber der Patient empfindet dies alles - sofern er der alten Gewohnheit nachgibt - als unbefriedigend, nutzlos und überflüssig. Wenn er sich beispielsweise auf Alkohol, Süßigkeiten oder auch auf Sexualität einläßt, nur weil er daran gewöhnt ist, wird er dabei keinerlei Genuß oder Geschmack empfinden.

Selbst wenn der Patient eine völlige körperliche Bedürfnislosigkeit, eine emotionale Gleichgültigkeit und fehlendes geistiges Interesse zeigt, sieht er seine Position mit erstaunlicher Klarheit. Seine Ideenwelt kennt keine genialen Höhepunkte oder geistige Brillanz, dafür bohrt er mit seinem Denken hartnäckig in die Tiefe. Er kann sich vollständig dessen bewußt sein, daß sich seine Einstellung zum Leben gänzlich verändert hat. Seine Veränderung steht ihm deutlich vor Augen, und er ist durchaus fähig, sich über die ihn konfrontierenden Geschehnisse Gedanken zu machen. Verwirrung besteht nur in Bezug zu äußeren Dingen, seiner einschneidenden Veränderung und seinen sich wandelnden Verhaltensweisen, weil er nicht weiß, woher dieser plötzliche Gesinnungswandel kommt und wie er sich nun verhalten soll.

Das ganze Wertsystem des Radium-bromatum-Patienten kracht zusammen. Der materielle Besitz, die wichtigen emotionalen Beziehungen und gefühlsmäßigen Verbindungen sowie die geistigen Werte entbehren jeder Grundlage, werden unbrauchbar und bedeutungslos. Es ist ihm egal, ob es sich um Arbeit oder Freizeit handelt und ob nun Sommer oder Winter, Tag oder Nacht ist. Er hinterfragt alles, aber findet daran weder Anstoß noch Gefallen.

Wenn er auf dem spirituellen Weg etwas fortgeschritten ist, zweifelt er den Sinn der kosmischen Gesetze an und fühlt sich betrogen. Er hat nicht den Wunsch etwas auszugleichen, gutzumachen oder gar neu anzufangen. Seltsamerweise empfindet er sich genau in der Mitte einer Achse, zwischen Plus und Minus. Aber diese Mitte beschert ihm nicht die erwartete Harmonie, sondern eine gähnende Leere. Er sieht aus dieser Leere und Sinnlosigkeit überhaupt keinen Weg herausführen, deshalb findet er keinen vernünftigen Grund, weshalb er sich die Mühe irgendeiner Handlung machen sollte. Das ganze Leben erscheint ihm wie eine endlose Sisyphusarbeit.

Um die Sinnlosigkeit des Radium-bromatum-Patienten zu verstehen, bedarf es einer symbolhaften Darstellung. Das Leben besteht aus der Spannung zwischen zwei Polen und kann als eine Achse gesehen werden. Das Prinzip der Göttlichkeit oder der Erleuchtung wird mit einem Dreieck versinnbildlicht, denn die Achse zwischen den Polen wird hier noch mit einem Punkt darüber verbunden, der sich genau in der Mitte, jenseits der Polarität befindet. Dieser Punkt vereinigt symbolisch die beiden Pole, läßt etwas völlig Neues, nämlich eine Dreiheit entstehen, womit also Schöpfung vollzogen wird. Die Spitze nach oben bedeutet eine Synthese der beiden Pole und die Erkenntnis, daß sowohl der eine wie auch der andere Punkt seine Bedeutung hat. Gleichzeitig symbolisiert die Spitze nach oben die Freiheit und Möglichkeit, weitere Prozesse der Bewußtwerdung und der Erkenntnis einzugehen.

Der Radium-bromatum-Patient befindet sich auch in der Mitte dieser Linie, kann aber keine Harmonie oder Erleuchtung erleben, weil die Spitze des Dreiecks nach unten gekippt ist. Dort ist er wie in einer Falle gefangen, erlebt nicht Hochgefühl oder Euphorie, sondern Apathie, Sinnlosigkeit und Depression. Anstatt der Bejahung und der Verbindung der Polaritäten im "Sowohl-Als-auch" erlebt er deren absolute Verneinung durch das "Weder-Noch". Nichts paßt ihm, nichts behagt ihm. Er kennt weder Wunsch, noch Ziel. Dieses Gefühl der Sinnlosigkeit ist am besten erklärbar, wenn man sich Menschen vorstellt, die an einem Überfluß an Materie "leiden". Sie versuchen, sich all ihre materialistischen Wünsche zu erfüllen, müssen immer noch verrücktere Dinge tun, finden aber an nichts mehr Gefallen und wissen letztlich nicht mehr, was ihnen dieses Leben noch bieten kann.

Der Patient ist zwar reizbar im Sinne der Reaktionsfähigkeit, aber die Entwicklung von Emotionen ist gehemmt. Es ist ein Zustand von Hoffnungslosigkeit und Sinnlosigkeit, dem durch nichts ein Ende gesetzt werden kann. Das Dasein wird zu einer lästigen Pflicht und Bürde, dem er durch nichts entrinnen kann. Obwohl er des Lebens überdrüssig ist, kann es sein, daß er je nach Bewußtseinsstand nicht einmal im Tod seine Rettung erblickt.

In unserer Zeit werden wir immer häufiger mit Reaktorunfällen und damit verbundener Strahlungsbeeinflussung konfrontiert. Bei radioaktiver Strahlung treten nicht nur körperliche, sondern in weit größerer Intensität psychische und geistige Symptome auf. Dem strahlengeschädigten Patienten in einem hoffnungslosen, sinnlosen und depressiven Zustand kann mit einer Gabe homöopathisch zubereitetem Radium bromatum bestens geholfen werden, damit er wieder Lebendigkeit, Lebenskraft und -freude spürt und wünschenswerte Empfindungen entwickeln kann.

GEMÜT:

(Symptomauflistung wurde aus "J. H. Clarke, Dictionary of Practical Materia Medica" und "Boericke, Materia Medica" ergänzt)

Abneigung gegen Gegenwart anderer, abwechsend mit Ausbrüchen von Scherzen und Sakasmus.

Niedergeschlagenheit, Depression. Unfähig, sich zu bewegen.

Große Müdigkeit, Lethargie.

Unfähig, klar zu denken. Nebeliger Verstand.

Furchtsam, besorgt. Furcht vor Geistern. Furcht vor Alleinsein im Dunkeln.

Verlangen nach Gesellschaft.

Ruhelosigkeit.

Reizbarkeit. Mürrisch, mißmutig. Leicht beleidigt.

ALLGEMEINES:

Große Müdigkeit, Mattigkeit und Schwäche. Erschöpfung. Verlangen, sich hinzulegen. Unfähig, zu arbeiten oder sich zu bewegen.

Wandernde, plötzlich wandernde Schmerzen. Blitzartig auftretende, schockartige Schmerzen.

Schmerzen kommen schnell und vergehen langsam, oder kommen langsam und vergehen schnell.

Peinigende Schmerzen im ganzen Körper. Gesamte Körper fühlt sich wie entzündet an. Ruhelosigkeit, muß sich dauernd bewegen.

Dumpfe Kopfschmerzen.

Symptome einseitig oder abwechselnde Seiten.

Verlangen nach und Abneigung gegen Süßigkeiten, Eiscreme oder Speck. Verlangen nach sauren Sachen. Abneigung gegen Fleisch, aber Verlangen nach Schweinefleisch.

Übelkeit besser durch Essen.

Unruhiger Schlaf.

Träume, die wahr werden. Prophetische, hellsichtige Träume, über zukünftige Ereignisse. Lebhafte Träume.

Herzklopfen beim Erwachen von einem Traum.

Arteriosklerose.

Hypotonie. Hypertonie.

Blutungen gerinnen nicht, Hämophilie.

Husten schlechter durch Rauchen, besser durch Essen, Anstrengung und im Freien.

Taubheit in den Beinen, wenn sie gekreuzt werden.

Muskelschwäche. Schwäche in Kniekehle.

Verstauchungen, Zerrungen.

Gelenkentzündung. Arthritis deformans.

Knochennekrose.

Jucken am ganzen Körper.

Im Gesicht Rosacea. Im Gesicht Beschwerden schlechter durch Rasieren.

Dermatitis mit Jucken, Brennen, Schwellung und Röte. Ekzem. Naevus. Epitheliom.

Kanzeröse Erkrankungen.

Beschwerden infolge Verbrennungen oder durch Röntgenstrahlen.

MODALITÄTEN:

< durch Bettwärme.

< durch Waschen.

< durch Rasieren.

< durch Rauchen.

< durch Kreuzen der Beine.

< durch Aufstehen.

< durch feuchtes Wetter.

< um 11 Uhr.

< mittags.

< nachts von 21-5 Uhr.

< um 4 Uhr.

> im Freien.

> in kalter Luft.

> durch fortgesetzte Bewegung.

> durch Hinlegen.

> nach Schlaf.

> durch Druck.

> durch feuchtwarme Umschläge.

> durch warmes, heißes Baden.

RHUS TOXICODENDRON

Die englische Lady Ruth (sprich ru:s) wuchs in einem Internat auf, wo man ihr eine strenge, aber perfekte Erziehung angedeihen ließ. Nach ihrem College-Abschluß wurde sie die Gesellschafterin einer wohlhabenden und angesehenen Aristokratin und heiratete alsbald einen aus diesen Kreisen stammenden Grafen, den mit Ehren und Würden versehenen Earl Tox. Die Grafschaft brachte vielerlei Verpflichtungen mit sich, weshalb Ruth Tox besonderen Wert darauf legte, allen gesellschaftlichen Anforderungen sorgfältig nachzukommen. Prompt erfüllte sie alle in sie gesetzten Erwartungen und tat gewissenhaft, stolz und steif ihre Arbeit. Da sie gelernt hatte, stets ihr Gesicht zu bewahren, blieb sie im Ausdruck ihrer Gefühle eintönig und etwas kühl. Die Kühle ergriff auch Besitz von ihrem Körper, und nicht selten fror die Gräfin dermaßen, daß sie glaubte, kaltes Blut liefe ihr anstelle des begehrten blauen durch die Adern. Äußerlich ließ sich Ruth nie etwas anmerken und hielt stets ihre Beherrschung bei, aber innerlich geriet sie durch ihr unübertreffliches moralisches Verhalten in Aufruhr. Diese außerordentliche Ruhelosigkeit konnte sie nur bewältigen, wenn sie unentwegt in Bewegung blieb.

Obwohl Ruth etwas Stocksteifes, Verknöchertes und Unnahbares an sich hatte, erzog sie dennoch ihre beiden Kinder in übertriebener Angst und Besorgnis. Durch ihr unermüdliches Wirken, ihren pausenlosen Einsatz und ihr vorbildliches Schaffen machte sie sich sowohl in der Familie als auch in der ganzen Grafschaft unabkömmlich. Alle Fäden liefen in ihrer Hand zusammen, und so wurde Ruth Tox quasi zur obersten Dienerin in ihrem Herrschaftsbereich. Nachdem sie jahrelang immer wieder aus Pflichtgefühl bei feuchtem, kaltem Wetter mit Gästen Golf oder Krocket gespielt hatte, wurde sie überempfindlich. Wenn der englische Nebel oder Sprühregen ihren Körper durchfeuchtete oder wenn sie schwitzte und hinterher abkühlte, spürte die Gräfin ein furchtbares Reißen und Spannen in ihren Gliedern.

Manchmal verrenkte Ruth sich bereits, wenn sie eines ihrer Kinder auf den Arm hob oder wenn sie sich in der Bibliothek nach einem Buch streckte. Kam Ruth aus ihren Gemächern die Treppe heruntergeschritten, so konnte man sie zuverlässig erkennen und wahrnehmen ohne hinzusehen, weil ihre Bewegungen konstant durch das Knacken ihrer Gelenke begleitet wurden. Dieses Geräusch wurde für ihre schabernacktreibenden Kinder sogar zu einem Warnsignal unschätzbaren Wertes, die dadurch vor unliebsamen Überraschungen durch ihre kontrollierende, besorgte Mutter sicher waren.

Wie das in manch hohem Hause so üblich ist, hatte auch Ruth Tox ihr getrenntes Schlafgemach. Diese Gepflogenheit stellte sich jedoch für die Gräfin als unzumutbar heraus, denn nachts überkam sie desöfteren eine unbeschreibliche Angst. Ruth hatte sich nämlich als Verfechterin haarsträubenden Aberglaubens darauf versteift, daß es auf jedem Herrensitz ein Nachtgespenst geben müsse. Und wenn Ruth sich einmal eine Meinung gebildet hatte, beharrte sie stur darauf und war durch nichts mehr von ihrem unsinnigem Standpunkt abzubringen. Überaus abergläubisch geheimnisste sie in jede Kleinigkeit etwas von ihren Überzeugungen, Hoffnungen oder Ängsten hinein. Da sie immer wieder von einem Hautjucken befallen wurde, wußte Ruth dazu eine Kette von Sprüchen aufzuzählen. Juckte die rechte Hand, war das ein holdes Zeichen von Gewinnzuwachs, juckte aber die linke, so fürchtete sie bevorstehende Zahlungen. Kribbelte und juckte die Nase, durfte sie mit Neuigkeiten rechnen, und so weiter. Vor Mitternacht ließen die schmerzenden Gelenke sie nicht einschlafen, deshalb wälzte sie sich in ihrem Glauben an Absurditäten unruhig in ihrem Bett herum.

"Knacken in den Beinen - muß man weinen."
"Schmerz im Arm - bringt Leid und Harm."
"Reißen im Rücken - kommt Entzücken."
"Spannen in der Lende - bringt das Ende!"

So und noch schlimmer waren ihre fixen Ideen, die ihr niemand austreiben konnte. Manchmal trieb die Ruhelosigkeit sie dazu, wieder aufzustehen und herumzulaufen. Bisweilen meinte sie, daß ihr das Blut in den Adern gefriere, und dann genügte es schon, nur eine Hand unter der Bettdecke hervorzustrecken, um von einem Hustenreiz überwältigt zu werden.

In jüngster Zeit hatte Ruth öfters den Eindruck, daß jemand sie vergiften wollte. Allerlei brennende und juckende Hautausschläge, besonders aber eine oft wiederkehrende Nesselsucht, schienen ihr als Beweis einer inneren Vergiftung auszureichen. Ihr Appetit wurde immer geringer, sämtliche Speisen schmeckten ihr nicht mehr und eine tiefe Übelkeit begleitete sie durch den ganzen Tag. Sie hatte den Speiseplan der Aristokraten ziemlich satt, aber niemals hätte sie es gewagt, irgendetwas daran zu verändern. Schließlich hatten Generationen vor ihr jahrhundertelang genau das Gleiche gegessen, und so wäre es einer Tragödie gleichgekommen, diese ehrwürdige Tradition zu verändern.

Ruth aß Roastbeef, Lammkoteletts und Lachs nur noch mit Widerwillen. Sie konnte keine Orangenmarmelade mehr sehen, war auch der Eier, des Specks, der Würste und des geräucherten Schellfisches zum Frühstück überdrüssig und vermochte den berühmten Tee mit Milch nur noch als Milch mit Tee zu trinken. Hätte die Etikette es erlaubt, so wäre ein Glas Milch oft das Einzige gewesen, wonach sie wirklich verlangte. Milch, so dachte Ruth, war ja auch ein bewährtes Mittel, das oft getrunken wurde, um Vergiftungen abzuschwächen.

Ruth behielt sämtliche Gebräuche bei, obwohl es ihr immer mehr Kraft kostete, ihre wachsende Reizbarkeit unter Kontrolle zu halten. Je mehr sie sich der guten alten Tradition verschrieb, desto schlechter fühlte sie sich. Unzufrieden und mißvergnügt widmete sie sich in ihrer anerzogenen Liebenswürdigkeit - aber dennoch distanziert - ihrer Familie sowie den Gästen und Besuchern der Grafschaft. "Adel verpflichtet" sagte sich die Gräfin und unterwarf sich mit diesen Worten ihren eigenen Zwängen. Ihre Anspannung veranlaßte sie, sich permanent zu bewegen, denn immer mehr spürte sie eine Steifheit in den Gelenken, wobei die Kiefernstarre das weitaus unangenehmste für sie war.

Als sie im Anwesen des Duke of Lyc verweilte, erwies jener ihr die Ehre, ihr persönlich sein Schloß zu zeigen. Mit knackenden und schmerzenden Gelenken und aufopfernder Miene humpelte Ruth Tox hinter dem Herzog her.
"Schließlich heißt er ja deshalb Her-zog," dachte Ruth in großer Reizbarkeit bei sich, "weil er immer vor den anderen herzog".

Als Ruth sich im elften Raum befand, waren ihre Gelenkschmerzen so weit abgeklungen, daß sie frisch und munter wie ein junges Reh an dem Herzog vorbeizog. Den dreiundvierzigsten Raum behielt sie jedoch in unangenehmer Erinnerung, weil dort das Stechen, Spannen, Reißen und Zerren wieder von neuem begann, nachdem sie sich offensichtlich zuviel zugemutet hatte. So endete diese Guiding-Tour für Ruth Tox mit einem verzerrten Lächeln, einem lahmenden Hinken und einem erzwungenen Rückzug.

Am Abend hatte der Duke of Lyc zu einem großen Fasanenessen geladen. Er selbst hatte angeblich das gesamte Wildgeflügel hoch zu Roß nach alter Manier mit Pfeil und Bogen selbst erlegt. Da Ruth Tox äußerst argwöhnisch war, bezweifelte sie diese Heldentat, denn schließlich war der Herzog dafür bekannt, daß er in allem den Bogen zu hoch ansetzte und über das Ziel hinausschoß. Gerade als Ruth auf einem zähen Stück Fleisch herumkaute, befragte sie der Herzog nach ihrem werten Urteil über das zarte Wild. Ruth versuchte, den Bissen so schnell wie möglich kleinzukauen, was jedoch ein unüberhörbares Knick-Knack aus ihren Kiefernwinkeln zur Folge hatte. Dieses Mißgeschick veranlaßte den Duke of Lyc, der Gräfin Ruth Tox seine geschätzte Aufmerksamkeit nunmehr bedenkenlos zu entziehen.

Als Ruth erkannte, wie sehr sie in Ungnade gefallen war, wuchs ihre Anspannung ins Unermeßliche. Jedes Sprechen und Unterhalten verschlimmerte den Schmerz und die Starre ihres Kiefers. Als sie schließlich vor Verzweiflung die Zähne zusammenbiß, knackte es noch lauter als vorher. Da begann sich Ruth plötzlich vor all diesen Leuten zu fürchten und hätte am liebsten zum Verlassen der edlen Gesellschaft gedrängt. Just in diesem Moment bekam ihr Mann, Earl Tox, einen Angina-pectoris-Anfall, wodurch alle vor Schreck wie gelähmt waren und die allgemeine Steifheit somit ihren Höhepunkt erreichte.

Seit jenem Abend, der Ruth so in Schrecken versetzt hatte, waren ihre Beschwerden um vieles schlimmer geworden. Sie seufzte, war verwirrt, vergeßlich, reizbar, schlecht gelaunt und ungeduldig. Auch weigerte sie sich, irgendwelche Gesellschaften aufzusuchen oder Besuche zu empfangen. Hartnäckig quälte sie der Rückblick auf das Fasanenessen und die dabei erlittene Schmach. Immer wieder kam sie auf den zähen Fasan zurück und verweilte bei dem unangenehmen Gedanken ihres knackenden Kiefers und der starr entsetzten Augen ihres Gastgebers. Öfters weinte sie nun ohne konkreten Anlaß, und wenn der Abend nahte, war sie total entmutigt. Lebhafte und ängstliche Träume bereiteten ihr stets eine unruhige Nacht, während sie im Schlaf vor sich hinmurmelte. Morgens beim Aufstehen wurde sie oft von einem starken Schwindel befallen und kippte um.

Da der Nachtschlaf so unerquicklich verlief, wurde Ruth des nachmittags sehr schläfrig. Sobald sie aber gähnte, krachte und schmerzte ihr Kiefer. Ihre Gelenke und ihr Rücken wurden immer verspannter, unbeweglicher und schmerzhafter. Ruth mußte sich aufgrund von Lähmungsgefühlen fortwährend strecken und in immerwährender Ruhelosigkeit ihre jeweilige Lage im Sitzen oder Liegen verändern. Es war ein ununterbrochenes Drehen, Wenden und Herumwälzen. Da Ruth so ungelenkig geworden war und ein unangenehmes Taubheitsgefühl in Armen und Beinen erlebte, verlor sie allmählich jegliches Gespür für einen normalen Bewegungsablauf. Unentwegt prellte, quetschte, verstauchte oder verrenkte sie irgendwelche Körperteile.
"Es ist doch praktisch" meinte ein Dienstmädchen, "wenn man bei all den Unfällen gleich immer ein Warndreieck parat hat." und spielte damit auf Ruths feuerrote dreieckige Zungenspitze an.

Das Reißen, Stechen, Ziehen und Zerren im ganzen Körper brachte Ruth zur Verzweiflung. Sie wurde hoffnungslos, schwermütig, unglücklich, weinte immerzu und wünschte sich nur noch den Tod. Die Dienerschaft brachte sie bei warmen Temperaturen ins Freie und bei naßkaltem Wetter an den knisternden Kamin, denn in der Wärme fühlte sich Ruth behaglich und wohl. Earl Tox litt indessen an einer hartnäckigen Schwellung und Entzündung der Augen, die einen fortgesetzten Tränenfluß verursachten. Außerdem hatte er seit langem rheumatische Schmerzen in der Schulter und konnte seine Beine wegen Ischias kaum bewegen. Als beide ziemlich starr am Kamin saßen, raunte Earl Tox seiner Gemahlin zu: "Du hattest recht, man will uns wirklich vergiften. Aber wir reißen uns zusammen...".
Während dieser Worte riß es Earl Tox tatsächlich so zusammen, daß er vor Schmerzen stöhnte. Dann fuhr er ächzend fort: "Wir werden Haltung bewahren. Auch wenn es schmerzt, - wir bleiben stur und steif bis ins Grab!"

WESEN:

Rhus toxicodendron, Giftefeu oder auch Giftsumach genannt, wächst vorwiegend in Nord- und Mittelamerika, kommt aber gelegentlich auch in Europa vor. Für die homöopathische Arznei werden die frischen Blätter verwendet. Bei der Ernte ist besondere Vorsicht geboten, denn bereits der äußere Kontakt mit dem milchigen Saft oder dem Harz bringt schwere Vergiftungen mit sich. "Toxicodendron" heißt Giftbaum, während sich der Namensteil Rhus unsicheren Überlieferungen zufolge aus dem griechischen Wort *Rheuma* für *Fluß, Strömung* gebildet haben soll. Bezogen auf den Giftefeu wäre diese Bedeutung auch sehr gut denkbar, denn gerade die fließenden Säfte der Pflanze sind es ja, die Vergiftungen verursachen. Andererseits findet auch der Begriff Rheuma seine Anwendung für wandernde, weiterfließende und sich ausbreitende Schmerzen im Bewegungsapparat. Der Begriff Rheumatismus entstand deshalb, weil diese Krankheit nach alten medizinischen Ansichten durch die *fließenden* Körpersäfte verursacht wurde.

Rheumatismus ist ein weit gesteckter medizinischer Begriff, der für Entzündungen, Schmerzen und Einschränkungen im Bewegungsapparat verwendet wird und Veränderungen in Knochen, Knorpel, Muskeln und Sehnen betrifft. Der Erkrankungsprozeß wird vorwiegend in den Gelenken deutlich und greift von einem Gelenk auf das andere über. Rheuma kann nach den bisherigen Erkenntnissen nicht vererbt werden und tritt im allgemeinen erst in der Lebensmitte auf. Somit entwickelt sich die Krankheit langsam in den ersten Lebensjahrzehnten und tritt erst dann in Erscheinung, wenn der Organismus gegen die Lebensweise des Menschen zu rebellieren beginnt.

Den Auslöser der Erkrankung vermutet man im körperlichen Bereich in einem durch Ablagerungen vorgeschädigten Bindegewebe. Die Entartung und Verunreinigung des Mesenchyms, der Ursubstanz unseres Körpers, bewirkt die Bildung von Antikörpern, weil sich der Organismus gegen diese krankmachenden Stoffe wehrt. Der Kampf der Antikörper gegen die störenden Substanzen bewirkt einen entzündlichen Prozeß, und diese Entzündung wiederum fordert die Bildung von neuen, anderen Antikörpern heraus.

Dieser heftigen Immunreaktion wird schließlich durch körpereigene Freßzellen ein Ende gesetzt. Allerdings verschwindet dieser Immunkomplex nicht, sondern zersetzt sich abermals in Schlackenstoffe, die das Bindegewebe erneut reizen und den Kreislauf von neuem beginnen lassen.

Beim Rheumatiker ist das gesamte Bindegewebe mit Schlacken überhäuft, wird ungeschmeidig, entzündet sich und hemmt den Bewegungsablauf. Eine Schmerzbekämpfung ist hier sinnlos, da sie nur vorübergehend zu lindern vermag, das Schmerzmittel selbst jedoch den Organismus weiter belastet und vergiftet. Hier gilt es also die den Körper verunreinigenden Schlacken, Rückstände und Ablagerungen abzubauen, was freilich nicht nur einer homöopathischen Mittelgabe, sondern auch einer völlig neuen Lebensführung und einer aufgeschlosseneren Sichtweise bedarf. Es müßte eine Reinigung auf allen Ebenen erfolgen, wobei Rhus-tox. im Idealfall diesen Umbruch von sich aus einleiten und bewirken kann.

Die Erklärung für die körperliche Bewegungseinschränkung aus wissenschaftlicher Sicht ist zwar aufschlußreich, aber dennoch unbefriedigend. Vom psychologischen Aspekt betrachtet, tritt die Bewegungseinschränkung aus einem anderen Grund auf. Um die Lebensmitte herum hat der Patient im allgemeinen seine hauptsächlichen Ziele erreicht und erstarrt nun in seinen Gewohnheiten und einem übertriebenen Verantwortungsgefühl.

Das Vergiftungsbild von Rhus-tox. äußert sich auf vielfältige Weise. Zunächst einmal ist der Verdauungsapparat betroffen. Es kommt zu Übelkeit und Mangel an Appetit. Der große Durst des Patienten zeigt, daß der Körper die Giftstoffe mit Flüssigkeit ausschwemmen und beseitigen will. Zu lange im Organismus verweilende Gifte schädigen nicht nur den Körper, sondern stellen auch eine anhaltende Belastung für das Nervensystem dar. Deshalb, aber auch aufgrund quälender Schmerzen ist der Rhus-tox-Patient von einer inneren Ruhelosigkeit, Reizbarkeit und Verzweiflung gekennzeichnet, ehe er entmutigt, hoffnungslos und schwermütig wird und sich mit Selbstmordabsichten trägt. Die Furcht, vergiftet zu werden, ist folglich keine Einbildung, sondern entspricht sogar den Tatsachen, - nur mit dem Unterschied, daß hier Täter und Opfer in ein und derselben Person zu suchen sind.

Die umfangreiche Hautsymptomatik ist ein Zeichen mehr, daß sich auf der körperlichen Ebene der Organismus damit behilft, soviel Schlacken- und Giftstoffe wie möglich über die Haut abzugeben. Da jedoch die körperliche Ebene nur das ausdrückt, was im geistigen und seelischen Bereich abläuft, geht der Giftstoffansammlung im Körper demnach eine Intoxikation auf der geistig-seelischen Ebene voraus. Der Rhus-tox-Patient eignet sich im Laufe der Zeit absolut lebensferne, steife, reglementierte und schwer zu praktizierende Verhaltensweisen an. Er erstarrt in seinen Gewohnheiten, Prinzipien und in seinem Pflichtgefühl. Weil er in seinem Denken unbeweglich ist und konsequent seine vorgefaßten Ziele verfolgt, wirkt er oft eigensinnig und intolerant. Er zwingt sich pflichtbewußt und unerbittlich zur Arbeit und hat deshalb mit weniger ausdauernden Personen nicht viel Geduld.

Seine nach außen hin spürbare Zwanghaftigkeit, Gefaßtheit und Kühle mag gut zu einem Roboter passen, zu dem sich der Rhus-tox-Patient gerne machen würde. Mit einem lebendigen Wesen sind seine trockenen Grundsätze und Verhaltensweisen jedoch sehr schlecht vereinbar. Deshalb rebelliert sein tiefstes Inneres gegen die permanent auferlegten Zwangsmaßnahmen und läßt die versteckte Unzufriedenheit durch quälende Hautkrankheiten nach außen sichtbar werden. Die Haut als Spiegel der Seele offenbart schließlich all den Ärger, der zugunsten der eingehaltenen Verantwortung, der unentwegten Aufopferung für andere Menschen und gute Zwecke sowie wegen seines Drangs, seiner Verantwortung nachzukommen, immer wieder unterdrückt wurde. Der ganze Zorn zeichnet sich auf der roten, geschwollenen Haut ab, weil sich der Patient die Abneigung gegen seine Lebensweise nicht zugestehen und Zuwiderhandlung gegen seine innere, wahre Natur nicht wahrhaben will. Durch die starke Hautsymptomatik werden die unterdrückten Emotionen und somit der gesamte verdrängte Konflikt endlich aufgedeckt und an das Tageslicht gebracht. Brennende Ausschläge mit quälendem Juckreiz, Schwellungen, Ekzeme, Pusteln, Bläschen, Furunkel und Krusten treten hervor und machen nunmehr unverhüllt auf die mißliche und bedenkliche psychische Situation des Patienten aufmerksam.

Wenn auch der Zorn und Ärger auf der Haut sichtbar wird, so erledigt sich dadurch noch lange nicht das eigentliche Problem. Deshalb neigt der Rhus-tox-Patient auch dazu, seine nicht ausgelebten Emotionen auf seine Umwelt zu projizieren. Er fürchtet sich davor, vergiftet zu werden und geht dann in seinem Argwohn Menschen lieber aus dem Wege, als sich mit ihnen einzulassen. Nachts im Bett ist seine Furcht besonders auffallend, und nicht selten fürchtet er sich davor, einzuschlafen und dadurch die Kontrolle über die Situation zu verlieren. Gelegentlich können seine Emotionen so heftig werden, daß sie der Patient als seine eigenen erkennen muß und nicht mehr projizieren kann. In einem solchen Zustand befürchtet er, daß er selbst einen anderen töten könnte.

Im Positiven ist der Rhus-tox-Patient zuverlässig, fleißig, zurückhaltend und sehr konzentrationsfähig. Er ist reserviert, sachlich, verfolgt zielstrebig seine Grundsätze und hält viel auf Verantwortung. Werden diese Eigenschaften übertrieben, so wirkt dieser Typ allzu kühl, nüchtern, einsilbig und wortkarg. Der Kranke ist deshalb auch durch Steifheit, Starre und Sturheit gekennzeichnet. Ehe dieser Zustand auf der körperlichen Ebene in Erscheinung tritt und pathologisch wird, zeigen sich die Unbeweglichkeit und das Festgefahrensein im Bewußtsein des Patienten. Dieser mag zwar lange Zeit körperlich agil und aktiv sein, jedoch versteift er sich zu sehr auf Gewissenhaftigkeit, Moral, Perfektion und gesellschaftliche Verpflichtungen. Stets geht es ihm darum, das Gesicht oder die Haltung zu bewahren, wodurch ihm sehr viel Beherrschung abverlangt wird. Schwung, Frische und geistige Beweglichkeit sind ihm fremd, weshalb er seltsame, veraltete Vorstellungen hegt und zu fixen Ideen und Aberglauben neigt. Die geistige Starre äußert sich jedoch auch in hartnäckigen und quälenden Gedanken, die er nicht mehr losbringt. Hat er Unannehmlichkeiten erlebt, so wird er immer wieder darauf zurückkommen. In seiner Steifheit und Unbeugsamkeit ist es ihm nicht möglich, die Geschehnisse wieder loszulassen, Prozesse innerlich zu verarbeiten und somit wieder ins Reine zu kommen. Er hat geistig einfach nicht genügend Flexibilität, um mit den sich stets wandelnden Lebensbedingungen und Erkenntnissen fertigzuwerden.

Die Zwanghaftigkeit und äußerliche Beherrschtheit des Patienten ist so stark, daß er auch auf der körperlichen Ebene nicht locker lassen kann. Deshalb kommt es zu Krämpfen und Zuckungen der Muskulatur und zu Verhärtungen der Drüsen. Der Kranke überfordert sich und überschreitet seine Belastungsfähigkeit, was sich in seinen zahlreichen heftigen Rückenbeschwerden niederschlägt. Er spürt dabei Schmerzen wie von einem Gewicht und neigt tatsächlich dazu, sich durch Überanstrengung zu überheben. Bei seinen quälenden Beschwerden hilft es auch nichts, wenn er weiterhin die Zähne zusammenbeißt, denn selbst das verursacht ihm Schmerzen oder verschlimmert die vorhandene Symptomatik.

Anstatt die Aufmerksamkeit auf seine eigene Problematik zu lenken, kümmert sich der Rhus-tox-Patient um andere. Obwohl er eine übertriebene Angst und Besorgnis um seine Kinder zeigt und sich für sie und andere aufarbeiten kann, bleibt er dennoch emotional steif. Kein Wunder, daß er bei soviel Zwanghaftigkeit, Perfektionismus und gesellschaftlichem Normverhalten keine warme Ausstrahlung haben kann! Seine Hingabe an andere geschieht nicht aus reiner Liebe, sondern eher aus übertriebenem Pflichtgefühl und manchmal auch aus dem unbewußten Wunsch heraus, sich dadurch unersetzlich zu machen. Sein hilfreiches Handeln hat zum Ziel, die Kontrolle über alles zu erlangen. Er weiß sich zwar selbst gut zu beherrschen, dehnt aber diesen Bereich auch - ohne daß dies besonders auffallen würde - gerne auf seine gesamte Umgebung aus. Trotz seiner Milde empfindet man den Patienten deshalb distanziert und kühl. Da er aus sich selbst sehr wenig Wärme hervorbringt, sucht er diese zum Ausgleich äußerlich, wo sie seine Schmerzen angenehm zu lindern vermag. Dagegen sind Kälte und Nässe das Schlimmste für ihn.

Da sich der Rhus-tox-Patient auf seine oftmals überholte Lebensweise versteift, zeigt sich dies später in einer Ungelenkigkeit und in schmerzhaften Bewegungseinschränkungen. Er ist zu einseitig geworden, was nicht nur seine Ansichten, sondern auch seine Ernährung und die gesamte Lebensweise betreffen kann. Die falsche, einseitige Ernährung bezieht sich nicht nur auf die verfeinerte oder allzu üppige Küche, sondern auch auf die Mangelernährung ärmerer Bevölkerungsschichten. Aber die Einseitigkeit offenbart sich auch noch in körperlichen Gebrechen in Form halbseitiger Lähmungserscheinungen, die ihn noch mehr in seiner Bewegung eingrenzen und hindern.

Rhus-tox. kann auch bei typhösen Erkrankungen sehr hilfreich wirken. Hahnemann selbst setzte dieses Arzneimittel bei einer Typhus-Epidemie erfolgreich ein. *Typhus* heißt übersetzt Nebel oder Betäubung, und wodurch könnte ein Benebelungs- oder Betäubungszustand besser bewirkt werden als durch Gift? Deshalb läßt sich nach dem homöopathischen Ähnlichkeitsprinzip ein solcher Zustand wiederum durch Gift besonders gut heilen. Typhöse Zustände bezeichnen Somnolenz, Bewußtseinseintrübung und Delirien. Selbst wenn der Rhus-tox-Patient noch nicht typhös geworden ist, leidet er an Vergeßlichkeit, Verwirrung und Geistesträgheit.

Wenn sich der Rhus-tox-Patient zu bewegen beginnt, empfindet er dies als schmerzhaft. Nach einer Weile bessert die Bewegung die unerträglichen Schmerzen, jedoch ist dieser angenehme Zustand nur von kurzer Dauer und die Schmerzen treten erneut auf. Der Patient hat durch seine innere Ruhelosigkeit ein großes Bedürfnis, sich trotz der Schmerzen permanent zu bewegen. Dadurch baut er zwar seine inneren Spannungen ab, erfährt aber ein Reißen, Spannen und Zerren in seinen Gliedern. So ist es einleuchtend, daß sich der Patient trotz seiner Steifheit dauernd zu bewegen versucht und in einer unentwegten Lageveränderung die Linderung seiner Schmerzen sucht.

Je unbeweglicher und unflexibler der Patient letztlich wird, desto leichter verletzt er sich. Es kommt zu Zerrungen, Verstauchungen und Verrenkungen, weil der Körper nicht mehr geschmeidig ist und die Bewegungen nicht mehr fließen. Es wäre deshalb wichtig für den Patienten, daß er anstelle seiner Schmerzen sich selbst rechtzeitig mehr fließen und gehen ließe, um Flexibilität und Bewegungsfähigkeit zu gewinnen. Wie ungeschmeidig er geworden ist, zeigen die krachenden und knackenden Bewegungen seiner Gelenke, die sowohl mit Schwellungen als auch mit reißenden, stechenden, zerrenden und ziehenden Schmerzen verbunden sind. Die Verletzungen des Patienten können auf der geistig-seelischen Ebene damit in Zusammenhang gebracht werden, daß er zuvieles erzwingen will und deshalb immer wieder in seine Schranken gewiesen werden muß. Außerdem führen die in ihm latent vorhandenen und uneingestandenen Emotionen, wie Wut und Ärger, unbewußt zum Angriff gegen sich selbst.

Die Situation des Rhus-tox-Patienten bringt verständlicherweise sehr viel Unzufriedenheit, eine große Reizbarkeit und Nervosität mit sich. Nachts ist seine Unruhe so stark, daß sie ihn aus dem Bett treibt. Auf der geistigen Ebene neigt der Kranke zu Vergeßlichkeit, Verwirrung und Stumpfsinn. Seine unterdrückten Aggressionen bewirken zuletzt einen unüberwindlichen

Lebensüberdruß. Der Patient bricht immer wieder scheinbar grundlos und unwillkürlich in Weinen aus und gleitet immer tiefer in die Schwermut.

Anstatt sich einmal gehen zu lassen und seine innersten Bedürfnisse offen auszudrücken, läßt der Rhus-tox-Patient zuviel Pflichtbewußtsein walten. Durch diese eiserne Haltung kommt es nicht nur zu Angina pectoris, der Herzenge, sondern auch zu der Vorstellung, daß er jemanden ermorden könnte. Letzteres verwundert keinen, weil klar wird, wie sehr sich der Patient selbst maßregelt und unter Druck setzt. Er sollte Lasten abwerfen und Pflichten an andere delegieren. Dazu aber ist es zunächst notwendig, daß er mehr Vertrauen in andere gewinnt, wozu er sich unweigerlich öffnen muß. Er muß lernen, daß das Leben für ihn und auch für andere weitergeht, auch wenn er nicht mehr alle Zügel in der Hand hält. Der Rhus-tox-Patient wird es wohl nicht schaffen, vor lauter Lebensfreude zu strotzen, aber er kann zu einem zufriedeneren und weniger gestrengen Menschen werden, der vor allem sich selbst gegenüber einmal Milde walten läßt. Erst wenn er auf allen Ebenen agiler geworden ist, kommt er in den Genuß des Sprichworts "Sich regen bringt Segen".

GEMÜT:

Ruhelosigkeit. Tagsüber oder nachts, besonders nach Mitternacht ruhelos. Ruhelosigkeit bei Fieberhitze oder während Menses. Ängstliche Ruhelosigkeit. Muß sich ständig bewegen. Wirft sich im Bett herum, Ruhelosigkeit treibt aus dem Bett, will von einem Bett ins andere gehen.

Ruhelosigkeit bei Kindern. Wünscht, getragen zu werden.

Innerliche Ruhelosigkeit, Nervosität.

Verweilt bei vergangenen unangenehmen Ereignissen nachts oder besonders nach Mitternacht.

Andrang von Gedanken. Quälende, schreckliche oder hartnäckige Gedanken. Unangenehme Gedanken nach Mitternacht.

Wahnideen. Einbildungen der Phantasie. Denkt, sei fort von zu Hause. Bildet sich ein, ermordet zu werden. Wahnidee, er soll vergiftet werden.

Furcht. Abends, vor dem Schlaf oder nachts große Furcht. Furcht nimmt den Atem. Furcht vor Menschen. Fürchtet, einzuschlafen oder vergiftet zu werden. Furcht, jemanden zu töten. Furcht vor dem Tod.

Große Angst, mit Furcht. Hypochondrische Angst. Abends, im Zwielicht, nachts oder nach Mitternacht Angst. Angst um die eigenen Kinder. Angst, wenn allein. Angst im Bett, treibt aus dem Bett. Angst bei Fieberfrost oder Fieber. Angst im Haus, besser im Freien oder beim Gehen im Freien. Angst um die Zukunft. Angst mit Selbstmordgedanken.

Qualvolle Angst, Todesangst treibt von einer Stelle zur anderen.

Abscheu vor dem Leben. Wünscht sich den Tod. Lebensüberdruß. Lebensmüde, aber Furcht vor dem Tode. Agonie vor dem Tod.

Selbstmordgedanken. Neigung zum Selbstmord durch Ertrinken. Furcht vor Selbstmord.

Zupft an der Bettdecke. Psychose, Wahnsinn. Hysterie.

Delirium. Brummendes oder geschwätziges Delirium. Spricht vom Geschäft. Delirium durch Sepsis.

Bewußtlosigkeit. Bewußtlos beim Drehen des Kopfes, bei Kopfbewegungen. Bewußtlosigkeit bei Meningitis. Cri encéphalique.

Milde. Auffallende Religiosität. Abergläubisch.

Gewissensangst, als ob eines Verbrechens schuldig.

Schwermut, Traurigkeit. Schwermut besonders nachts, bei Fieber oder durch unterdrückte Menses. Depression wenn im Hause, besser im Freien oder beim Gehen im Freien.

Entmutigt, besonders abends. Verzweiflung.

Seufzen, besonders bei Schweiß oder Fieberhitze.

Weinen. Grundloses Weinen, ohne zu wissen warum. Unwillkürliches Weinen. Weinen beim Gehen im Freien besser.

Gespräch, Unterhaltung verschlechtert. Abneigung gegen Gesellschaft.

Schüchternheit, besonders nachts. Schweigsam, abgeneigt zu sprechen. Antwortet langsam.

Unzusammenhängende oder phantasierende Sprache. Brummen.

Brummen oder Sprechen im Schlaf. Auffahren im Schlaf.

Ungeduld.

Unzufrieden, mißvergnügt, besonders abends. Mürrisch und mißmutig, besonders nachts. Mürrisches Verhalten schlechter im Haus, besser beim Gehen im Freien.

Mißtrauisch, argwöhnisch. Streitsüchtig. Zorn.

Reizbarkeit, besonders nachts. Reizbar bei Fieberfrost. Reizbarkeit besser im Freien oder beim Gehen im Freien.

Abneigung gegen geistige Arbeit. Geistige Arbeit unmöglich.

Geistige Trägheit, Schwierigkeiten beim Denken und Begreifen, besonders nach Essen oder durch feuchte Luft.

Vergeßlich. Schwaches Gedächtnis. Gedächtnisschwäche für Eigennamen oder Tagesereignisse.

Geistesabwesend. Benommenheit, Betäubtheit.

Verwirrung, besonders morgens oder im Sitzen. Zerstreut.

Imbezillität.

Alkoholismus, Trunksucht.

Beschwerden durch: Schreck. Schicksalsschläge. Geldverlust.

ALLGEMEINES:

Steifheit in Augenlider, Unterkiefer, Hals, Rücken, Schulter, Gelenke, Extremitäten.

Stechende, abwärts stechende oder reißende, ziehende, wunde oder geschwürige Schmerzen. Drückende Schmerzen wie von einem Gewicht.

Brennende oder drückende Schmerzen äußerlich und innerlich. Ruckartige, stechende, wunde oder geschwürige Schmerzen äußerlich.

In Gelenke wunde, stechende oder reißende Schmerzen. In Muskeln stechende oder brennend-stechende Schmerzen. In Sehnen und Ansätze der Sehnen Schmerzen. Im Knochen, Periost schabende, kratzende Schmerzen. In Blutgefäße brennende Schmerzen.

Wunde Schmerzen nach Erhitzung beim Gehen und schneller Abkühlung.

Äußerliches oder inneres Ameisenlaufen.

Gefühllosigkeit. Taubheit in einzelnen Teilen oder in Teilen, auf denen man liegt.

Schmerzlose Lähmung. Einseitige, besonders linksseitige Lähmung. Einseitige Lähmung mit Kälte im gelähmten Teil. Lähmung nach der Entbindung. Paralysis agitans.

Äußerliches oder innerliches Zittern.

Puls abnorm. Puls beschleunigt, jagend, zittrig, unregelmäßig, intermittierend oder beinahe unfühlbar.

Hitzegefühl in Blutgefäßen.

Thrombophlebitis, besonders im Wochenbett.

Allgemein Schwellung. Aufgedunsenheit. Schwellung leidender Teile. Entzündliche Schwellung. Schwellung, besonders harte Schwellung der Drüsen. Verhärtungen.

Schwellungsgefühl. Äußerliche Spannung.

Gefühl von Zusammenschnüren äußerlich oder der Körperöffnungen. Zusammenziehungen, Strikturen, Stenosen nach Entzündungen. Gefühl von inneren Verwachsungen.

Muß sich Strecken und Dehnen. Sich Strecken mit Gähnen. Muß sich Strecken beim Schwitzen oder im Fieber. Ausstrecken der befallenen Teile bessert. Anziehen der Glieder verschlechtert.

Allgemein Schwäche, durch die leichteste Anstrengung. Schwäche mit Ruhelosigkeit. Schwäche beim Sitzen. Schwäche durch Gehen, beim Gehen im Freien. Gehen bessert Schwäche.

Schwäche in Gelenken, in Armen, besonders Unterarm oder in Beinen, besonders Unterschenkel.

Müdigkeit. Müde nach dem Essen. Müdigkeit verschlechtert.

Schläfrigkeit, besonders nachmittags. Schlaflosigkeit, besonders abends, vor oder nach Mitternacht, besonders nach 3 Uhr.

Schwindel beim Aufstehen vom Sitzen oder vom Bett. Schwindel mit Neigung rückwärts, vorwärts oder nach rechts zu fallen, besonders beim Aufstehen vom Bett.

Schwankender, taumelnder Gang.

Äußerliches oder innerliches Schweregefühl. Inneres Völlegefühl.

Verlangen nach Milch, nach kalter Milch. Kalte Speisen verschlechtern. Warme Getränke und heiße Speisen bessern.

Verlangen nach Lagewechsel. Lagewechsel bessert.

Liegen verschlechtert. Nach Liegen schlechter. Seitenlage verschlechtert. Rückenlage bessert.

Körperliche Anstrengung verschlechtert oder bessert.

Gehen im Freien bessert. Schlechter beim Beginn des Gehens oder durch schnelles Gehen.

Verlangen im Freien zu sein, aber Luftzug verschlechtert.

Kältegefühl in den Blutgefäßen. Mangel an Lebenswärme.

Beschwerden durch kalten Wind, Kälte oder Durchnässen, besonders wenn er schwitzt und dann in Nässe kommt.

Abdecken, besonders einzelner Teile, verschlechtert.

Kaltwerden, Abkühlung oder naßkalte Umschläge verschlechtern. Allgemeine Verschlechterung durch Kaltwerden eines Körperteiles, der Extremitäten oder der aus dem Bett gestreckten Hand.

Abscheu vor dem Baden. Baden, besonders kalt Baden verschlechtert.

Wetterwechsel, besonders von warm zu kalt oder wolkiges, nebeliges, feuchtes Wetter verschlechtert.

Wärme, Ofenwärme, Bettwärme oder Erwärmung bessert.

Schweiß bringt keine Erleichterung, schlechter während des Schwitzens.

Besser durch Schweiß, nach dem Schwitzen.

Schweiß an erkrankten Teilen. Allgemein Schweiß, außer am Kopf.

Beschwerden durch Heben, Überanstrengung der Muskeln und Sehnen.

Verletzungen. Verrenkung. Verstauchung, Zerrung. Verletzungen der Muskeln.

Symptome kreuzweise, links oben und rechts unten.

Beschwerden durch: Kalten Wind. Durchnässen, besonders beim Schwitzen. Feuchte, naßkalte Umschläge. Unterdrückung von Schweiß.

MODALITÄTEN:

< durch Kälte, kalte Luft.

< bei kaltem Wind.

< durch Luftzug.

< durch Abdecken.

< nach dem Entkleiden.

< durch Berühren kalter Gegenstände.

< bei oder nach Kaltwerden.

< durch naßkalte Umschläge.

< durch Durchnässen.

< durch Baden, kalt Baden.

< bei Wetterwechsel.

< bei Wechsel von warm zu kalt.

< bei wolkigem, nebeligem, feuchtem Wetter.

< während Schwitzen.

< durch Berührung.

< vor dem Schlaf.

< morgens beim Erwachen.

< in Ruhe.

< beim Sitzen.

< beim oder nach Liegen.

< bei Seitenlage.

< beim Aufstehen.

< durch Auftreten, Erschütterung.

< am Beginn der oder nach Bewegung.

< durch Gähnen.

< durch Reden.

< bei Unterhaltung.

< bei zunehmendem Mond oder Vollmond.

< bei abnehmendem Mond.

< im Herbst oder Winter.

< nach Mitternacht.

< morgens von 5-9 Uhr.

< nachmittags von 13-18 Uhr.

< nachts von 21-5 Uhr.

> durch Wärme, warme Luft.

> durch Ofen-, Bettwärme.

> durch Warmwerden, Erwärmung.

> durch feuchtwarme Umschläge.

> bei trockenem Wetter.

> im Freien.

> Gehen im Freien.

> durch Bewegung.

> durch Lagewechsel.

> durch fortgesetzte Bewegung.

> bei Rückenlage.

> nach Stuhlgang.

> nach Schwitzen.

STRAMONIUM

Ramon war der jüngste von drei Brüdern und mußte sich deshalb viel gefallen lassen. Um nicht einer unnötigen Bedrängnis oder Bedrohung durch die beiden anderen ausgesetzt zu werden, schlich er oft etwas geduckt und verängstigt in großem Bogen um sie herum. Andererseits aber ging der dreijährige Knirps in letzter Zeit immer öfter dazu über, sich wie ein Wilder aufzuführen und seine älteren Brüder mit Gewalthandlungen in Schach zu halten. Zu befürchten hatte er dabei nicht allzuviel, denn wer würde sich schon an einem Kleinkind vergreifen? Solche listigen Überlegungen stellte Ramon wohl nicht an, aber er hatte eben herausgefunden, daß er sich hin und wieder wie ein Ungeheuer abreagieren konnte, ohne daß ihm jemand Einhalt zu gebieten vermochte. Das Nesthäkchen besaß in seiner Trotzphase offenbar besondere Privilegien und machte schamlos davon Gebrauch.

Wenn ihn seine Brüder umarmen wollten, wurde Ramon besonders ungehalten. Er konnte es nicht ausstehen, in irgendeiner Weise bedrängt zu werden und wehrte die Sympathiebekundungen seiner Geschwister eines Tages mit heftigen Schlägen, Stößen und Bissen ab. Natürlich machten sich die Älteren erst recht einen Spaß daraus und ließen nicht von Ramon ab, ehe dieser flüchtete und wutschnaubend das ganze Haus zusammenbrüllte.

Immer wieder versuchte Ramon, die ganze Familie und auch Besucher des Hauses mit einem imaginären Revolver, bestehend aus Zeigefinger und Daumen, zu erschießen. Nicht selten schleuderte er ihnen allen seltene Schimpfwörter entgegen, so daß Ramon in der Familie Datura trotz seiner offen gezeigten Feindseligkeit sehr unterhaltsam wirkte. Zerrte er seinen Kinderstuhl von der Küche ins Wohnzimmer und stieß er dabei am Türstock an, so wurde er äußerst ungehalten und fluchte solange, bis er seinen Möbeltransport erfolgreich beendet hatte. Dann wieder war Ramon aufgedreht, vergnügt und lebenslustig. Aber selbst im Zustand der Heiterkeit war

er hektisch und lärmend, klatschte übermütig in die Hände, stampfte tanzend mit den Füßen und gab unter allerlei seltsamen und heftigen Gebärden unverständliche und drollige Gesänge von sich.
"Lumpf, lumpf, gelelo!" lautete sein eintöniges, rhythmisches Lied, das aufgrund der Lautstärke wie ein fremdländisches Kriegsgeschrei klang. Noch dazu untermalte er seine Urwaldlaute mit einem exotischen Tanz und war nahe daran, sich mit dieser Darstellung in Ekstase zu steigern. Als ihn der Vater dabei beobachtete, wandte er sich fassungslos an seine Frau.
"Ist er hier geboren worden oder haben wir ihn aus einem Stamm von Wilden und Menschenfressern geholt?"

Eines Tages klagte Ramon über einen Stirnkopfschmerz und wurde unausstehlich. Auffallend war, daß er sich an diesem Tag plötzlich wieder vor dem Hund fürchtete, nachdem es sehr viel Zeit gekostet hatte, ihn endlich an das Tier zu gewöhnen. Außerdem hatte er eine heisere Stimme und sprach nur lallend und ziemlich verdreht. Als die Uhr im Wohnzimmer schlug, sang er grinsend das Ding-Dong mit. Dann amüsierte er sich mit frechen Pfiffen, wurde aber plötzlich böse, weil sich die übrige Familie so zwanglos unterhielt.
"Seid alle ruhig!" brüllte er sie ungnädig an. Da die Unterhaltung daraufhin dennoch mit gedämpften Stimmen fortgesetzt wurde, plärrte er aus Leibeskräften "Ruhe!" und warf zur Untermalung seines Befehles ein nahe stehendes Zinntellerchen in die Vitrine. Als sich alle Blicke stumm vor Entsetzen auf Ramon richteten, begann jener wieder zu schreien und heftig mit den Armen herumzufuchteln.

Sein Bruder wollte ihn beruhigen, bekam aber als Dank für seine Aufmerksamkeit blitzschnell die Faust des armen, kleinen, kranken Kindes ins Gesicht. Auch die Mutter bemühte sich, dem Sprößling so schnell wie möglich dienbar zu sein, und sprang von ihrem Sessel auf. Dabei streifte sie Ramons Bauklötzchenhaus und verschob versehentlich das Gebäude. Der Kleine titulierte seine Mutter daraufhin in einem heftigen Wutausbruch grimmig und roh mit sämtlichen Attributen der Tierwelt. Dann steigerte er sich in einen solchen Zorn, daß er sein wertvolles Gebäude selbst mit einem bösartigen und energischen Fußtritt zerstörte.

Da das Kind mittlerweile hohes Fieber hatte, wurde der Hausarzt gerufen. Beim Eintreffen des Arztes verkroch sich Ramon hinter der Mutter und zeigte eine heftige Abneigung gegen diesen Eindringling. Der Behandler wollte Ramons Hand ergreifen, um den Puls zu fühlen, aber der Junge packte schnell und geistesgegenwärtig die Hand des Arztes mit seinen beiden Händen und riß ihm Daumen und Zeigefinger mit einem kräftigen Ruck auseinander. Als jener dem Kind auch noch mit einer Lampe in den Mund leuchten wollte, wehrte es sich mit aller Gewalt dagegen, versuchte zu entkommen und begann wieder aus Leibeskräften zu schreien. Die Mutter wagte es, ihren Sohn mit Zuspruch zu beruhigen, aber er hielt ihr aggressiv den Mund zu, weil er das Sprechen anderer Personen nicht ertragen konnte. Bei einem erneuten Sprechversuch der Mutter wurde Ramon so gewalttätig, daß er ihr sogar die Kehle zudrückte. Dieses aggressive Verhalten war für den Arzt Grund genug, seine Arzneimittelwahl zu treffen. Beim Anblick des Medizinfläschchens brüllte Ramon jedoch gleich wieder los.
"Das nehme ich nicht! Ich mag das nicht! Mit mir nicht! Ohne mich!"
Erst später stellte sich heraus, daß das Kind eine plötzliche Furcht vor Flüssigkeiten hatte und deshalb die Arznei nur in Form von Kügelchen einnehmen konnte.

Kurz darauf betete er dermaßen inbrünstig zum Jesu-Kindlein, als wäre er das untertänigste Geschöpf dieser Erde. Aber kaum war das Gebet zu Ende gesprochen, schnappte sich Ramon sein Plastikschwert und zog es ohne jegliche Vorwarnung seinem ältesten Bruder mit ein paar kräftigen Hieben über. Daraufhin wollte der Vater ins Geschehen eingreifen und seinen Jüngsten mit drohenden Worten züchtigen. Allerdings kam er dabei dem kleinen Satan zu nahe und wurde durch einen heftigen Fußtritt ins Gesicht jäh aus dem Konzept gebracht.

Keiner wagte es nunmehr, die Ausschreitungen des Kindes einzudämmen, denn schließlich war es ja krank. Immer wieder wurde versucht, Ramon in dessen verdunkeltes Zimmer zu bringen, aber er wollte durchaus nicht alleine bleiben, weil er sich in der Dunkelheit fürchtete. So kuschelte er sich seltsam zusammengerollt auf das Sofa im Wohnzimmer, wo er alle Anwesenden mit seiner Boshaftigkeit auf Trab halten konnte. Als sich die einfallenden Sonnenstrahlen auf der Vitrine spiegelten, begann Ramon sich steif und starr darauf zu fixieren, so als hätte er etwas ganz Entsetzliches entdeckt. Dann wurde er bleich, warf den Kopf nach hinten, die Arme nach oben, knirschte mit den Zähnen und bekam blaue Lippen. Dieser Fieberkrampf versetzte alle in Furcht und Schrecken, aber er hielt nicht lange an. Ramon kam wieder zu sich, begann tobend zu schreien und schlief endlich für eine Weile völlig entkräftet ein. Seine Schlafstellung war die Attraktion des Hauses, die sich keiner entgehen lassen wollte. Ramon lag wie ein Moslem zum Gebet nach vorne gebeugt auf den Knien. Allerdings hatte er die Arme nicht über den Kopf gelegt, sondern auf der Brust verschränkt.

Als er erwachte, erkannte er keinen, zeigt sich erschreckt und klammerte sich ängstlich schreiend an seine Großmutter, weil diese ihm am nächsten stand. Sobald er sich aber wieder in seiner Umgebung zurechtfand, starrte er seine Beschützerin feindselig an, sprang auf, holte seinen hölzernen Hammer und warf ihn ihr blindlings, aber dennoch mit großer Zielsicherheit an den Kopf. Er sprach wie betrunken und begann schließlich, eigenartige Handbewegungen zu machen. Dann stimmte er seltsame Schunkellieder an, die er desöfteren auf Kassette gehört hatte. Mittlerweile waren auch noch Onkel und Tante eingetroffen, die über das Gesangsrepertoire Ramons nicht wenig erstaunt waren, zumal es durchaus nicht seinem kindlichen Entwicklungsstand angemessen war.

"Heut samma krank." sang Ramon und fuhr dann fort mit: "Gestern hamma gsuffa." Als sich alle verdutzt ansahen, vervollkommnete er seinen Gesang und gröhlte: "Oh, du schöne Hobel-, Hobelbank!" Das war ein Refrain aus einem etwas anstößigem Lied, das Ramon in seiner schlechten Verfassung allerdings von hinten her aufgerollt hatte.[1] Zur Erheiterung des kranken Knaben ließen sich schließlich alle zum Mitsingen verleiten, was ihn aber offensichtlich sehr störte und weshalb er sich das auch nicht lange gefallen ließ. Da die Mutter gleich an seiner Seite saß, packte er ihre Nase und

1) Nichtkundigen der bayerischen Sprache und des erwähnten Liedes soll kurz verständlich gemacht werden, wie der Text ausgedeutscht und in richtiger Reihenfolge heißt: "Oh, du schöne Hobelbank, gestern haben wir gesoffen, heute sind wir krank!"

rüttelte wie wild daran. Dann zwickte er sie ungezogen und heftig in die Wange, worauf sie aufschrie und ihren Gesang aufgab.

Nach dieser Attacke widmete er sich seiner Tante. Zuerst fixierte er sie, spuckte in ihre Richtung und rief dann mit rachsüchtiger Miene: "Du alter Fisch! Ich angle dich, dann schneide ich dir den Kopf ab. Dann bist du weg!"
Schließlich schrie er an die übrigen Anwesenden gewandt: "Jetzt hole ich mein Schwert und schlage damit die Tante zusammen!"
Und schon war er wie ein Wahnsinniger wieder auf den Füßen, wenngleich er wie ein Betrunkener taumelte, so daß das Lied von der Hobelbank eine immer enger werdende Beziehung zu seinem Sänger bekam.

Sein Vater meinte schließlich resigniert und seufzend: "Wenn er nicht so krank wäre, müßten wir ihn wirklich in die Klapsmühle stecken. Aber vielleicht sollten wir ihm endlich sein Medikament geben. Das heißt ja sowieso Dämonium, oder?"

WESEN:

Datura Stramonium, der Stechapfel, ist ein Nachtschattengewächs, das ursprünglich aus dem Gebiet des Kaspischen Meeres kommt. Mittlerweile ist der Stechapfel aber auch in Europa, Afrika und Nordamerika zu Hause, wo er teils wild auf Schuttplätzen, teilweise aber auch kultiviert wächst. Angebaut wird er wegen seiner Alkaloide, jener giftigen Substanzen, die für Heil- und Rauschmittel angewendet werden und unter denen besonders das Atropin und Hyoscyamin zu erwähnen sind. Der Anteil dieser beiden Alkaloide verleiht dem Vergiftungsbild von Stramonium deshalb eine gewisse Ähnlichkeit mit Belladonna, der Tollkirsche, oder mit Hyoscyamos, dem Bilsenkraut, die ja auch beide zu den Nachtschattengewächsen zählen.

Wenn der Stechapfelbaum Früchte trägt, so gleichen sie in seinem Aussehen etwa den Roßkastanien, die von ihren grünen, stachligen Schalen umgeben sind. Bei uns in Deutschland wird der Stechapfel in letzter Zeit als Zierpflanze immer beliebter. Häufig kann man vor Eingängen oder auch in Fußgängerzonen die kleinen dekorativen Bäumchen mit weißen, hellvioletten oder gelblichen Trichterblüten bewundern. Für die homöopathische Zubereitung wird jedoch nicht die zauberhafte Blüte, sondern das frische Kraut der Pflanze verwendet.

Der Stramonium-Charakter gilt als der gewalttätigste der ganzen Materia Medica. Bei dieser Symptomatik handelt es sich im allgemeinen um plötzliche Anfälle von Zerstörungswut und Gewalttätigkeit, die in zeitlicher Abfolge wiederkehren. Durch einen unvorhergesehenen Zwischenfall versagt jegliche Vernunft des Patienten und seine Handlungen geraten total außer Kontrolle. Es hat den Anschein, als öffne ein einziger Impuls alle Schleusen, so daß die verdrängte Angst und lang angestaute Gewalttätigkeit unhaltbar hervorbrechen kann. Aber auch im Verlaufe von fiebrigen Erkrankungen versagt die Verstandeskontrolle und der Patient gerät in ein heftig rasendes Delirium, in dem er äußerst aggressiv und bösartig wird. Das Gesagte gilt ebenso für den Säuferwahn, in dem der Alkohol als Blockadelöser fungiert.

Die Anfälle von Raserei und Wahnsinn sind so heftig, daß der Stramonium-Patient zu kriminellen Gewalttaten fähig ist. Droht trotz ärztlicher Behandlung die Gefahr bösartiger Ausschreitungen, wird der Kranke in eine psychiatrische Klinik eingewiesen, wodurch er sich dem Wirkungsbereich eines praktizierenden Homöopathen entzieht. Trotzdem bestehen außerhalb der Psychiatrie noch hinreichend Möglichkeiten, die Stramonium-Symptomatik bei kranken Personen rechtzeitig zu erkennen und zu behandeln.

Speziell in der kindlichen Trotzphase ist ein derart heftiges und aggressives Verhalten, wie Stramonium-Patienten es demonstrieren, keine Seltenheit. Trotzhandlungen in bestimmten Maßen sind allerdings entwicklungsbedingt und müssen sogar als notwendig angesehen werden, weshalb sie nicht pathologisch sind. Wenn sich überaus ängstliche Kinder plötzlich gewalttätig, bösartig und zerstörerisch gebärden, ist Stramonium genauso angesagt wie bei sonst unauffälligen Personen, die bei akuten Erkrankungen ihre ganze angestaute Wut und Aggression nicht mehr unter Kontrolle halten können und diese im Delirium auf entsetzliche Art abreagieren. Die genannten Einsatzmöglichkeiten verleihen dem Arzneimittel Stramonium wirklichkeitsnahe Aspekte, denen jeder Homöopath Beachtung schenken sollte.

Der Patient verfügt über ein sehr hohes Energiepotential, dem er von Zeit zu Zeit unbedingt Ausdruck verleihen muß. Da er Schwierigkeiten hat, seine Individualität angemessen darzustellen, hält er sich sehr lange zurück. Erst wenn der Druck in ihm zu stark wird, läßt er den blockierten Energien freien Lauf. Dann ist er wie berauscht von den Kräften, die aus ihm hervorströmen. Die plötzliche Offenbarung seiner Energien ent-*rückt* ihn den normalen Maßstäben. Deshalb wird er immer einen ver-*rückten* Eindruck machen, ob sich sein Verhalten nun positiv oder negativ zeigt. Nur ist er im Positiven ungefährlich und hat als Narr einen ungewöhnlichen Unterhaltungseffekt. In seiner Hochstimmung hat er allerhand lächerliche Ideen, scherzt, spaßt und trägt mit seiner Ulkerei zur allgemeinen Erheiterung bei. Er tobt sich durch Tanzen, Lachen, Schwatzen, Singen und alberne, drollige Gebärden aus. Allerdings kann diese übertriebene Fröhlichkeit schnell ins Gegenteil umschlagen, wobei die ebenso lebendige, aber erschreckende Kehrseite des Patienten zum Vorschein kommt.

Im Delirium, das mit hohem und meist kontinuierlichem Fieber einhergeht, findet die Energie des Stramonium-Patienten auf sehr vielfältige Weise ihren Ausdruck. Entweder er singt, lacht, pfeift und tanzt, oder er schreit, schlägt, beißt und spuckt. Er zeigt sich närrisch, ausgelassen, heiter und vergnügt, aber er kann sich auch hitzig, heftig, grob, roh, heimtückisch, wild und tobend verhalten. Er singt unzüchtige Lieder, flucht gräßlich, stampft mit den Füßen, droht seinen Mitmenschen Rache an oder verharrt plötzlich knieend und flehentlich betend. Unfreiwillige Handbewegungen, Klatschen und allerlei wunderliche Gebärden begleiten sein eigenartiges Geschwätz. Er spricht große Töne voll Stolz und Angeberei, aber seine Sprechweise ist oft unverständlich, hastig, albern und unzusammenhängend. Nachts knirscht er mit den Zähnen, und Kinder kennen beim Erwachen niemanden mehr, schreien voller Furcht und klammern sich verzweifelt an die nächststehende Person.

Es können Krampfzustände und große Furcht auftreten. Der Patient fürchtet sich vor der Dunkelheit, vor Fremden, vor der Annäherung anderer Personen. Seine Furcht kann ausgelöst werden durch glitzernde Flächen, wie z. B. durch einen Spiegel oder eine Wasseroberfläche. Obwohl er sich in der Dunkelheit fürchtet, jagt ihm grelles Licht ebenso große Furcht ein und vermag sogar Krämpfe hervorzurufen. Während die Dunkelheit beim Stramonium-Patienten Gefühle der Einsamkeit und Verlassenheit hervorruft, fühlt er sich durch strahlende Lichtquellen attackiert. Hier wird bereits die Zwiespältigkeit des Stramonium-Patienten deutlich, der sich sowohl verlassen als auch verfolgt glaubt. Er möchte sich geborgen fühlen, ohne jedoch belästigt zu werden. Die Gegenwart Fremder verunsichert ihn, selbst Kontaktpersonen dürfen ihm nicht zu nahe kommen. Auch das Reden anderer Personen stört ihn erheblich. Seine Empfindlichkeit gegen Sinneseindrücke zeigt, daß er nichts mehr aufnehmen kann, weil er mit seiner Toleranz am Ende ist.

Bei Betrachtung der körperlichen Symptome ist eine Beeinträchtigung oder Schädigung des Zentralnervensystems offensichtlich, wobei die Empfindungslosigkeit des Patienten sehr bemerkenswert ist. Die meisten Beschwerden des Stramonium-Patienten verlaufen schmerzlos, obwohl diese objektiv gesehen durchaus als schmerzhaft bezeichnet werden können. Am auffälligsten sind jedoch die Störungen der Motorik. Dabei kann es zu Krämpfen,

Lähmungen, unwillkürlichen Muskelkontraktionen und Zittern kommen. Die Bewegungen laufen unangemessen ab und können nicht mehr richtig koordiniert werden, weshalb der Patient sehr hastig nach den Dingen greift. Auch Schlucken, Sprechen, Atmen und Sehen sind stark behindert, und der Gleichgewichtssinn kann ebenfalls gestört sein.

Für die Entstehung der Stramonium-Pathologie gibt es verschiedene Möglichkeiten. In vielen Fällen nimmt der Patient bereits den Geburtsvorgang als lebensbedrohlich wahr und kann sich nachfolgend von diesem Trauma nicht mehr lösen. Dem Eingesperrtsein, der Einengung und der absoluten Finsternis im Geburtskanal empfindet er sich völlig hilflos ausgeliefert. Dieser existenzbedrohende und lebensfeindliche Prozeß drängt sich ihm später in Form von überwältigenden Ängsten besonders dann immer wieder auf, sobald er sich in einem engen, dunklen Raum befindet. Deshalb ist gerade die Furcht vor Tunnels sehr bezeichnend für den Stramonium-Patienten.

Oft bekommt der Patient als Kleinkind wenig Zuneigung und findet in seinen frühen Beziehungen zu den Eltern keinen Schutz und Halt. Durch fehlende Liebe, Wärme und Stabilität kann er kein Vertrauen in seine Umwelt entwickeln. Bindungen oder Zuverlässigkeit lernt er nicht kennen, weshalb er immer mehr auf sich selbst zurückgeworfen wird. So erlebt er sich ungeborgen, bedroht und ausgesetzt. Anstelle von Liebesfähigkeit entwickelt er Mißtrauen und eine große Angst vor Nähe, weil ihm in dieser Hinsicht gar keine oder nur sehr schlechte Erfahrungen vorliegen. Da er nicht auf andere Personen vertrauen kann, muß er sich als Einzelgänger alleine vor allen möglichen Bedrohungen schützen. Seine Schutzmaßnahme besteht in einem größtmöglichen Abstand zwischen sich und allem Fremden. Nähe ist ihm unheimlich, weil er dabei Übergriffe anderer auf seine Person fürchtet. Deshalb kann er die Annäherung Fremder nicht ertragen.

Er zweifelt daran, daß er überhaupt von jemanden geliebt werden könnte, und fühlt sich sehr einsam und verlassen. Das nährt wiederum seine Gefühlskälte und fördert die Abspaltung seines Trieblebens von seiner Gesamtpersönlichkeit. Seine mangelnde Liebesfähigkeit macht ihn in späteren Beziehungen argwöhnisch und eifersüchtig. Weil er sich nicht liebenswert genug empfindet, quält ihn pausenlos die Furcht, daß der Partner ihn verlassen könnte. Auf diese Weise neigt er sehr zur Leidenschaftlichkeit und zu einem Pendeln zwischen Liebes- und Haßgefühlen.

In der Trotzphase des Kindes ergibt sich hinreichend Gelegenheit, dessen Selbstbehauptungsdrang und die ersten auftretenden Willensbekundungen im Keim zu ersticken. Bei sehr temperamentvollen Kindern können sich bereits in dieser Phase die ersten Stramonium-Symptome zeigen. Werden die Trotzhandlungen und Wutausbrüche des Kindes bestraft oder wird das Kind durch Manipulation und Gewalt dazu gezwungen, seinen Willen und seine Aggressionen zu unterdrücken, so werden seine Ausbrüche auf spätere Jahre verschoben.

Je mehr der Patient im Laufe seines Lebens unter Druck gesetzt wird, desto rachsüchtiger und zerstörerischer zeigt er sich, wenn er seine Wut nicht mehr unter Kontrolle halten kann. Je länger der Zustand der Aggressionsblockierung anhält und je mehr sich die unterdrückten Affekte summieren, desto gewalttätiger offenbart sich später sein Wahn.

Aggression und Sexualität sind verschiedene Aspekte der gleichen Energie, die der Lebenserhaltung und der Arterhaltung dienen. Der Stramonium-Patient wird schon früh in seinen Antrieben und am Ausagieren von Affekten gehindert, seine Aggressionen werden zurückgedrängt. Da er von seinen Kräften also nicht Gebrauch machen darf, fühlt er sich ungeschützt, gefährdet und in seiner Existenz bedroht. Das motiviert die Furcht des Kranken vor einem drohenden Unheil oder davor, daß etwas Schreckliches geschehen könnte.

Die Triebhaftigkeit des Stramonium-Patienten ist dermaßen intensiv, daß er sich unbewußt selbst davor fürchtet, seine enormen Bedürfnisse zum Ausdruck zu bringen. Deshalb hält er seine Triebhaftigkeit sowie auch Wut und Haß zunächst unter Kontrolle. Dieser Umstand verleitet ihn jedoch dazu, die tiefsitzenden Aggressionen auf seine Umwelt zu projizieren. Er hat eine große Furcht vor Tieren, insbesondere vor Hunden, und fürchtet sich im Delirium, gebissen, verletzt, aufgefressen oder getötet zu werden. Solange sein Zerstörungstrieb verdrängt wird, lebt er in der Angst, daß andere wie er veranlagt sein könnten.

Nimmt seine Frustration weiter zu, fühlt er sich letztlich hilflos ausgeliefert, existentiell bedroht und in die Enge getrieben. In seiner inneren Ausweglosigkeit verhält er sich wie ein aufgescheuchtes Tier. Er mag in seiner fatalen Lage noch zu fliehen versuchen, aber wenn ein sicherer Rückzug nicht mehr möglich ist, geht er zum Angriff über. Dann kommt es zu einer gewaltigen Entladung der angestauten Wut und deshalb zu Kurzschlußhandlungen und Verzweiflungstaten. Er durchbricht alle Schranken und hat keinerlei Macht mehr über sich. Sein gesamtes Handeln entzieht sich seiner Kontrolle, und es bricht ein Vulkan aus Wut und Raserei aus ihm heraus. In dieser extremen Situation kann der Stramonium-Patient übermenschliche Kräfte entwickeln, zum rasenden Ungeheuer werden und dabei sowohl anderen als auch sich selbst Gewalt antun. Hier wird die vermeintliche Bedrohung seiner Existenz augenscheinlich und deutlich spürbar, denn gerade im Kampf ums Überleben kann er wie jedes Lebewesen diese ungeahnten Kräfte mobilisieren. Nur weil er sein Leben gefährdet sieht, ist er bereit, alles zu vernichten, was sich ihm in den Weg stellt. In diesem Fall ist auch für den Behandler große Vorsicht geboten. Der rasende Patient muß erst anderweitig gebändigt oder beruhigt werden, ehe im akuten Anfall diese wirksame Arznei zum Einsatz kommen kann.

Wenn der Wahnzustand nachläßt, ist der Stramonium-Patient erschöpft und verängstigt. Auftretende Schuldgefühle machen seine Situation noch auswegloser und können ihn in seiner großen Angst zur Flucht veranlassen. Er macht einen gehetzten, verschreckten Eindruck oder wirkt völlig ausdruckslos. Durch die Verausgabung seiner Kräfte sieht er gebrochen, leidend, eingefallen und bleich aus.

Der Stramonium-Patient hat zuwenig Selbstvertrauen, ist im allgemeinen zaghaft und scheu, empfindet sich alleine hilflos und fürchtet sich deshalb vor dem Alleinsein. Die Angst, nicht geliebt und alleine gelassen zu werden, veranlaßt ihn, schon sehr früh seine Eigenart zu unterdrücken und sich anzupassen. Deshalb muß er Groll, Wut und Ärger immer wieder zurückhalten, wodurch starke psychische Spannungen entstehen. Dabei kann es bei ihm auch zu Identitätsschwierigkeiten kommen, weil er sich zwischen zwei Persönlichkeitsanteilen hin- und hergerissen fühlt.

Weil der Stramonium-Patient nicht so sein darf, wie er ist, empfindet er ein tiefes Verlassenheitsgefühl. Er glaubt sich aber nicht nur von den Menschen, sondern bisweilen auch von Gott verlassen, weshalb er immer wieder an seinem Seelenheil zweifelt. Da er zuwenig Selbstvertrauen besitzt, traut er keinem anderen über den Weg, verhält sich argwöhnisch und eifersüchtig. Eine auffällige Schreckhaftigkeit entsteht durch sein tiefsitzendes Mißtrauen und der Schuldgefühle wegen seiner Rachegedanken.

Stramonium hat viel Ähnlichkeit mit Belladonna, letzteres wird aber, wie Kent schreibt, eher bei einem isolierten oder einmaligem Anfall gegeben, während Stramonium bei wiederkehrenden oder länger anhaltenden Wahnzuständen und bei noch größerer Gewalttätigkeit als bei Belladonna eingesetzt wird. Tuberculinum wird verwendet, wenn der Patient etwas Bestimmtes mit Gewalt durchsetzen will, dagegen zeigt Stramonium mit seinen Tobsuchtsanfällen nicht die Verfolgung eines erkennbaren Zieles an.

Beim Stramonium-Patienten geht es darum, sein Energiepotential in konstruktive Kanäle zu lenken. Die Wucht seiner Energien muß so gesteuert werden, daß sie in einer Weise zum Ausdruck kommt, die ihm und anderen nützt anstatt zu schaden. Das ist wohl nur durch eine intensive körperliche Betätigung als auch durch das Übernehmen eines gewaltigen Arbeitspensums möglich. In eine langweilige Norm wird er allerdings nie passen, denn er ist ein Mensch voller Extreme, mit ausgeprägten Höhen und Tiefen und mit einer Kraft, die vielen unheimlich ist, die ihn aber auch zu etwas Besonderem macht.

GEMÜT:

Der Patient hat Todesangst, qualvolle Angst. Dunkelheit verschlechtert. Angst im Dunkeln. Angst im Tunnel. Angst durch das Geräusch von fließendem Wasser. Hydrophobie. Bei Kindern nachts Angst.

Gewissensangst, Schuldgefühle. Ängstlicher Gesichtsausdruck. Brütet, sieht alles schwarz. Angst um die ewige Seligkeit. Verzweiflung, besonders religiöse.

Verlangen nach Licht. Verlangen nach Gesellschaft, besonders nachts. Alleinsein verschlechtert. Abneigung gegen Anwesenheit Fremder. Erkennt nicht seine Verwandten.

Furcht, besonders nachts und vor dem Alleinsein. Furcht vor Dunkelheit, vor allem was schwarz ist, vor einem Tunnel. Klaustrophobie. Fürchtet sich, zu ersticken. Furcht beim Erwachen. Furcht vor Spiegel im Zimmer, vor Wasser oder dem Geräusch strömenden Wassers. Furcht vor Tieren, Hunden. Furcht vor Annäherung anderer. Fürchtet sich, verletzt zu werden. Furcht vor Geisteskrankheit, vor Imbezillität. Furcht vor Einbildungen oder Wahnideen.

Gesteigerte und lebhafte Phantasie. Seltsame, verwirrte oder schreckliche Phantasien.

Erschrickt leicht, besonders durch Wahnideen. Auffahren aus dem Schlaf. Erwacht mit Schreck, fürchtet sich, schreit und klammert sich an die Umstehenden. Springt aus dem Bett. Bildet sich ein, immer allein oder verlassen, im Stich gelassen zu sein. Gefühl der Verlassenheit.

Wahnideen. Hat Visionen. Schreckliche Visionen, besonders von Ungeheuern. Einbildungen der Phantasie. Halluzinationen durch helle Gegenstände oder durch schwarze Bilder, Phantome. Wahnidee, schwarze Gegenstände und Menschen zu sehen. Hat den Eindruck einer Gefahr. Wahnidee, er würde getötet, gebraten und gegessen werden.

Wahnideen von Tieren, z. B. Käfer, Würmer, oder von schrecklichen Tieren. Sieht Fische, Fliegen, Insekten, Geflügel, Kaninchen, Katzen, Wölfe oder Ratten. Sieht Hunde, die ihn umschwärmen. Hunde greifen ihn an oder beißen ihn in die Brust. Wahnidee, andere sind Hunde - bellt sie an, um verstanden zu werden.

Bildet sich eine Ansammlung von Dingen, Schwärmen, Menschenmengen usw. ein. Greift nach eingebildeten Erscheinungen oder Menschen. Unterhält sich mit abwesenden Personen oder spricht mit Toten und Geistern. Hört Stimmen. Sieht Gespenster und Geister. Fühlt sich verfolgt von Gespenstern. Schlägt um sich nach eingebildeten Gegenständen. Wahnidee von einer Flucht vor Gegenständen.

Irrtümer in der eigenen Identität. Wahnidee, doppelt zu sein. Wahnidee, sein Körper sei geteilt. Bildet sich ein, durchgeschnitten zu sein.

Verwirrung über seine Identität, Gefühl der Dualität.

Wahniddee, er ist Gott und dann der Teufel. Bildet sich ein, unter einem mächtigen Einfluß zu stehen oder in Verbindung mit Gott zu sein.

Auffallende Religiosität. Beten, besonders nachts.

Psychosen, besonders religiöse. Geisteskrankheit mit Gesichtsblässe und Verlangen nach Licht und Gesellschaft. Wahnsinn bei Trinkern. Delirium tremens, mit Beten.

Im Delirium geschwätzig oder murmelt und brummt. Spricht in einer fremden Sprache. Drolliges oder lustiges Delirium abwechselnd mit Lachen, Singen, Pfeifen, Schreien usw. Lebhaftes, erotisches oder phantastisches Delirium. Dauerndes Muskelspiel im Gesicht. Er bewegt sich seltsam. Im Delirium scheu, versteckt sich. Sanftes Delirium. Unterbrochenes Delirium. Delirium voller Schrecken.

Wahnsinniges, ungestümes, wildes, lärmendes, rasendes, gewalttätiges oder tollwütiges Delirium.

Macht Gebärden, lächerliche oder alberne. Stampft mit den Füßen. Händeringen. Macht unfreiwillige Bewegungen. Greift mit den Händen nach etwas. Klatscht mit den Händen. Zupft an der Bettdecke.

Ruhelosigkeit. Hastig in seinen Bewegungen. Läuft umher. Versucht zu fliehen.

Raserei, durch leuchtende Gegenstände, beim Anblick von Wasser oder beim Trinken. Heftig und gewalttätig, versucht Menschen zu töten. Raserei bei Kopfschmerz. Raserei abwechselnd mit klarem Bewußtsein oder mit Konvulsionen. Manie.

Neigung zum Selbstmord, mit einem Messer oder durch Springen in die Tiefe.

Verlangen, jemanden mit einem Messer zu töten.

Heftiges Verhalten. Droht. Verlangen, Sachen zu zerschlagen oder zu zerbrechen.

Argwöhnisch, mißtrauisch. Boshaft, rachsüchtig. Mutwillig.

Grobheit. Schlagen. Sohn zerkratzt Gesicht seines Vaters.

Zerstörungssucht. Zerreißt Sachen. Reißt an sich selbst. Zerreißt mit den Zähnen die Kissen. Verlangen zu beißen, besonders im Delirium.

Geschwätzigkeit. Sprechen anderer verschlechtert. Weigert sich zu antworten.

Redet nur, wenn er allein ist. Redet mit Abwesenden, mit Verstorbenen.

Phantasierend. Redet in einer fremden Sprache. Hastige, unzusammenhängende, unsinnige oder unverständliche Sprache. Brummen.

Aphasie, strengt sich lange an, bevor ein Wort herauskommt. Aphasie nach Apoplexie.

Schreien. Schreien vor Konvulsionen.

Aufregung. Erregung abwechselnd mit Konvulsionen. Erregung beim Hören von Wasserausgießen.

Auffahren oder Zusammenfahren, besonders durch und wie durch Schreck.

Stöhnen und Seufzen. Hält sich den Hals beim Seufzen.

Ist wie im Traum. Gleichgültigkeit gegen Leiden, klagt nicht.

Bewußtlosigkeit, Stupor mit Gliederzucken.

Benommenheit. Sitzt bewegungslos wie eine Statue.

Geistige Anstrengung verschlechtert.

Schwierige Konzentration. Geistige Trägheit, Stumpfheit. Gedächtnisschwäche. Imbezillität.

Mangel an Selbstvertrauen.

Albernes Benehmen. Schneidet Grimassen. Spuckt den Leuten ins Gesicht. Mangel an moralischem Empfinden.

Kindisches Benehmen. Fröhlich und lustig. Heiterkeit. Tanzen. Lachen. Pfeifen. Singen. Küsst jeden. Fröhlichkeit abwechselnd mit Reizbarkeit oder Zorn. Überspanntheit abwechselnd mit Traurigkeit.

Affektiertheit, Geziertheit. Hochmütig. Frechheit, Impertinenz.

Eifersucht. Er beschuldigt die Frau, treulos zu sein. Sie beschuldigt ihren Mann der Vernachlässigung.

Schamlos. Wollüstig, lüstern. Satyriasis. Nymphomanie.

Beschwerden durch: Ärger mit Schreck. Tadel.

ALLGEMEINES:

Schmerzlosigkeit gewöhnlich schmerzhafter Beschwerden. Analgesie.

Unempfindlichkeit. Äußerlich Gefühllosigkeit. In einzelnen Teilen Taubheit.

Lähmung einseitig, besonders links. Innerliche Lähmung.

Mattigkeit. Verlangen, sich hinzulegen. Müdigkeit.

Ohnmachtsgefühl. Ohnmacht auf dunklen Plätzen.

Schwankender, taumelnder Gang.

Konvulsivische Bewegungen. Chorea.

Konvulsionen durch Flüssigkeiten, beim Anblick von Wasser, durch glänzende Gegenstände oder durch helles Licht. Licht verschlechtert Konvulsionen. Konvulsionen im Schlaf oder während Fieberhitze. Konvulsionen durch unterdrückte Absonderungen, Sekretionen und Exkretionen, durch unterdrückte oder nicht herausgekommene Exantheme.

Klonische, tonische oder epileptiforme Krämpfe. Epilepsie. Konvulsionen mit Bewußtsein. Konvulsionen abwechselnd mit geistiger Erregung oder mit Raserei. Konvulsionen im Chrakter wechselnd.

Konvulsionen während der Zahnung, bei Kindern oder im Kindbett.

Äußerliches Zittern. Zucken. Rucke, Zuckungen der Muskeln.

Äußerlich oder innerlich Gefühl von Zusammenschnüren. Zusammenziehungen, Stenosen, Strikturen.

Abneigung gegen Wasser und Getränke, gegen kaltes Wasser.

Verlangen nach Saurem.

Blutwallungen. Blutandrang. Plethora.

Äußerlich oder innerlich Pulsieren.

Abnormaler Puls. Pulsus magnus. Puls ist beschleunigt und klein, voll und hart oder klein, weich und langsam.

Schweiß erleichtert nicht. Schwitzen verschlechtert. Kalter und öliger Schweiß.

Unterdrückte vermehrte Schleimhautabsonderungen.

Heftiger Krankheitsverlauf.

Beschwerden durch: Unterdrückte Hautausschläge. Unterdrückung von Schweiß.

MODALITÄTEN:

< durch Dunkelheit.

< während Schlaf.

< nach Schlaf.

< beim Schwitzen.

< durch Berührung.

> durch gesteigerte Aktivität.

Samuel Hahnemann
Organon der Heilkunst, 6. Auflage
§ 283

Sinngemäß:
Der Behandler soll die gewählte homöopathische Arznei in einer kleinen Gabe verordnen. Es könnte der Fall sein, daß die ausgesuchte Arznei unpassend ist. Nur bei kleiner Gabe wird eine unpassende Arznei so geringe Nebenwirkungen erzeugen, daß durch die eigene Kraft des Kranken jener unangemessene Zustand ausgeglichen oder durch ein neues, besser gewähltes Arzneimittel (erneut in kleinster Gabe) gut gemacht werden kann.

TABACUM

Niko Tabatiere war gerade zwölf Jahre alt, als ihn einige seiner Freunde beim Baden an einem Weiher zum Rauchen überredeten. Es sollte ein Ritual werden, wobei Indianer und Bleichgesichter die Friedenspfeife rauchten. Er ließ sich nicht gleich darauf ein, weil er vor neuen Dingen immer etwas furchtsam war und sich lieber zaghaft zurückhielt. Wenn er aber nicht als Feigling angesehen werden wollte, mußte er ab und zu den Sprung ins Abenteuer wagen. Dennoch ging ihm dieses Mal der hartnäckige Gedanke nicht aus dem Kopf, was wohl passieren würde, wenn seine Eltern von dieser Eskapade Wind bekämen. Aber schließlich sagte er seinen Freunden mutig zu: "Alle großen Männer rauchen, und ich bin kein kleiner Junge mehr. Ich bin schon ziemlich stark und fast erwachsen. Rauchen macht noch mutiger und stärker." Nach diesen Worten sah er sich ängstlich nach allen Richtungen um und zog seine Freunde vorsichtshalber hinter ein Gebüsch. Als der Wind in den Zweigen raschelte, fuhr Niko durch dieses Geräusch entsetzt auf, während ihm der Schauder über den Rücken lief.

"Denk an die unerschrockenen Cowboys in der Prärie und an die kühnen, verwegenen Männer, die meilenweit durch eine bedrohliche Wildnis pirschen, um eine Zigarette zu bekommen!" ermahnte ihn einer seiner offenbar hartgesottenen Freunde.
"Meilenweit von hier wäre es viel besser, denn da erkennt und erwischt uns keiner." murmelte Niko vor sich hin, ehe er den ersten kräftigen Zug nahm.
Das Kitzeln und Kratzen im Hals war so stark, daß er sofort zu husten und zu keuchen begann. Aber Niko wäre kein Mann gewesen, wenn er nicht tapfer sein angebrochenes Werk fortgesetzt hätte. Der Speichel triefte ihm aus dem Munde und veranlaßte ihn, cowboygemäß und mit einer lässigen Gestik von Freiheit und Abenteuer auszuspucken. Als der Schwindel

einsetzte, stellte er sich vor, daß er soeben im Finale des größten Wildwest-Rodeos wäre.

Niko war plötzlich sehr angeregt, lachte ausgelassen und war zum Spaßen aufgelegt. Gerade als er etwas taumelnd die Zigarette auf dem Boden austrat, überfiel ihn ein immer stärker werdendes Zittern.
"Ich bin so zittrig." seufzte Niko ängstlich und leicht entmutigt.
"Ach, was! Die stampfenden Büffelherden lassen den Boden erzittern." entgegnete sein Freund, der sich "Schwarzer Adler" nannte, aber im Moment eher wie eine weiße Leiche aussah.
"Setzen wir uns lieber." stieß Niko nervös hervor, der mittlerweile "Bärentatze" genannt wurde. "Meine Tatzen sind kalt und außerdem sinkt mir der Magen immer tiefer." flüsterte er, während sich seine Stirn mit kaltem Schweiß bedeckte. Ein plötzlicher Schmerz schnürte ihm den Leib zusammen und veranlaßte ihn, sich am Boden zusammenzukrümmen.

"Mein Herz schlägt wie wild. Mir ist so kotzübel. Ich bekomme fast keine Luft. Alles dreht sich im Kreis. Ich sehe lauter schwarze Flecke. Was ist denn das?" stammelte Niko entsetzt im Telegrammstil.
"Du siehst nur die Büffel, aber das geht vorbei." versuchte ihn ein etwas älterer Freund, der diese Not offensichtlich kannte, zu beruhigen.
"Mir ist ja so schlecht. Wahrscheinlich muß ich sterben. Ich habe solche Angst!" rief Niko verzweifelt.
"Mach keinen Scheiß, Bärentatze!" ermahnte ihn der andere.
"Ist schon geschehen." stöhnte Niko vor Schwäche zitternd und rief weinend nach seiner Mutter.

Jede Bewegung verschlimmerte seinen erbärmlichen Zustand, so daß es ratsam war, regungslos am Boden liegen zu bleiben.
"Bärentatze ist nach der Friedenspfeife in tiefe Meditation gesunken." erklärte der älteste aus der Runde seinen indianischen Blutsbrüdern, die sich mittlerweile aufgrund ihrer erschreckenden Blässe keineswegs von der Gruppe der Bleichgesichter unterschieden.
"Nein, nein!" protestierte Niko ächzend, "rede keinen Quatsch! Ich meditiere nicht. Ich werde ohnmächtig!"
Diese Befürchtung trat allerdings nicht ein, dafür befand sich Niko verübergehend in einem Delirium. Bald flüsterte er vor sich hin, bald ließ er ein

unverständliches Gemurmel hören. Er erkannte keinen seiner Freunde mehr, auch nicht den Häuptling "Weiße Feder", der seine Feder zweckentfremdete und Niko im Rachen kitzeln wollte. Niko erbrach auch ohne dieses Hilfsmittel, was sich als ein großer Vorteil herausstellte. Danach fühlte er sich wesentlich besser, und die frische Luft, die sie ihm zufächelten, verhalf ihm zuletzt wieder auf die Beine.

Zu Hause war Niko immer noch verwirrt und klagte über plötzlich aufgetretene Kopfschmerzen. Seine Magenverstimmung verdarb ihm jeglichen Appetit, so daß er sehr früh und ohne Abendbrot zu Bett gehen wollte. Die Mutter wurde daraufhin skeptisch und befaßte sich eingehender mit ihrem Jüngsten, wobei ihr Nikos Mundgeruch die verheimlichte Freveltat verriet. Natürlich gab es daraufhin Krach und großes Aufsehen im Hause Tabatiere. Von Nikos kindlichem Alter ganz abgesehen, regte sich die Mutter darüber auf, zu den bereits geduldeten Rauchern noch einen weiteren zukünftigen Raucher in der Familie ertragen zu müssen.
"Für mich als Nichtraucherin ist es eine Zumutung, immer dieses Zeug einatmen zu müssen! An den meisten Abenden bin ich schwindlig, alles dreht sich und ich taumle daher, als ob ich eine Flasche Schnaps getrunken hätte. Danach habe ich einen flauen Magen, fühle mich sterbensübel und kann nicht schlafen, weil ein Schmerz in meinem Kopf herumgräbt, bohrt und schraubt."

Nikos älterer Bruder kehrte gerade von der Stadt zurück. Er war schrecklich nervös und aufgebracht. In seiner Erregung rannte er unkonzentriert und verwirrt im Hause herum und schien nach etwas zu suchen.
"Wo sind meine Zigaretten?" rief er gereizt. "Wenn ich nicht bald einen Glimmstengel zu fassen bekomme, werde ich wütend!"
Offenbar war ihm in seiner Verwirrung entgangen, daß er ohnedies schon ziemlich zornig war. Zu seinem und der anderen Glück wurde er endlich fündig und zupfte mit zitternden Händen an einer Packung Zigaretten herum. Als er kurz darauf gierig den Rauch einsog, hellte sich sein blasses, eingefallenes, hageres und in die Länge gezogenes Gesicht zusehends auf. Nach der zweiten Zigarette fiel seine Ruhelosigkeit allmählich ganz von ihm ab, und er wirkte gelassen, entspannt und beinahe glücklich. Als ihn

die Mutter nach dem Hunger fragte, fühlte er sich durch das Rauchen ziemlich gesättigt und wollte höchstens einen kleinen Bissen.

Nikos Schwester Nikki war wie so oft nicht gut ansprechbar. Sie war überempfindlich und wollte ihre Ruhe haben. Wenn jemand in ihr Zimmer kam, um sie nach irgendetwas zu fragen, gab sie keine Antwort und auch sonst hielt sie sich mit Konversation ziemlich zurück. Sie war eine seltsame und schüchterne Person, die mit Menschen am liebsten nicht viel zu tun haben wollte und gelegentlich Selbstgespräche führte. Obwohl sie anderen gern aus dem Wege ging, war ihr das Alleinsein nicht ganz geheuer. Das war besonders dann der Fall, wenn der Abend näher kam und die Nacht hereinbrach. Zu nächtlicher Stunde überkam sie immer wieder eine plötzliche Angst, die ihr einen Schauder über den Rücken jagte. Jedes Geräusch konnte ihr große Furcht einflößen, und so fuhr sie in ihrer Schreckhaftigkeit immer wieder aus dem Schlaf auf.

Wenn sie dann auch noch ihre fürchterlichen Visionen hatte, war an Schlaf überhaupt nicht mehr zu denken. Erst gestern nacht war ihr ein Lehrer erschienen und hatte sie grausig beschimpft, weil sie bei ihrem unsachgemäßen "Wurzelreißen" die ganze Logik der Mathematik umgegraben hatte. Kurz danach tauchte ein horrendes Ungeheuer auf, das aus einer ihrer falsch und schlampig zusammengesetzten chemischen Formeln entstanden war. Nikki sollte nämlich für ihr bevorstehendes Abitur arbeiten, aber sie konnte sich nicht konzentrieren. Sie war ihrer Arbeit überdrüssig und verabscheute alles, was damit zusammenhing. Mutlos und verzagt stöhnte und seufzte sie vor sich hin. In ihrer weinerlichen Laune bildete sie sich ein, daß katastrophale Ereignisse bevorstünden. Mit Grauen dachte sie jetzt schon an die bevorstehende Nacht und an etwaige neue Monster.

Gerade zur rechten Zeit rief eine Freundin an und forderte sie auf, mit ihr in die Disco zu gehen.
"Entsetzlich! Da habe ich ja in Vaters Tabaksdose noch mehr Platz als in diesem bedrohlichen Gedränge der Discothek!" rief Nikki aus. Aber um ihrer Schwermut ein Ende zu machen, entschloß sich Nikki dennoch, mitzukommen. Dieser Gedanke war ihr eigentlich gar nicht ganz geheuer und verursachte ihr ein elendes Gefühl in der Magengrube. Sie war zu scheu und zu wortkarg, um locker Kontakte knüpfen zu können, und mußte dabei

immer stark mit ihrer Unsicherheit kämpfen. Außerdem war die Disco schon deshalb nicht der ideale Ort für sie, weil ihr Gehör sehr überempfindlich auf Musik reagierte.

In der Disco angekommen zog sie ihre schlanken Zigarillos aus der Tasche, bot auch den Umstehenden davon an und zündelte danach mit dem Feuer herum. Damit waren ihr die Hände nicht mehr so im Wege und außerdem kam sie gleich mit den Leuten ins Gespräch. Durch das Rauchen betäubte sie ihre empfindlichen Ohren und gleichzeitig ihre Kontaktängste. Nachdem sie sich gut eingequalmt und im Nebel versteckt hatte, begann die Unterhaltung wie spielend zu fließen. Nikki fühlte sich plötzlich leichter, hatte witzige Einfälle, war fröhlich und beschwingt, redete albern daher, lachte ausgelassen drauf los und wagte sogar mutig das Abenteuer eines Tanzes.

Herr Tabatiere senior war bezüglich seiner gesammelten Erfahrungen seinen Nachkommen schon um Jahrzehnte voraus. Er war durch nichts aus der Ruhe zu bringen und wirkte ziemlich lahm, abgestumpft und resigniert. Es gab kaum etwas, womit er aus seiner Lethargie zu reißen war. Teilnahmslos, benommen, müde und geschwächt saß er in seinem Sessel, sprach gelegentlich zu sich selbst und seufzte etwas schwermütig. Nur das Ziehen oder Kauen an seiner Pfeife schien ihm noch Spaß zu machen, aber in seinem Stumpfsinn bemerkte er nicht einmal, daß diese schon seit einer Stunde kalt war.

Niko lag mit entblößtem Bauch auf dem Sofa, weil er sich auf diese Weise wohler fühlte. Er hatte zwar das Schlimmste überstanden, litt aber immer noch an den Nachwirkungen seines nachmittäglichen Erlebnisses.
"Jetzt wirst du wohl genug haben vom Rauchen." meinte die Mutter mit leichter Genugtuung.
"Für heute schon." entgegnete Niko, worauf die Mutter kalkulierend äußerte: "Ich habe gerade überlegt, daß es wohl nicht sinnvoll ist, deinem völlig empfindungslosen Vater zum Geburtstag eine neue Tabaksdose zu schenken. Für dieses Geld kaufen wir lieber ein paar Gummihosen für dein nächstes Raucherexperiment."

WESEN:

Die Tabakpflanze ist ein Nachtschattengewächs, das Wärme und Feuchtigkeit liebt. Als Kulturpflanze ist sie in den Südstaaten der USA, Mexico, Mittelamerika und Südamerika heimisch, wo sich früher die Lebensräume indianischer Völker befanden. Deshalb wird angenommen, daß auch die Bezeichnung "Tabak" dem indianischen Wortschatz entnommen ist. Bei den indianischen Eingeborenen Amerikas wurde Tabak hauptsächlich zu rituellen Zwecken oder als Heilmittel gegen Schmerzen angewandt. Da mäßiger Tabakgenuß den Appetit nimmt, wurde Tabak bei den Indianern in schlechten Zeiten auch als hungerstillendes Mittel benützt.

In Deutschland wurde Tabak zunächst als Allheilmittel betrachtet, ehe er als Schnupftabak entdeckt wurde. Erst im letzten Drittel des vorigen Jahrhunderts kam das Zigarren- und Zigarettenrauchen bei uns auf und entwickelte seinen Höhepunkt nach dem ersten Weltkrieg. Tabak wird heute in vielen Teilen der Erde kultiviert, wo die entsprechenden klimatischen Bedingungen gegeben sind. Bei der herkömmlichen Methode der Tabakherstellung werden die Blätter der Tabakstaude nach dem Sammeln sortiert, zum Trocknen auf Schnüre gereiht, fermentiert und in Ballen gelagert.

Tabak ist eine sehr fruchtbare und in verschiedenen Arten vorkommende Pflanze, deren Hauptwirkstoff das Alkaloid Nikotin ist. Nikotin muß als starkes Nervengift betrachtet werden und ist bereits in den unfermentierten Blättern enthalten, während sich andere Wirk- und Giftstoffe erst bei der Fermentation der Tabakblätter entwickeln. Da die homöopathische Arznei aus getrockneten und nicht fermentierten Blättern hergestellt wird, ist seine Wirkungsweise auf den gesunden Organismus mit einer Nikotinvergiftung in abgeschwächter und ungefährlicher Form gleichzusetzen.

Aufgrund seines toxischen Effekts eignet sich Tabak als Pflanzenschutzmittel gegen vielerlei Schädlinge. Da die Giftigkeit des Nikotins unliebsames Kleingetier in die Flucht schlägt, fand der Tabak früher auch als wurmtreibendes Medikament in der Volksmedizin seine Anwendung. Dennoch gibt es unter den Insekten, Käfern und anderen Kleinstlebewesen wie auch unter den Menschen immer wieder Exemplare, die die Wirkung des Nikotins unterschätzen und sich nicht davon abschrecken lassen. Nikotingenuß bringt das Nervensystem durcheinander und ruft deshalb sehr unterschiedliche und gegensätzliche Reaktionen im Organismus hervor.

Das Alkaloid Nikotin wirkt in kleinen Mengen anregend und erregend, in größeren Dosen jedoch lähmend auf das Nervensystem ein. Das Nervensystem reagiert auf eine Nikotinvergiftung im wesentlichen mit Erregung, Übelkeit, kolikartigen Bauchschmerzen, Erbrechen, Schwindel, Schwäche, Zittern, Atembeklemmungen, Herzklopfen und Kollapszuständen. In schlimmeren Fällen kommt es zu Lähmungserscheinungen, die zum Tode führen, sobald die Atmung und Herztätigkeit ergriffen wird.

Die feinstoffliche Dosis von Nikotin, das verdünnte und potenzierte homöopathische Tabacum, hat sich bisher vielfach als Heilmittel bewährt. Es findet seine Anwendung bei Koliken, cholera- und ruhrähnlichen Erkrankungen, Angina pectoris, Morbus Menière und schwerer Übelkeit, wie sie bei Reisekrankheit, insbesondere bei Seekrankheit vorkommt. Die Einnahme von Tabacum befreit nicht von der Sucht des Rauchens, jedoch vermag es die vielseitigen, nach Tabakgenuß auftretenden Krankheitserscheinungen zu beseitigen. Hierzu zählen auch die Beschwerden von Nichtrauchern, denen im engen Kontakt mit Rauchern gleichzeitig die Fühlungnahme mit Nikotin aufgezwungen wird.

Die Tabacum-Zustände weisen gewisse Ähnlichkeiten mit den Arzneimittelbildern von Arsenicum album und Veratrum album auf. Dazu gehören Symptome, wie beispielsweise die totenähnliche Blässe, die eisige Kälte der Haut mit kaltem Schweiß, die Empfindung größter Übelkeit sowie die völlige Entkräftung.

Beinahe jedem sind die Symptome der ersten Begegnung mit Nikotin bekannt. Hustenreiz, das Gefühl, als ob der Magen tiefer sinke, Übelkeit, Brechreiz, Durchfall, Kopfschmerzen, Speichelfluß, Zittern, Schwindel und eine bis zur Ohnmacht führende Schwäche stellen sich normalerweise beim ersten Kontakt mit dem Nervengift ein. Die einsetzende Übelkeit kann heftiges Erbrechen verursachen und so schlimm werden, daß der Patient in große Unruhe, Angst, Depression und Verzweiflung gerät. Die geringste

Bewegung verschlimmert die Übelkeit, und der Patient weiß vor Schwäche nicht mehr, wie er sich aufrecht halten soll.

Die Eiseskälte des Tabacum-Patienten wird von kalten Schweißausbrüchen begleitet. Der Kranke zeigt sich hochempfindlich gegen Sinneseindrücke. Lärm und Licht verschlechtern seinen angegriffenen Zustand, während frische Luft ihn zu bessern vermag. Nach der anfänglichen Erregungsphase werden die Sinneswahrnehmungen des Patienten beeinträchtigt und getrübt. Deshalb fällt dem verwirrten und benebelten Verstand das Denken außerordentlich schwer. Der stöhnende und seufzende Patient zeigt Symptome wie bei einer ausgeprägten Seekrankheit, er fühlt sich dermaßen elend und todübel, daß er am liebsten sterben würde.

Dennoch vermag die Berauschung oder Betäubung durch Tabak auch angenehme Empfindungen zu wecken. Wie sonst wäre es erklärbar, daß nach den beschriebenen Krankheitserscheinungen noch weitere Experimente mit dem Nervengift folgen, die schließlich sogar in die Sucht führen? Nach dem Verfliegen der unangenehmen Erstsymptome stellt sich bei wiederholter Anwendung die anregende Wirkung des Nikotins ein. Der Betroffene empfindet eine gewisse Leichtigkeit, Beschwingtheit und Geistesklarheit. Er will mit anderen Menschen zusammen sein, ist redselig und fröhlich, lacht, singt, scherzt und tanzt.

Der an Tabak gewöhnte Mensch ist gegen die gravierenden Krankheitserscheinungen bereits abgestumpft und erfährt bei wiederholtem Genuß sogar Beruhigung und Entspannung. Allerdings handelt es sich hierbei keineswegs um echte Entspannung, sondern nur um die Effekte des Nikotins, die den Erstsymptomen entgegengesetzt sind, nämlich Betäubung und Nervenlähmung. Diese Auswirkung empfindet der nervöse Patient als sehr positiv und möchte deshalb diesen Zustand so oft wie möglich wiederholen und genießen.

Der Grund für das Verlangen nach Tabak und die wiederkehrenden Anwendungen liegt zunächst im mangelnden Selbstvertrauen des Tabacum-Patienten. Er ist empfindlich, schüchtern, unentschlossen und fürchtet sich vor Menschen, besonders vor größeren Menschenansammlungen. Seine Unsicherheit und Furcht äußert sich in Wortkargheit sowie in einem förmlichen und steifen Begegnungsverhalten und kann sogar in eine Menschenfeindlichkeit ausarten. Im nicht stimulierten Zustand ist der Patient alles anderes als herzlich und offen, weshalb er körperlich an Angina pectoris, der Herzenge, leidet. Trotzdem braucht er abends und nachts die Gesellschaft anderer Personen, weil er sich beim Alleinsein fürchtet. Dieser Umstand läßt auf ein starkes Gefühl der Ungeborgenheit schließen, das der Kranke jedoch so gut wie möglich zu verbergen versucht. Dabei hilft ihm der Tabakgenuß, denn dieser vermag seine Ängste zu beschwichtigen oder zu betäuben und macht ihn vorübergehend zu einem offeneren, umgänglichen, geselligen Menschen. Tabak ist ein Genuß- und Rauschmittel, und genau diese genußvollen, berauschenden und ekstatischen Zustände, die er hervorruft, verleiten letztlich zur Sucht.

Nicht jeder Tabacum-Patient ist ein Suchtraucher, dennoch ist eine Disposition dazu vorhanden. Der Raucher hat es in gewisser Weise einfacher als der nichtrauchende Tabacum-Patient, sein Bedürfnis nach Geborgenheit zu befriedigen. Durch das Saugen beim Rauchen wird nämlich eine Kontakt- oder Nahrungsaufnahme simuliert, die dem menschlichen Frühstadium zuzuschreiben ist. Saugen stellt für den Säugling die erste Kontaktaufnahme dar und ist gleichzeitig eine Tätigkeit, die die Ernährung gewährleistet und damit Sicherheit und Geborgenheit vermittelt. Wenn der Nikotinsüchtige immer wieder nach der Zigarette faßt, greift er auf diese Weise weit in seine Vergangenheit und Kindheit zurück und nimmt damit bereits überholte Verhaltensweisen in veränderter Form wieder neu auf. Er sehnt sich zurück in eine Phase der Geborgenheit, Wärme und Sicherheit. Zumindest für einen Kettenraucher bedeutet das, daß er anstelle eines Fortschritts einen Rückschritt tut, weil er sich vor neuen Erfahrungen fürchtet. So ist die Sicherheit des Suchtrauchers von seiner Zigarette, Zigarre oder Pfeife abhängig. Wenn er nervös, aufgeregt und unsicher wird, kann er seine Haltlosigkeit durch das Einsaugen von Nikotin kompensieren. Immer wenn er Gefahr läuft, sein wahres Wesen mit seinen enormen Ängsten enthüllen zu müssen, verspürt er ein Verlangen nach Tabak, betäubt sich und verbirgt sich hinter undurchsichtigen Rauchwolken. Da beim Raucher weitgehend die Atemorgane beansprucht werden und Atemorgane als Austauschorgane fungieren, dient ihm das Rauchen auch zur Kompensation seiner Kontaktprobleme.

Der Tabacum-Patient ist mit seiner Situation unzufrieden. Das Beziehungsleben verläuft enttäuschend und auch die Arbeit mißfällt ihm gründlich. In seiner Enttäuschung macht er ein "langes Gesicht", verhält sich mürrisch, launisch und reizbar. Er empfindet rundherum Mißmut, Abscheu, Ekel und Grausen, was in seiner Übelkeit gut zum Ausdruck kommt. Allzuviel Unbekömmliches hat sich in ihm angesammelt, das er durch heftiges Erbrechen und Durchfall so schnell wie möglich von sich geben möchte. Seine innerliche Verfassung steht in arger Diskrepanz zu seiner äußeren Situation und verursacht einen Schwindel, der dem Kranken zu denken geben sollte. Er sehnt sich nach einem anregenderen und vielfältigeren Leben, findet jedoch aufgrund seiner Ängste nicht den Mut, Veränderungen vorzunehmen und neue Wege und Möglichkeiten zu suchen.

Greift der Tabacum-Patient in dieser Phase der Unzufriedenheit und Unstimmigkeit zu einer stimulierenden Droge, so kann er sich auf Kosten der Gesundheit für einige Zeit über seinen kritischen und schwer angeschlagenen Zustand hinwegtäuschen. Andernfalls gerät er schon früher in die unausweichliche Krise, die ihm zu mehr Bewußtheit und einer Änderung des eingeschlagenen Lebensweges verhelfen soll. Dabei gelangt der Patient in einen Zustand von großer Unruhe, Angst und Verzweiflung. Er fürchtet sich vor einem künftigen Mißgeschick, vor einem Unglück und auch vor dem nahenden Tod. Ruhelos und nervös fühlt er sich hin und her getrieben, ist sehr schreckhaft und findet vor lauter schrecklichen Visionen nur schwer seinen Schlaf. Eine undefinierbare Angst reibt ihn dermaßen auf, daß er nur noch ein weinerliches und unglückliches Häufchen Elend ist. Weinen erleichtert seine Angstzustände und Klagen lockert seine Schwermut auf, was darauf hindeutet, daß eine größere Offenheit für seine Entwicklung sehr hilfreich wäre. Gelingt es ihm nicht, aus seiner Enge herauszutreten, dann gerät er in eine sehr schlimme, depressive Gemütsverfassung. Er neigt zu Selbstmordabsichten, findet allerdings nicht den Mut zur Ausführung. Schließlich kommt es zur Erschöpfung auf allen Ebenen. Körperlich fühlt sich der Patient müde und sehr schwach, während er emotional völlig lustlos und apathisch wirkt und sich im geistigen Bereich benommen, stumpf und träge gibt.

Um sich für seine mangelnde Lebensqualität zu entschädigen, kann der Tabacum-Patient aber auch nach einem Genuß verlangen, der seine Bedürfnisse, Sehnsüchte und sein Gefühl der Unzufriedenheit betäubt. Dann besteht die Gefahr der Genußsucht, die sich in jeder Form schädlich auf ihn auswirkt. Sucht entsteht, weil der Patient auf der Suche nach einem wahren Ziel und dem wirklichen Sinn des Lebens steckengeblieben ist. Obwohl ihm die Sucht ein angenehmeres, beschwingteres und freieres Dasein zu vermitteln scheint, gaukelt und täuscht sie ihm das jedoch nur vor. Die Sucht ist ein gravierender Freiheitsverlust, weil dem Kranken die Möglichkeit fehlt, sich gegen das Suchtmittel zu entscheiden und alternative Wege zu gehen. Er ist an sein Suchtmittel gekettet, und diese Gebundenheit verleiht ihm trügerischerweise ein gewisses Maß an Vertrauen, Sicherheit, Stabilität und Geborgenheit. Die Sucht wird für ihn zum Ersatz für eine bessere Lebensqualität, für etwas, das der Kranke nicht definieren kann, das er jedoch mit großem Sehnen sucht. Durch seine Abhängigkeit blockiert sich der Patient für neue Erfahrungen und Erlebnisse und hindert sich selbst an der Weiterentwicklung. Er begeht damit Weltflucht, weil ihn die Sucht blind und unempfindlich für neue Eindrücke und Aufgaben macht. Der Kranke kann sogar ganz konkret an diesen Symptomen leiden, wie seine vorübergehende Blindheit und seine abgestumpften Sinne zeigen. Dabei verliert er den Überblick und auch sein Interesse an den wesentlichen Aspekten des Lebens.

Wenn der Tabacum-Patient der Sucht widerstehen will, braucht er sehr viel Stärke. Aber gerade das ist es, was ihm fehlt. Um wirkliche Selbstsicherheit und Stärke zu finden, sind seine auf kurze Sicht ausgerichteten und unklaren Ziele nicht ausreichend. Er bedarf nicht nur einer Verankerung in der materiellen Welt, sondern einer Weitsichtigkeit, einem Ideal oder einem festen Glauben und einem unerschrockenen Begegnen und Kennenlernen von allem Neuen und Angstmachenden. Weil es ihm jedoch an Selbstvertrauen, Stabilität und Mut fehlt, stellt er den Genuß in den Vordergrund und betäubt mit einem Suchtmittel seine Ängste.

Der Tabacum-Patient ist besonders unter den Jugendlichen zu finden, denn für sie hat der Nikotingenuß etwas sehr Anziehendes. Sie befinden sich nach der abgeschlossenen Kindheit in einer völlig neuen Phase, in einer Krise, die von der Abhängigkeit in die Selbständigkeit führen soll und damit viel Ungewißheit mit sich bringt. Auf der Schwelle zum Erwachsenwerden mangelt es ihnen noch an haltgebenden Idealen und auch an Erfahrungen für die harten Aufgaben und Anforderungen des künftigen Lebens. Die Angst, neue und unsichere Wege zu beschreiten, sowie die Verlegenheit bei Kontakten verleitet sie schnell dazu, die aufkommende Unsicherheit mit Tabak zu betäuben.

Die genannte Problematik verdeutlicht auch, warum dem Tabak gerade nach dem ersten Weltkrieg soviel plötzliches Interesse und wirtschaftlicher Aufschwung zuteil wurde. Die Situation der Menschen in den Nachkriegswirren spiegelt sehr deutlich die psychische Verfassung des Tabacum-Patienten wider. Viele alte Ideologien waren zerbrochen, Beziehungen durch Tod und Kriegswirren zerstört, Häuser zerbombt, Hab und Gut verloren. Die Not war allgegenwärtig, das Vertrauen in die Zukunft geschwächt, und die Menschen waren einer großen Unsicherheit und Ungeborgenheit ausgesetzt. Nichts lag da näher, als seine Sinne mit Zigaretten zu benebeln, um wenigstens ein paar Atemzüge lang der grausigen Realität zu entfliehen.

Wenn der Tabacum-Patient das Rauchen aufgibt, weil er gesundheitliche Bedenken hat oder weil permanent Konflikte mit Nichtrauchern entstehen, sollte er wissen, was ihn erwartet. Hat er zum Zeitpunkt der Suchtaufgabe nicht bereits eine größere Selbstsicherheit, einen stärkeren Halt, ein verbindendes Ideal und einen sinnvollen Lebensinhalt gefunden, erlebt er eine vernichtende Leere. Dann entwickelt er schreckliche Angstzustände und schwere Depressionen, weil ihm die vertraute Sucht plötzlich genommen wurde und er sich nun in einem Nichts, in einem Chaos befindet. Er spürt wieder die alte Unsicherheit, Ungeborgenheit und all die früheren Ängste, die ihn in die Sucht geführt haben. Nicht selten fällt der Patient in seine ehemalige Abhängigkeit zurück oder sucht sich kurzerhand eine andere Form von Süchtigkeit. Gelingt es ihm, diesen schlimmen Zustand der Verzweiflung, der Leere, Sinnlosigkeit und das Einsamkeitsgefühl zu überwinden, so gewinnt er immer mehr Mut und Stärke und kann somit endlich der Sucht entsagen.

GEMÜT:

Mangel an Selbstvertrauen. Schüchternheit. Verschämt, scheu. Feigheit.

Unentschlossenheit. Resignation. Entmutigt. Verzweifelt.

Fühlt sich unglücklich. Seufzen. Stöhnen. Weinerliche Stimmung. Weinen nachts oder im Schlaf. Weinen bessert die Angst oder die Furcht.

Überempfindlich. Empfindlich gegen Musik, Ohrenschmerzen durch Musik. Empfindlich gegen Geruch von Wein oder Tabak.

Erregung, Aufregung. Leichtes Auffahren. Zusammenfahren durch Lärm, Geräusche. Auffahren im Bett, beim Einschlafen oder im Schlaf. Ruhelos, wirft sich herum im Bett.

Ruhelosigkeit, besonders nachmittags oder nachts. Ruhelos bei Kopfschmerzen. Umhertreibende Ruhelosigkeit. Ängstliche Ruhelosigkeit, treibt von einer Stelle zur anderen.

Wahnideen, sieht Bilder und Phantome, besonders nachts. Sieht schreckliche Bilder, Phantome. Bilder, Phantome verhindern den Schlaf. Nachts schreckliche Visionen. Bildet sich Ansammlung von Dingen, Schwärmen, Menschenmengen usw. ein. Wahnidee, Dinge sehen schön aus.

Angst, besonders abends und nachts. Angst mit Furcht oder mit Schaudern. Plötzliche, grundlose Angst. Angst durch Darandenken, während Stuhlgang, im Freien oder beim Gehen. Qualvolle Angst, Todesangst beim Gehen im Freien.

Furcht, besonders nachmittags, abends und nachts. Furcht zu fallen. Furcht nach Übelkeit, nach dem Essen, durch Geräusche. Furcht vor Anstrengung oder vor Arbeit. Furcht, etwas wird sich ereignen. Furcht vor Mißgeschick, vor Unglück, vor Tod.

Menschenfeindlich. Erkennt nicht seine Verwandten. Furcht vor Menschen. Furcht in einer Menschenmenge. Furcht im engen Raum, Klaustrophobie.

Furcht vor Einsamkeit. Furcht vor dem Alleinsein, besonders abends. Angst wenn allein.

Alleinsein verschlechtert. Verlangen nach Gesellschaft, besonders abends oder nachts.

Teilnahmslosigkeit, Apathie. Gleichgültigkeit gegen jedes Vergnügen. Gleichgültig gegen sein Leben.

Hypochondrie. Depression, Melancholie. Ängstliche Depression. Schwermut beim und nach dem Gehen oder beim Gehen im Freien. Schwermut mit Atemnot. Depression während Menses oder im Klimakterium. Sich beklagen bessert Schwermut.

Neigung zum Selbstmord, jedoch fehlt Mut. Selbstmordneigung mit Todesfurcht.

Abneigung zu antworten oder zu sprechen, schweigsam. Spricht mit sich selbst.

Unverständliche, verlegene, leise oder alberne Sprache. Deliriöse Sprache.

Rasendes oder ruhiges, brummendes oder murmelndes Delirium. Brummt oder murmelt zu sich selbst, erkennt niemanden im Delirium.

Verwirrung, Erbrechen bessert. Verwirrung nach dem Essen, nach dem Mittagessen oder durch Bewegung.

Geistige Trägheit, Schwierigkeiten im Denken und Begreifen. Geistige Stumpfheit nach dem Essen. Konzentration schwierig, besonders beim Lernen, Lesen usw. Geistige Erschöpfung. Geistige Arbeit unmöglich.

Gedächtnisschwäche, besonders für Eigennamen, um sich auszudrücken oder für Orthographie. Vergeßlichkeit.

Abgestumpfte Sinne. Idiotie.

Benommenheit, Betäubtheit.

Schwindel, anfallsweise oder periodisch, schmerzhaft, mit Übelkeit, bei Kopfschmerzen. Taumeliger Schwindel, wie betrunken oder Drehen wie im Kreis. Neigung zu fallen. Furcht zu fallen. Schwindel beim Aufstehen, Gehen, beim Eintreten ins oder im warmen Zimmer, beim Aufwärtssehen oder durch Rauchen. Schwindel beim Schließen der Augen oder im Freien besser.

Bewußtlosigkeit. Stupor. Bewußtlos wie in einem Trancezustand. Bewußtlosigkeit im warmen Zimmer oder bei Schwindel. Urämisches Koma. Bewußtlosigkeit besser durch Erbrechen oder Gießen von kaltem Wasser übers Gesicht.

Faulheit. Abscheu vor der Arbeit. Grauen vor der Arbeit. Unfähig für Geschäfte.

Mürrisch, mißmutig. Reizbarkeit. Raserei.

Veränderliche, unbeständige Stimmung.

Geschwätzigkeit. Scherzen, Spaßen. Lachen. Grundloses Lachen. Singen. Tanzen.

Fröhlichkeit, Lustigkeit. Froh, guten Mutes. Mutig.

Leichtes Auffassungsvermögen. Geistesklarheit, Ideenreichtum, besonders nachts. Schmiedet viele Pläne.

Hartnäckige oder wandernde Gedanken. Andrang, Flut der Gedanken, besonders nachts. Schwinden der Gedanken.

ALLGEMEINES:

Schmerzen erscheinen plötzlich. Schießende Schmerzen. Drückende, brennende, stechende oder zusammenziehende Schmerzen innerlich oder äußerlich. Reißende Schmerzen in Knochen.

Krampfhafte Schmerzen in Muskeln. Muskelkrämpfe. Vermehrte Muskelkraft oder Erschlaffung der Muskeln.

Äußerlich Gefühl von Zusammenschnüren. Innerlich Gefühl einer Kugel.

Innere Spannung. Verlangen, Arme und Beine auszustrecken. Muß sich immer strecken, besonders morgens oder abends. Strecken mit Gähnen.

Müdigkeit. Schläfrigkeit. Mattigkeit. Verlangen, sich hinzulegen.

Übermäßige, plötzliche Schwäche. Schwäche mit Erbrechen oder mit Kolik. Schwäche morgens, beim Erwachen, morgens nach Ideenandrang während der Nacht, vormittags, abends oder nachts. Schwäche im Klimakterium. Schwäche durch Durchfall, Bewegung oder Hitze.

Schwankender, taumelnder Gang. Konvulsivische Bewegungen.

Konvulsionen mit Lähmungen. Klonische Konvulsionen abwechselnd mit tonischen. Epilepsie.

Äußerliches Zittern. Konvulsivisches Zittern. Zittern mit Übelkeit. Zittern durch Geräusche, Lärm oder nach Essen.

Nervliche Schwäche, Neurasthenie.

Nervöses Schaudern, abwechselnd mit Hitze.

Hitzewallungen nach Erbrechen. Hitzegefühl.

Blutwallungen. Innerliches Pulsieren. Hypertonie.

Puls beschleunigt, klein und intermittierend. Intermittierender Puls bei alten Leuten. Schwacher, weicher, langsamer, beinahe unfühlbarer oder voller, harter Puls. Pulsus magnus. Nervöser, gereizter oder unregelmäßiger und langsamer Puls.

Durst nach kleinen Mengen. Verlangen nach Alkohol, Alkohol verschlechtert. Verlangen nach Stimulantien.

Abneigung gegen kaltes Wasser.

Gefühl der Leere. Fasten verschlechtert.

Abmagerung.

Vermehrte Schleimhautabsonderungen. Speichelfluß.

Kalter Schweiß, besonders bei Übelkeit. Schweißgeruch, wie die entsprechenden Arzneimittel.

Äußerliche Taubheit. Lähmung, einseitige oder innerliche.

Katalepsie. Anästhesie. Scheintod, Asphyxie.

Anämie. Arteriosklerose. Apoplexie.

Beschwerden linksseitig.

Beschwerden im windigen und stürmischen Wetter.

Verlangen nach frischer Luft. Im Freien besser.

Tendenz zur Ohnmacht. Ohnmachtsgefühl mit Herzangst. Ohnmacht im engen, geschlossenen oder warmen Zimmer, bei Erhitzung, beim Hochsehen oder bei der Übelkeit. Ohnmacht mit Erbrechen, blasser Gesichtsfarbe, kalter Haut, kaltem Schweiß.

Arzneimittelsucht. Verlangen nach Narkotika.

Verlangen nach Tabak. Nikotinvergiftung. Tabak verschlechtert. Empfindlich gegen Geruch von Tabak. Mittel, um Widerwillen gegen Tabak zu erregen.

MODALITÄTEN:

< durch Wärme.

< durch Zimmerwärme.

< durch Bewegung.

< durch Steigen.

< durch körperliche Anstrengung.

< durch Auftreten, Erschütterung.

< durch Fahren im Wagen.

< durch Liegen auf linker Seite.

< beim oder durch Fasten.

< durch Alleinsein.

< im Klimakterium.

< durch Tabak.

> im Freien.

> durch kalte Luft.

> durch Weinen.

> durch Erbrechen.

> nach Schwitzen.

> nach Urinieren.

> durch Sich abdecken.

> durch Liegen mit tiefliegendem Kopf.

VERATRUM ALBUM

Als kleines Mädchen war Vera Trum so überaktiv, daß sie ihren Eltern damit ziemlich auf die Nerven fiel. Die ganze Familie wurde damit in Trapp gehalten, Vera stets Aufmerksamkeit zu zollen oder mit den Utensilien zu versorgen, die für ihre fieberhaften Malereien und Basteleien unerläßlich waren. Am liebsten war es Vera, wenn sie für ihre pausenlosen Tätigkeiten mit Anerkennung und Applaus bedacht wurde. Unentwegt zog sie ihre Puppen aus und wieder neu an, räumte ihren Kaufladen immer wieder um oder lief aus unersichtlichen Gründen in der Wohnung umher, womit dauernd für einen bestimmten Unruhepegel gesorgt war. Zu alledem hatte Vera permanent irgendeinen Singsang auf den Lippen, der für die Familie besonders anstrengend war. Vera sang nämlich nicht immer fröhliche Lieder, sondern benützte hin und wieder sehr merkwürdige Tonlagen. "Diese Psalmen sind ja furchtbar!" rief der Vater oft entnervt, wenn er Veras Gesänge vernahm.
Gelegentlich beschwerte sich auch die Nachbarin, Vera möge ihr "OM-Singen" doch wenigstens während der Mittagsruhe unterlassen.

Wenn Besuch kam, zeigte sich Vera zunächst etwas zaghaft und schüchtern, verlor aber blad ihre Scheu und tollte lebhaft und ausgelassen herum. Eines Tages war sie besonders geschwätzig und so überlebendig, daß sie vor lauter Spaßen, Scherzen und Übermut am liebsten auf dem Tisch getanzt hätte. Die Mutter gebot ihr dabei rasch Einhalt und erklärte den Gästen: "Ist meine Tochter erst einmal auf dem Tisch, dann tanzt sie uns bald auf den Köpfen herum."
Tatsächlich war Vera jedes Mittel recht, um sich mit ihrer permanenten Ruhelosigkeit ins rechte Rampenlicht zu setzen und als Besonderheit angesehen zu werden. An jenem Abend zog sie sich allerdings tief beleidigt unter den Tisch zurück, wo sie murmelnd zu hantieren begann und

schmollend jede Nahrungsaufnahme verweigerte, während alle anderen sich dem Abendessen widmeten.

Natürlich spürte jeder, daß sich Vera fieberhaft an ihren Beinen zu schaffen machte, aber kaum einer schöpfte dabei einen besonderen Verdacht. Wie perfekt sich Vera verkünstelt hatte, fiel erst auf, als einer der Herren sich vom Tisch erhob und plötzlich in einer Art "Bermudashorts" im Raum stand. Vera hatte nämlich mit der Schere alle Hosenbeine um ein beträchtliches Stück gekürzt. Daraus erwuchs ein Höllenspektakel, dem Vera in ihrer plötzlichen Verzweiflung zu entfliehen versuchte. Da sie trotz ihrer feigen Fluchtversuche geschnappt wurde, verteidigte sie mit Beißen und Schlagen ihre persönliche Freiheit. Sie schrie, gebärdete sich wie wild, stampfte mit den Füßen und spuckte wie ein Lama um sich. Letzteres veranlaßte die Anwesenden dazu, sowohl ihre hitzigen Gesichter als auch ihre dampfende Suppe in Sicherheit zu bringen. Als sich Vera wieder beruhigt hatte, antwortete sie auf keinerlei Fragen, sondern brütete und grübelte versunken vor sich hin.

Wie sich erst später herausstellte, war Vera äußerst selbstgerecht und zeigte eine doppelte Moral, denn sie selbst tat jederzeit Dinge, die sie an anderen grundsätzlich verabscheute. Mit Kritik ging sie nicht gerade sparsam um und scheute sich auch nicht, andere verärgert und schimpfend zu belehren und zu bekehren, wo immer ihr die Geschehnisse mißfielen. Vera schien sich für etwas Besseres zu halten, denn im Umgang mit anderen zeigte sie viel Hochmut. Allerdings war sie klug und berechnend genug, sich dort ruhig und zurückhaltend zu zeigen, wo sie einen Vorteil erwarten konnte. Im allgemeinen sprach sie nur wenig, es sei denn, daß sie wieder ein Opfer gefunden hatte, dem sie ihre Belehrungen kundtun konnte. Auch auf Streitereien ließ sie sich nur ein, wenn sie sich von vornherein einen Erfolg davon versprach. Ehrgeizig verfolgte sie ihre Ziele und benützte dabei ihre gesamte Umgebung mehr oder weniger rücksichtsvoll als Sprungbrett zu ihrem Erfolg.

In der Pubertät entwickelte sich Vera Trum schließlich zu einem Menschen, der allen anderen ziemlich unverständlich war. Ihr gelegentlich auftretendes albernes, sardonisches, krampfhaftes und anhaltendes Gelächter schrieb man ihrem jugendlichen Alter zu, aber mit ihren sonstigen Allüren wußte keiner etwas anzufangen. Wenn Vera ihre Tage bekam, war sie besonders unausstehlich und fiel von einem Extrem ins andere. Zeitweise gebärdete sie sich wie toll, hatte hysterische Anfälle, schrie und zeigte sich grob, ungezogen und unverschämt. Kurz danach grübelte sie, fiel in eine Depression, war untröstlich, heulte, jammerte und betete in einem fort. Kein Wunder, daß jeder hinter diesem Verhalten bald eine schwere Geisteskrankheit vermutete.

Zu alledem wurde das Mädchen durch heftiges Erbrechen und schwächende, auszehrende Durchfallattacken geplagt. Dabei war sie kalt wie ein Eisklumpen und wurde von Krämpfen geschüttelt. Manchmal weigerte sich Vera tagelang, irgendein Essen anzurühren. Sie verlangte nur sehnsüchtig eiskaltes Wasser, das sie wiederum erbrach. Sie sah bleich, bläulich und eingefallen aus, wirkte hoffnungslos, melancholisch und verzweifelt. Nahm ihre Lebenskraft dann allmählich wieder zu, was Vera selbst nur ihrem unentwegten Beten zuschrieb, trat alsbald auch wieder ihr Zustand von Arroganz und Größenwahn zutage.

Im Alltag ging Vera immer mehr dazu über, in unermüdlicher Arbeit wundersame Heilslehren zu verbreiten. Vorübergehend hatte es ihr die Homöopathie dermaßen angetan, daß sie unbedingt jeden zu dieser Behandlungsweise überreden wollte. Hahnemann selbst war ihr angeblich im Traum erschienen und hatte sie dazu auserkoren, seine Heilmethode zu verbreiten. Diese fragwürdige Art der Auserwähltheit schien sie auch zu berechtigen, unentwegt über die ihrer Meinung nach unfähigen und unwissenden Schulmediziner zu schimpfen. Vera machte es sich zur Aufgabe, jeden ihrer Mitmenschen diesbezüglich aufzuklären und zu ihrer erwählten Heilweise zu bekehren. Um immer wieder den besten Eindruck zu machen, sparte Vera nicht mit Angebereien. Wenn es ihr nötig erschien, tischte sie sogar Lügen auf, um ihre Missionstätigkeit entsprechend erfolgreich zu krönen. Aufgrund ihrer aufdringlichen und unseriösen Vorgehensweise war sie der Sache der Homöopathie jedoch eher schädlich als nützlich, denn die Leute nahmen Vera niemals ernst und hielten deshalb ihre oftmals aufschlußreichen und heilsamen Predigten für leeres Geschwätz.

Manchmal befand sie sich in einer Art Verzückung, überfiel ihre überraschten Mitmenschen mit ungewollten Küssen oder umarmte wie berauscht ihren Teddybären aus Kindertagen und schmuste albern mit ihm herum. Abends begann sie oft wie durch einen Motor angetrieben im Hause herumzulaufen und sang sich mit nervtötenden Litaneien in einen religiösen Wahn hinein. Aber nie versäumte es Vera, ihre Mitmenschen darauf aufmerksam zu machen, daß sie allesamt ein jämmerlicher Haufen lauter Verrückter seien. Sie selbst, so verkündete sie oft stolz, sei als einzig Gebenedeite dazu auserkoren, Licht in ihre Dummheit und geistige Finsternis zu bringen.

Zuletzt machte Vera keinen Hehl daraus, daß sie sich allen Ernstes für eine heilige Persönlichkeit aus dem Neuen Testament hielt, die jetzt wieder zur Errettung der Menschheit auf die Erde gesandt worden war. Allerdings nahm sich niemand die Zeit und die Mühe, auf Veras Anwandlungen genauer zu achten und ihre angebliche Identität genauer zu erforschen. Als Veras Monatsblutung aussetzte, wähnte sie sich kurz darauf trotz fehlender sexueller Kontakte schwanger. Von da an betete sie noch mehr als zuvor, sang aber auch obszöne Lieder, fluchte, benahm sich schamlos oder riß sich gelegentlich sogar die Kleider vom Leib, um nackt in der Wohnung herumzulaufen. Nach solchen Ereignissen grübelte sie dann wieder trübsinnig vor sich hin und erging sich in Zweifeln um ihre gesellschaftliche Position, die ihr doch so überaus wichtig war. Schließlich aber äußerte sie sich folgendermaßen zu diesem Problem: "Ich werde dieses Kind bekommen, auch wenn die Leute mich schräg anschauen. Damals in Nazareth hat mir die Sache mit dem Engel auch kein Mensch abgenommen."

WESEN:

Veratrum album, die weiße Nieswurz, enthält starke narkotische Gifte und wächst auf feuchtem Boden, dem sie sehr viel seiner Feuchtigkeit entzieht. Nimmt ein gesunder Mensch dieses Mittel ein, so wird Veratrum album auch ihn auszehren und ihm die Lebenssäfte und -kräfte entziehen. Genauso verhält sich die Person mit dem typischen Veratrum-album-Charakter, die ihre Mitmenschen aussaugt, indem sie sie übermäßig für sich in Anspruch nimmt.

Das Kind zeigt eine außerordentliche motorische Unruhe, spielt beinahe fieberhaft, ist immer in Bewegung und wird seines Tuns nicht müde. Die ausdauernde Überaktivität des Kindes kann sehr nervenaufreibend für die Eltern werden, weil es durch sein Verhalten deren ungeteilte Aufmerksamkeit verlangt. Auf diese Weise erzwingt sich das Veratrum-Kind eine Position im Mittelpunkt des Geschehens, was es zwar nicht zu einem besonders angenehmen und liebenswerten, aber dafür zu einem aufsehenerregenden Geschöpf macht.

Der Drang, etwas Besonderes sein zu wollen, ist im Erwachsenen noch wesentlich ausgeprägter, wenngleich er sich dabei anderer Mittel bedient. Auch er stellt an seine Umgebung große Ansprüche, bedarf unentwegter gesellschaftlicher Bestätigung und kann sich unersättlich darin zeigen, die Aufmerksamkeit anderer auf sich zu lenken. Allerdings setzt er in der Absicht, eine angesehene, erfolgreiche und machtvolle Stellung zu erreichen, seinen Tätigkeitsdrang und seine Forderungen berechnender, gezielter und viel effizienter ein. Er arbeitet mit einem alles verzehrenden Ehrgeiz und verteilt dabei berechnend entweder seine Gunst oder sein Mißfallen, was sich entweder in Schmeicheleien oder in harten Vorwürfen und Kritik äußert.

Weil der Veratrum-Patient in seinem Geltungsstreben sehr dazu neigt, seine eigenen Mängel zu projizieren, ist er ziemlich streit- und tadelsüchtig. Er sieht seine eigene Unfähigkeit in anderen gespiegelt, was ihn schnell zu Kritik und Vorwürfen gegenüber Untergebenen reizt. In seinem labilen

Selbstwertgefühl sträubt er sich, einsichtig zu werden und sich oder gar anderen gegenüber seine Fehler zuzugestehen. Beleidigt reagiert er, wenn sich andere nicht voll des Lobes über ihn äußern, und verzweifelt dann schnell an seiner gesellschaftlichen Stellung.

Da der Kranke zutiefst von dem Gefühl beseelt ist, etwas ganz Besonderes zu sein, benimmt er sich überheblich und hochmütig. Sein Überlegenheitsgefühl bestärkt ihn in dem Recht, auf andere herabzublicken und sie bemängeln und kritisieren zu können. Seine hochgesteckten Ziele lassen sich jedoch nicht mit der Realität in Einklang bringen, weshalb die Maßstäbe des Veratrum-Patienten allmählich immer weltfremder werden. Nicht einmal er selbst vermag nach seinen ethisch und moralisch hohen Anforderungen zu leben, weshalb er sich gelegentlich nur durch Unehrlichkeit und Flucht aus seinen selbst gelegten Schlingen retten kann.

Durch sein Gefühl der Auserwähltheit und Berufung hält er sich befähigt und sogar verpflichtet, den Mitmenschen seine Überzeugungen aufzudrängen. Dabei kann es sich um verschiedene Heilslehren oder religiöse Weltanschauungen handeln. Er fühlt sich berufen, zu predigen, zu lehren, aufzuklären und zu bekehren. Während er seine Aggressionen gegen moralische oder religiöse Mißstände richtet, hat er Gelegenheit, bei anderen das zu bekämpfen, was er sich selbst nicht zugesteht. Er ist sogar der Meinung, der einzige geistig Gesunde unter lauter Irren zu sein. Ist er einer Religion verhaftet, so identifiziert er sich häufig so sehr mit seinen Ideen und seiner Rolle, daß er sich zuletzt in seinem Größenwahn für die Reinkarnation eines Heiligen hält.

Wegen seiner moralischen Überlegenheit und Unangreifbarkeit, die sich der Veratrum-Patient gerne anmaßt, kann er sich normale menschliche Bedürfnisse nicht zugestehen. Seine Intoleranz und Selbstüberschätzung bringt ihn in Konflikte, denn er muß bei sich die menschlichen Schwächen und die unbequeme Sexualität unterdrücken, um sein häufig gepredigtes Bild von Reinheit und Keuschheit zu wahren. Durch seinen selbst auferlegten Drill, den er sich zugunsten seiner angestrebten Unfehlbarkeit auferlegt, drosselt er Affekte in sich ab. Je mehr der Kranke jedoch im Verlaufe der Pathologie die Macht über seinen Verstand verliert, desto stärker kommen seine verdrängten Triebkonflikte in Form von Obszönitäten wieder zum Vorschein.

Das Auseinanderklaffen seiner Wunschwelt und der Wirklichkeit, seiner Überzeugungen und seiner tatsächlichen Lebensweise, lassen schließlich schwere Schuldgefühle im Veratrum-Patienten entstehen. Da sich die moralische Unfehlbarkeit als maßlose Übertreibung und Verlogenheit herausstellt, stürzt der Kranke in seiner Lebensfremdheit und dogmatischen Haltung immer mehr in Verzweiflung um sein religiöses Heil.

Das Alternieren zwischen Hyperaktivität und totaler Depression ist in diesem Arzneimittelbild sehr auffällig. Sobald der Patient aufhört, fieberhaft zu arbeiten oder ruhelos herumzulaufen und somit keine Aktivitäten mehr hochkommen läßt, fällt er in einen Zustand von Untröstlichkeit, Hoffnungslosigkeit, Jammern und Verzweiflung. Der starke Bewegungsdrang des Patienten dient dazu, seine intensiven Ängste zu verdrängen, weshalb auch fortgesetzte Bewegung und Beschäftigung seinen Zustand verbessern. Sobald er jedoch zur Ruhe kommt, machen sich seine Energien selbständig und brechen in Form von Angst und Depression vehement über ihn herein. In der Depression richtet der Patient destruktive Energien gegen sich selbst, deshalb stellt sie für ihn eine andere Variante dar, mit seinen Aggressionen umzugehen.

Bei stärkerem geistigem Verfall wechseln manische Phasen mit depressiven Krisen. In seiner Manie reißt der Veratrum-Patient sich schamlos die Kleider vom Leib, flucht, heult, singt obszöne Lieder oder stößt wilde Schreie aus. Seine Wildheit veranlaßt ihn, nach anderen zu schlagen oder ihnen ins Gesicht zu spucken. In einem Anfall von Wahnsinn kann auch plötzlich eine Zerstörungswut zutage treten, im Verlaufe derer er Gegenstände zerreißt oder zerschneidet.

Samuel Hahnemann wandte Veratrum album mit Erfolg als eines der Hauptmittel gegen Cholera an. Bis heute hat dieses Arzneimittel nichts von seiner Wirksamkeit bei choleraähnlichen Erkrankungen verloren. Andauernder schmerzhafter Stuhldrang mit Durchfall, heftiges Erbrechen, große Kälte im ganzen Körper mit gleichzeitigem Verlangen nach kaltem Wasser, zyanotische Gesichtsfärbung sowie totale Erschöpfung sind die Hauptsymptome dieses Mittels auf körperlicher Ebene.

Durch die reichlichen Ausscheidungen in Form von Erbrechen, Durchfall, Urin, Schweiß, Speichelfluß oder Menstruationsblutung besteht die Gefahr der Austrocknung. Mit den Körpersäften verliert der Patient gleichzeitig die wichtigsten Mineralstoffe, weshalb es oft zu starken Krämpfen kommt. Dem Organismus geht durch den Verlust von Körperflüssigkeiten und den lebenswichtigen Mineralien gleichzeitig die Biegsamkeit und Geschmeidigkeit verloren, die er so dringend zum Leben braucht.

Auch auf der emotionalen und geistigen Ebene mangelt es dem Patienten an Elastizität und Dynamik. Er ist zu verkrampft, versteift, zwanghaft, trocken, hart, spröde und unbeweglich geworden, um sich dem stets nötigen Wandel des Lebens unterziehen zu können. Weil ihm Flexibilität und somit die Fähigkeit zu Veränderungen fehlt, muß er die Konfrontation mit allem Neuen meiden. Erbrechen und Durchfall zeigen symbolisch, daß er nicht mehr aufnahmefähig und offen ist und alles unverdaut wieder von sich geben muß.

Bei fortgeschrittener Symptomatik weigert sich der Patient sogar auf allen Ebenen, etwas Neues aufzunehmen, weshalb er sich nahe an der Grenze des Todes, der Erstarrung in seiner extremsten Form, befindet. Auf der Verstandesebene zeigt er Geistesabwesenheit, Schwerfälligkeit und Gedächtnisschwäche, während er sich im emotionalen Bereich teilnahmslos und gleichgültig verhält. Auf der körperlichen Ebene kann zwar gelegentlich Heißhunger auftreten, jedoch lehnt es der Patient in den meisten Fällen ab, irgendeine Nahrung zu sich zu nehmen. Verlangt der Patient trotz seines erbärmlichen Zustandes nach stimulierender Nahrung oder nach Getränken, dann bevorzugt er Eis und kalte Getränke, bisweilen auch Obst, Saures oder Salziges. Wird diesem Bedürfnis nachgegeben, kann es unmittelbar danach zum Erbrechen und zu Durchfall kommen.

Der enorme Flüssigkeitsverlust verursacht nicht nur ein rapides Absinken der Lebenskraft, sondern auch eine große Kälte, die besonders in den Extremitäten auftritt. So ist auch bei Cholera-Kranken eine Untertemperatur von 33-35 Grad Celsius charakteristisch zu nennen. Lebenswärme ist eine

Eigenschaft, die dem Veratrum-album-Patienten bereits von Anfang an relativ fremd ist. Diesen seelischen Mangel versucht der Patient auszugleichen, indem er energisch auf ein Ziel hinarbeitet, um sich Ansehen in der Gesellschaft zu erringen. Sein dabei auftretender Hochmut zeugt von einem verborgenem Minderwertigkeitsgefühl, das durch dieses arrogante Verhalten übertüncht wird.

Der Veratrum-album-Patient muß lernen, sein Unsicherheitsgefühl nicht mehr hinter seiner ausgeprägten Selbstgerechtigkeit zu verstecken. Er braucht die Einsicht, daß sich hinter seiner Tadelsucht und Nörgelei seine eigenen Fehler verbergen, die er anderen zuzuschieben versucht. Sobald er das erkannt hat, wird er sich nicht mehr über seine Umwelt erhaben fühlen, sondern sich demütig zu seiner eigenen Schuld bekennen müssen. Dadurch verringert er nicht nur den Abstand zwischen seinen unerfüllbaren Wünschen und der Wirklichkeit, sondern er vermindert auch die Distanz, die er durch seine Arroganz und Lebensfremdheit zwischen sich und andere gesetzt hat. Die Bekenntnis zu seiner Unvollkommenheit macht ihn zwar verletzlich, aber dafür auch menschlich und verleiht ihm letztlich erst die Wärme, die ihm so sehr fehlt. Dann wird er mit seinen Füßen fester am Boden stehen und eine gesunde Verankerung in der materiellen Welt erfahren, so daß er sein Streben nach oben in Aufrichtigkeit fortführen kann, ohne großspurig sein Gleichgewicht zu verlieren.

GEMÜT:

Der Patient hat eine beeindruckende Unverschämtheit. Pompös und wichtigtuerisch. Selbstüberheblichkeit, Selbstüberschätzung. Hochmütig, arrogant oder dumm und hochmütig.

Albernes Benehmen. Geziertheit, in Worten. Geschwätzig.

Kritisch, tadelsüchtig. Tadelt andere. Findet Fehler bei anderen oder ist still. Ist verächtlich. Beschimpft, beleidigt.

Lügt und spricht nie die Wahrheit, weiß nicht, was sie sagt. Lügner. Gibt unrichtige Antworten. Unehrlich, unaufrichtig. Neigung zum Verleumden. Trügerisch, hinterlistig. Feigheit.

Läuft umher, anfallsweise, abends schlimmer. Versucht zu entfliehen. Entflieht, um wegzulaufen.

Fluchen, besonders nachts. Mürrisch, schlecht gelaunt durch Widerspruch. Ist leicht beleidigt. Streitsüchtig. Reizbar. Zornig.

Drang zu spucken. Verlangen, den Leuten ins Gesicht zu spucken. Verlangen zu beissen.

Wut und Raserei, besonders nachts. Heftige, gewalttätige Raserei. Anfallsweise oder anhaltende Raserei, mit Beißen oder Schreien, mit Kopfschmerzen oder Körperhitze. Stampft mit Füßen.

Heftiges Verhalten. Wut führt zu Gewalttaten. Ist außer sich.

Grobheit. Schlagen. Wildheit. Zerreißt Sachen. Zerstörungssucht. Zerstört, zerschneidet Kleider. Mutwillig boshaft.

Delirium, mit Schmerzen, Durst, kaltem Schweiß, Gefühl von Kälte oder Sopor, starker Benommenheit. Brummendes oder geschwätziges, ruheloses, rasendes, wildes oder wahnsinniges Delirium. Ängstliches Delirium oder Delirium voller Schrecken. Im Delirium unsinnig, mit offenen Augen oder springt plötzlich aus dem Bett und entflieht. Delirium infolge Schmerzen oder durch Sepsis.

Bewußtlosigkeit. Bewußtlos wie im Traum. Dämmerzustand. Bewußtlosigkeit bei der geringsten Bewegung, nach Stuhlgang, beim Aufstehen, nach Anstrengung, bei Fieber oder bei Meningitis.

Froh, guten Mutes. Lächeln. Singen. Verliebt.

Küßt jeden, besonders vor Menses. Lächerliches oder albernes Spassen. Umarmt jeden, sogar leblose Gegenstände. Macht lächerliche oder alberne Gebärden.

Wollüstig, lasziv. Schamlos. Verlangen, nackt zu sein. Satyriasis. Nymphomanie, mit Geschwätzigkeit, besonders vor oder während Menses.

Mangel an moralischem Empfinden.

Erkennt seine Verwandten nicht, erkennt niemanden. Abneigung gegen ihren Ehemann und ihre eigenen Kinder.

Schreien. Schreit im Schlaf. Auffahren und Zusammenfahren, besonders im Schlaf. Springt plötzlich aus dem Bett.

Hysterie. Erregung, Aufregung.

Geschäftig. Benimmt sich fleißig, geschäftig. Arbeitswut vor Menses. Ehrgeiz, mit allen Mitteln.

Weigert sich zu essen; Anorexia nervosa. Alkoholismus, Trunksucht. Ist ein Feinschmecker!

Geistige Erschöpfung. Allgemeine Gedächtnisschwäche.

Gibt einsilbige Antworten oder weigert sich zu antworten. Abneigung zu sprechen. Unsinniges Sprechen. Brummen.

Geistige Trägheit. Verwirrung. Blödheit, Imbezillität.

Geisteskrankheit, Wahnsinn. Psychose durch unerträgliche Schmerzen, im Kindbett oder im Klimakterium. Geisteskrankheit mit Gefräßigkeit, abwechselnd mit Essensverweigerung. Erotischer oder hochmütiger Wahnsinn. Größenwahn.

Manie. Manie mit Singen oder mit Raserei, zerreißt die Kleider oder reißt sich die Haare aus.

Religiöse Wahnideen, bildet sich ein, im Himmel zu sein und mit Gott zu sprechen. Religiöser Wahnsinn. Religiöses Delirium.

Geschwätzigkeit über religiöse Themen. Auffallend religiöses Verhalten. Beten. Milde.

Gewissensangst, als ob eines Verbrechens schuldig. Gewissensqual, Reue. Zweifelnd am Seelenheil. Religiöser Schwermut. Religiöse Verzweiflung.

Beklagt sich. Jammern und Klagen, besonders abends. Weinen, besonders abends. Heult die ganze Nacht. Wünscht, getragen zu werden.

Traurigkeit, Depression. Schwermut abends, vor Menses, während der Entbindung, im Wochenbett oder im Klimakterium.

Entmutigt. Verzweiflung. Verzweiflung bei Schmerzen oder bei Fieberfrost. Religiöse Verzweiflung, besonders bei unterdrückter Menses. Verzweifelt über seine gesellschaftliche Stellung.

Untröstlich, besonders über ein eingebildetes Unglück.

Sieht alles schwarz und brütet, besonders abends. Brütet in einer Ecke oder läßt den Kopf hängen.

Neigung zum Sitzen. Sitzt regungslos still da. Sitzt als ob in tiefen, traurigen Gedanken versunken und bemerkt nichts.

Apathie, Gleichgültigkeit. Hat keinen Wunsch und Willen. Beachtet nichts. Benommenheit, betäubt wie im Rausch. Geistesabwesend. Wie im Traum.

Furcht, besonders vor dem Tod oder vergiftet zu werden. Furcht nimmt den Atem.

Todesangst mit kaltem Schweiß auf der Stirn und Herzklopfen. Todesangst mit Beklemmung und dem Verlangen, aufzusitzen oder aus dem Bett zu springen. Agonie vor dem Tod.

Angst mit Furcht. Außerordentliche Angst, besonders um die ewige Seligkeit. Angst nach einem Schreck. Ängstlicher Gesichtsausdruck. Gesicht eingefallen und blass.

Wahnidee, bildet sich ein, schwanger zu sein. Bildet sich ein, Geld zu verschwenden. Unterhält sich mit abwesenden Personen. Halluzinationen mit Geschwätzigkeit oder Lachen.

Hartnäckige Gedanken. Stellt Theorien auf, theoretisiert.

Ängstliche Ruhelosigkeit. Überempfindlich. Hypochondrie.

Gemütssymptome während der Menses.

Beschwerden durch: Geldverlust. Aufregung, Gefühlserregung. Kränkung, Demütigung. Verachtung oder Geringschätzung durch andere.

ALLGEMEINES:

Lähmende oder betäubende Schmerzen. Windende, drehende oder kratzende, schabende Schmerzen. Äußerlich und innerlich drückende, schneidende, brennende oder wunde Schmerzen.

Schmerzen, als ob die Knochen gebrochen wären. In Knochen wunde Schmerzen. In Muskeln ziehende, drückende oder krampfhafte Schmerzen. Muskelschmerzen.

Ameisenlaufen. Taubheit, Gefühllosigkeit, besonders in einzelnen Teilen.

Schmerzlose Lähmung. Lähmung von Organen.

Gefühl von Zusammenschnüren innerlich, äußerlich oder der Körperöffnungen.

Innere Spannung. Schwellungsgefühl innerer Teile. Schwellung der Drüsen. Aufgedunsenheit. Ödeme.

Blutandrang, Plethora. Hitzegefühl. Hitzegefühl in den Blutgefäßen. Hitzewallungen in der Schwangerschaft.

Abnormer, voller, unregelmäßiger Puls. Fadenförmiger, kleiner oder weicher Puls. Puls erhöht und klein, unfühlbar.

Reichliche Schweißentwicklung. Beim Schwitzen schlechter, Schwitzen bringt keine Erleichterung. Nach dem Schwitzen besser. Kalter Schweiß. Klebriger Schweiß. Schweißgeruch bitter, sauer oder stinkend, widerlich. Kalter Schweiß bei Durchfall, bei Übelkeit, mit Erbrechen oder während Menses. Kalter, klebriger Schweiß bei Fieberfrost. Schweiß vor oder während Menses.

Äußerliches Zittern, Zittern am ganzen Körper.

Schwankender, stolpernder Gang. Konvulsivische Bewegungen.

Konvulsionen, besonders bei Kindern. Hysterische Konvulsionen. Konvulsionen mit Kälte des Körpers und Zyanose, nach Husten, bei kaltem Schweiß, bei Meningitis oder im Kindbett. Konvulsionen durch religiöse Erregung.

Schweregefühl. Müdigkeit. Gefühl der Erschlaffung. Muskelerschlaffung, Muskelschwäche oder Schwäche der Gelenke.

Große Schwäche. Plötzliche, schnell zunehmende oder ohnmachtsähnliche Schwäche. Lähmende Schwäche, besonders in schmerzhaften Teilen. Schwäche mit kaltem Schweiß oder Übelkeit. Schwäche während Menses, nach Erbrechen oder vor, während, besonders nach Stuhlgang. Schwäche durch Kälte, Durchfall, Gehen oder Schweiß. Ohnmacht aus Schwäche.

Kollaps, besonders beim oder nach Erbrechen.

Ohnmacht. Ohnmacht mit Erbrechen und kaltem Schweiß. Ohnmacht bei Anstrengung, bei oder nach Stuhlgang, durch Bewegung, nach Konvulsionen, durch Erregung, Schreck, bei Herzklopfen, beim Anblick von Blut, durch kleine Wunden oder durch Schmerzen. Ohnmacht in der Schwangerschaft oder während der Entbindung.

Körperliches Angstgefühl.

Schock durch Verletzung. Schock, wie ein elektrischer Schlag.

Außerordentliche physische Reizbarkeit.

Verlangen nach Saurem oder nach kalten Speisen, besonders in der Schwangerschaft. Verlangen nach Saurem und Salz, Hering, Sardinen, erfrischenden Dingen, Eis, Zitronen oder Obst, besonders nach saurem Obst. Verlangen nach kalten Getränken. Bier verschlechtert oder bessert. Durst auf große Mengen.

Obst, besonders Birnen, Kartoffeln oder rohe und kalte Speisen verschlechtern.

Erbrechen, besonders nach Essen oder Trinken, nach kaltem Wasser. Heftiges Erbrechen.

Durchfall nach Obst oder kalten Getränken. Bewegung verschlechtert Durchfall. Erbrechen während Durchfall. Kollaps nach Durchfall.

Wetterwechsel, besonders von warm zu kalt, verschlechtert. Trocken-kaltes, feucht-warmes oder feuchtes Wetter verschlechtert. Besser bei trockenem Wetter.

Entzündungen, besonders innerliche, der Drüsen, Gelenke und Knochen.

Kältegefühl in Blutgefäßen oder Knochen.

Zyanose. Schwarze Verfärbung äußerer Körperteile. Blutvergiftung.

Reaktionsmangel. Heftiger Krankheitsverlauf.

Symptome kreuzweise, links oben und rechts unten, oder rechts und dann zur linken Seite wechselnd.

Periodizität.

Folgen von Chinin-Mißbrauch. Arsenvergiftung.

MODALITÄTEN:

< durch kalte Luft.

< beim oder nach Kaltwerden.

< durch Wetterwechsel warm zu kalt.

< durch Abwärtsgehen.

< durch Bewegung.

< beim Schwitzen.

< durch Wärme.

< durch warmes Einhüllen.

< im warmen Raum oder Bett.

< nach Schlaf.

< durch Ruhe.

< durch Stehen.

< durch Berührung.

< durch Sprechen.

< durch Trinken.

< durch Erbrechen.

< vor Stuhlgang.

< vor Fieber.

< vor oder während Menses.

< im Frühling, Sommer, Herbst, besonders Winter.

< morgens von 5-9 Uhr.

> durch Gehen.

> durch fortgesetzte Bewegung.

> durch geistige Anstrengung.

> durch Abdecken.

ZINCUM METALLICUM

Für Sachkundige war Eva Zinkhelms große Spannung schon aus ihrem Namen ersichtlich, denn "Eva" bedeutet "Leben", wohingegen sich der stabile und sicherheitsspendende "Zinkhelm" im Laufe der Jahre wie eine Glocke über ihr festgesaugt hatte. Letzterer war wie eine Tarnkappe, der ihr wahres Wesen verbarg. So fehlte ihr zum Leben der nötige Raum und die Freiheit, aber auch der Mut und die Kraft, sich aus ihrem einengenden Gefängnis zu befreien. Zinky, wie sie seit jeher im Freundeskreis genannt wurde, lebte immer noch bei ihren Eltern, obwohl sie mittlerweile schon seit Jahren ihr eigenes Einkommen aus einer Tätigkeit bei der Wach- und Schließgesellschaft hatte. Das Wachen war für Zinky ein Problem, weil sie faul war und schnell müde wurde. Aber wenn es darum ging, etwas dicht zu machen und abzuschließen, war sie überaus eifrig und zuverlässig.

Weil Zinky immer noch unter elterlicher Obhut und Aufsicht weilte, schaffte ihr die mangelnde Selbstverwirklichung eine große Unzufriedenheit. Sie hatte Schuldgefühle, sich den familiären Verpflichtungen zu entziehen, und bürdete sich deshalb das Los der Unfreiheit auf. Dieses Gewicht schien sie manchmal zu erdrücken, weshalb sie oft Rückenschmerzen hatte. Sie fühlte sich wie ein nepalesischer Lastenträger, wobei ihr ein Dasein als vatikanischer Würdenträger wesentlich lieber gewesen wäre. Manchmal fragte sie sich: "Bin ich denn ein Kamel?" und blieb sich darauf die Antwort schuldig. Eigentlich wollte sie frei sein, aber ihre Ängste hinderten sie an ihrer Unabhängigkeit. So zeigte sie sich voller Widersprüche und in ihrer Stimmung dauernd hin- und hergerissen. Fröhlichkeit und gute Laune konnten bei ihr blitzschnell ins Gegenteil umschlagen. Dann war sie mürrisch, mißvergnügt, ärgerlich, ungestüm und hitzig. Manchmal hatte es den Anschein, als wolle sie aus der Haut fahren. Überhaupt verfügte sie über sehr wenig Selbstbeherrschung und konnte vor allem ihre plötzlich aufkeimenden Triebkräfte schwer zügeln. Ihrer überschäumenden Begierde und Leidenschaft hatte sie es zuzuschreiben, daß sie eines Tages überraschend mit einer Schwangerschaft konfrontiert wurde.

Der Vater des Kindes hätte Zinky geheiratet, aber da er als Handlungsreisender sehr viel unterwegs war, konnte sie sich einfach nicht für diese Ehe entschließen. Obwohl sie den Mann liebte, wagte sie es nicht, sich aus der elterlichen Sicherheit in die scheinbare Ungeborgenheit dieser Beziehung zu begeben. Zinky war zu verschlossen, um ihre wahren Gefühle preiszugeben, deshalb zeigte sie sich nach außen hin unbewegt und unbeeindruckt, aber innerlich fühlte sie sich aufgewühlt und zerrüttet. Sie litt so stark unter diesem Konflikt, daß sie vorübergehend sogar in eine psychiatrische Anstalt eingeliefert werden mußte, weil ihr eine schwere Geisteskrankheit drohte.

Mittlerweile war Zinkrid, Zinkys Tochter, schon vier Jahre alt, aber sonst hatte es noch keinerlei Veränderungen gegeben. An einem Samstag morgen erwachte Zinky ängstlich und war bemüht, sich langsam wieder an alles zu erinnern. Sie hatte eine unruhige Nacht hinter sich, weil plötzlich ein Bein taub und gefühllos geworden war. Jetzt erinnerte sie sich an einen quälenden Verfolgungstraum, wobei ihr das lahme Bein ein arges Hindernis gewesen war. Müde blieb sie im Bett liegen und ächzte voller Schwermut, ehe sie sich überwinden konnte, aufzustehen und dieses schreckliche Leben doch noch fortzusetzen. Während sie sich stumpfsinnig ankleidete, fiel ihr ein, daß sie mit Freunden eine Wochenendfahrt geplant hatte. Das Ziel war das im Gebirge gelegene Ferienhaus ihrer Eltern, die derzeit in ihrem Urlaub ebenfalls dort weilten. Zinky war spät dran und wollte nun nervös alles zur gleichen Zeit erledigen, während sie sich andererseits fast wie gelähmt fühlte und in ihren Taten erheblich blockiert war.

Eine halbe Stunde später saß Zinky mit ihrer Tochter und den Freunden im Auto, das dem einige Stunden entfernten Ziel zusteuerte. Zunächst hatte Zinky ihre morgendliche Depression gut überwunden und verbreitete sogar eine relativ gute Laune. Aber wenn sie lachte, klang es unmäßig, hysterisch, krampfhaft und irgendwie gezwungen. Als das Grinsen und Lachen auf Zinkys Gesicht nicht erlöschen wollte, bemerkten die verwunderten Freunde schließlich, daß dieses nicht echt war, sondern durch Gesichtskrämpfe hervorgerufen wurde.

Nachdem die Krämpfe vorbei waren, begann Zinky unermüdlich über ihre Beschwerden zu klagen. Sie stöhnte über ihre Rückenschmerzen, jammerte über eingeschlafene Beine, bedauerte ihre Müdigkeit und Schwäche. Alsbald bereiteten ihr die Krampfadern und auch die Augen Beschwerden. Ihr Mißmut erstreckte sich nicht nur über die Krankheiten, sondern beinhaltete auch andere Bereiche, die Anlaß zur Klage gaben. Das Reißen und Zucken in den Gliedern beschrieb sie besonders ausführlich, ehe sich ihr Wehklagen auf ihre Verstopfung, ihre Blasenlähmung und die fehlende Monatsblutung ausdehnte. Dann erfolgte eine Rückschau auf vergangene Leiden, wobei Zinky lange Zeit bei der ausbleibenden Milch nach der Geburt verweilte. Mittlerweile stöhnten auch die anderen, aber nicht etwa, weil sie krank waren, sondern weil sie sich durch Zinkys Beschwerdelitanei gemartert und gequält fühlten. Ihr Darmleiden belästigte die anderen von Kilometer 20 bis 70, und natürlich hing ihnen dieser "50 km lange Darm" mittlerweile schon zu den Ohren heraus.

Als die kleine Ausflugsgesellschaft unter Zinkys nervenaufreibendem Wehklagen an einer Kirche vorbeifuhr, überkamen Zinky religiöse Anwandlungen. Die Fahrt mußte für ein Gebet unterbrochen werden. Beim Aussteigen versicherte sich Zinky immer wieder, ob die Autotüren auch wirklich fest verschlossen waren, damit ihre Schätze nicht von Räubern entwendet werden konnten.
"Es fällt dir wohl schwer, etwas herzugeben?" wurde sie daraufhin von ihren Freunden gehänselt.
"Es fällt dir wohl schwer, etwas herzugeben?" wiederholte Zinky stumpfsinnig und geistesabwesend, ehe sie die Frage endlich begriff. Verärgert und streitsüchtig wollte sie daraufhin den Grund für diese plumpe Vermutung wissen.
"Von dir kommt nichts, denn außer Jammern gibst du nichts von Dir. Du sagst nie, was wirklich mit dir los ist. Alles willst du für dich behalten, sogar deine Ausscheidungen."

Daraufhin ärgerte sich Zinky maßlos und war beleidigt. Ab nun zeigte sie sich ohne Vorwarnung von der mürrischen Seite und sagte keinen Ton mehr. Das beeindruckte die Freunde überhaupt nicht, denn Zinky war ihnen mit ihren Unzufriedenheitskundgebungen sowieso fürchterlich auf die Nerven gefallen. Auch die anderen durften nicht mehr sprechen, weil Zinkys

Ohren überempfindlich gegen jegliches Geräusch waren. Irgendwann blickte Zinky nach hinten und sah dabei einen Polizeiwagen herannahen. Dabei wurde sie sofort von einem schlechten Gewissen geplagt und sie fragte sich ängstlich und schuldbeladen, welchen Verbrechens sie wohl angeklagt werden könnte.

Sobald es elf Uhr vorbei war, mußte Zinky ihre Phase der Wortkargheit beenden und um eine Essenspause bitten, denn ihr Heißhunger war schlimmer als alles andere. So blieb der Gruppe nichts anderes übrig, als die Fahrt kurz vor dem Ziel zu unterbrechen. Während den Freunden klar wurde, daß sie aufgrund der bisherigen Geschehnisse ein ziemlich verpatztes Wochenende angebrochen war, döste das Kind teilnahmslos und geistesabwesend vor sich hin. Ab und zu schlief es ein, zuckte und zitterte im Schlaf und gab zwischendurch undefinierbare und markerschütternde Schreie von sich.

Nachdem sie endlich ihr Ziel erreicht hatten, gab es viel zu erzählen. Zinky konnte das Gerede nicht ertragen und zeigte dabei große Ungeduld, Unverständnis und keine Toleranz. Sie hielt sich zuerst die Ohren zu und zog sich dann übellaunig auf ihr Zimmer zurück.
"Sie kann nicht aus ihrer Haut heraus." wurde Zinkys befremdendes Verhalten von ihrer Mutter den Freunden gegenüber entschuldigt.
"Gott sei Dank, daß sie das nicht kann! Es ist ja nicht vorzustellen, wenn sich unsere Tochter andauernd wie eine Schlange häuten würde!" warf der Vater kurz ein, worauf die Mutter das Wort wieder ergriff.
"Früher war sie ganz anders. Quicklebendig, vergnügt und geistesklar. Schwäche und Überempfindlichkeit kannte unsere Tochter überhaupt nicht. Sie hatte nicht einmal die üblichen Kinderkrankheiten. Nur die Masern kamen ganz kurz heraus, aber ich habe sie sofort mit einer hervorragenden Salbe behandelt. So waren die gefürchteten Masern in wenigen Stunden vorbei."
"Aber danach bekam sie Hirnhautentzündung." warf der Vater ein.
"Ja, das schon. Aber nur ein einziges mal..." entgegnete die Mutter widerwillig auf die unliebsame Unterbrechung hin.
"Und nach der Hirnhautentzündung hatte sie dauernd Kopfschmerzen und Augenprobleme. Außerdem ist sie seit dieser Zeit ziemlich belämmert." wagte sich der Vater abermals einzubringen, worauf das Thema endgültig gestorben war.

Der Abend wurde genauso unharmonisch, wie es der Tag bereits angekündigt hatte, denn trotz aller Mühe wollte nichts klappen. Das Abendessen am behaglichen Kaminfeuer erwies sich für Zinky als äußerst ungeeignet. Der Feuerschein irritierte ihre Augen und bereitete ihr bis dato unbekannte Beschwerden. Obendrein verschlechterten einige Schlucke Wein ihre Situation soweit, daß sie sich abermals jammernd und stöhnend zurückziehen mußte.

Kurze Zeit später sorgte ein gellender Schrei für die ungeteilte Aufmerksamkeit der Anwesenden. Alle liefen im Zimmer der kleinen Zinkrid zusammen und waren angesichts der Lage zunächst ratlos und starr vor Schreck. Die Kleine lag voller Unruhe im Bett, zuckte in Krämpfen zusammen, rollte mit dem Kopf, bewegte rhythmisch und unentwegt die Beine und stieß dabei immer wieder einen haarsträubenden Schrei aus.
"Ich habe nur ein einziges Mal in meinem Leben so etwas Schreckliches erlebt." flüsterte einer der zitternden Freunde dem anderen zähneklappernd ins Ohr.
"Wo denn?" fragte der Angesprochene mit sichtbarer Gänsehaut.
"In der Geisterbahn." hauchte er ergriffen, während ihm das Blut in den Adern zu gefrieren schien.

WESEN:

Zink ist ein chemisches Element, das als Zinkblende, Zinkspat oder Kieselzinkerz vorkommt. Das spröde, bläulichweiß glänzende Metall erhält durch die Verbindung mit Sauerstoff eine dünne Oxydschicht, die als Zinkoxyd bezeichnet wird. Zinkoxyd ist gegen äußerliche Einflüsse unempfindlich, weshalb es sich ausgezeichnet als Rostschutz-Überzug für Metallteile eignet. Aber Zinkoxyd wird nicht nur in der Metallbranche gebraucht, sondern findet auch in der Medizin seine Verwendung. Als schützende Abdeckung für Wunden ist es Bestandteil in bestimmten Pudersorten und Salben, um Infektionen zu verhindern.

Ebenso wie verzinkte Gegenstände durch die dichte Ummantelung vor Korrosion bewahrt werden, schirmt Zink die Haut vor äußeren Einwirkungen ab. Allerdings ermöglicht diese isolierende Schutzschicht auch keine Entladung von innen nach außen, so daß Gift- und Abfallstoffe nicht mehr über die Haut austreten können. So werden Hautausschläge unterdrückt, deren Auftreten ein notwendiger Prozeß ist, weil sich seelische Veränderungen oft auf der Haut reflektieren. Die Haut bringt Botschaften aus dem Unbewußten hervor und wird deshalb mitunter als Spiegel der Seele bezeichnet. Sie agiert als Ventil für verborgene Prozesse und symbolisiert durch Ausschläge eine seelische "Häutung" und somit die Notwendigkeit zur Erneuerung der ganzen Persönlichkeit.

Die Unterdrückung von Hautausschlägen schadet nicht nur dem körperlichen Wohlbefinden, denn mit den Exanthemen werden gleichzeitig seelische Signale und Hilferufe verdrängt. Oft kommt beim Zincum-Patienten die Hautsymptomatik gar nicht erst zum Durchbruch, weil die Persönlichkeit nicht stark genug ist, den Hautmantel zu durchbrechen und ihre psychische Problematik nach außen zu kehren. Durch das Einkapseln der psychischen Inhalte kann die Seele des Zincum-Patienten nicht frei wie ein Schmetterling fliegen, sondern hockt eingesponnen wie eine unerlöste Raupe im Konkon. Der Zincum-Patient macht gleichsam seine Grenzen dicht, weshalb er seine Gemütsproblematik anderweitig zum Ausdruck bringen muß.

Zink wirkt isolierend, hemmt Veränderungen und krankhafte Prozesse, aber es blockiert dabei auch den gesunden Fortschritt. Die Hemmung im Bewegungs- und Erregungsablauf führt zur Stauung der Energie, wodurch Enge entsteht. Auf *engstem* Raum entwickeln sich sehr schnell *Ängste*, und bereits die sprachliche Verwandtschaft dieser beiden Begriffe deutet hier eindeutige Zusammenhänge an. Der Zincum-Patient hat Angst beim Alleinsein und nachts beim Erwachen. Er wird von Schuldgefühlen geplagt und schreckt deshalb nicht selten aus bösen Träumen auf. Die große Gewissensangst zeigt sich beim Zincum-Patienten auch in seinen Wahnideen. Er glaubt sich angeklagt, verfolgt, sieht Diebe, Gespenster und Teufel, die ihm nichts Gutes verheißen und befürchtet unter Arrest gesetzt zu werden. Ein bemerkenswerter Ausdruck ist *verzinken*, womit Gauner ausdrücken, daß sie verraten, zur Anzeige und hinter Gitter gebracht werden. Die Gedanken des Stehlens und der unerlaubten Bereicherungen machen deutlich, daß der Patient wegen seiner Schuldgefühle im Leben zu zögernd vorgeht und nicht gebührend zuzugreifen wagt.

Die nicht angemessen zum Ausdruck gebrachte Energie versetzt den Patienten allmählich in große Spannungen. Das zieht eine Überbeanspruchung des Nervensystems nach sich, weshalb der Kranke an einer ungeheueren innerlichen Unruhe leidet und eine reizbare Schwäche zeigt. Er ist dermaßen nervös, überempfindlich und erregbar, daß er sich nicht mehr auf normale Weise abzureagieren und zu benehmen vermag. Er ist ruhelos, heftig, hitzig, ungestüm, ärgerlich und zornig, kann sich aber im Positiven auch mal ideenreich, fröhlich und vergnügt verhalten. Es ist unübersehbar, daß der Patient ziemlich aufgeladen ist, was die Verwendung von Zink zur Herstellung von Trockenbatterien plausibel macht.

Nach unterdrückten Gemütsbewegungen zeigt sich die nächtliche Unruhe gelegentlich im Schlafwandeln. Besonders Kinder beginnen im Schlaf, aber auch beim Erwachen durchdringend zu kreischen oder gellend zu schreien, was mit der Übererregung des Nervensystems, dem intensiven Gehirndruck und den auftretenden Krämpfen zusammenhängt. Durch Krämpfe, Muskelzuckungen und Zittern entladen sich die aufgestauten Spannungen, aber auch Kribbeln, Ameisenlaufen und Taubheitsgefühl in den Gliedern sind häufige Krankheitserscheinungen. Eine weitere Abreaktion erfolgt durch unwillkürliche, monotone und endlose Bewegungen der Beine, manchmal auch durch rhythmisches Bewegen der Hände oder durch Rollen des Kopfes.

Durch die unerquicklichen Nächte ist der Kranke am Morgen außerordentlich müde. Beim Erwachen ist er zunächst einmal verwirrt und braucht lange Zeit, bis er sich die Alltagsgeschehnisse zurückrufen kann. Es scheint, als ob der Patient tagsüber gar nicht richtig anwesend sei und sich vor Müdigkeit in Trance befinde. Mittags gegen 11 Uhr fühlt er sich besonders matt und ist schwach auf den Beinen, was mit seinem Hungergefühl um diese Tageszeit zusammenhängt. Im Laufe des Tages nehmen seine Beschwerden und die Reizbarkeit zu und erreichen abends oder nachts ihren Höhepunkt.

Auf der körperlichen Ebene gerät allgemein der Fluß ins Stocken. Wie bereits erwähnt, kommen Exantheme entweder gar nicht hervor oder nur so langsam, daß deren Hervortreten den Patienten völlig entkräftet und letztlich sogar eine Ohnmacht verursacht. Auch alle Körpersäfte fließen nur spärlich oder sind gestaut. Diese Tatsache wird nicht nur durch den Blutstau in den zu Krampfadern aussackenden Venen ersichtlich, sondern sie wird auch durch mangelnde Sekretion erkennbar. Bei Frauen kommt die Menses nur mühsam, und Wöchnerinnen bringen keine Milch hervor. Die Nasenabsonderung ist dick und zäh, der Auswurf kann kaum abgehustet werden, und trotz voller Blase geht der Urin nur unter Anstrengung ab. Der Patient ist aufgrund einer Blasenlähmung nur noch zur Miktion fähig, wenn er sich setzt und dabei nach hinten lehnt. Aufgrund einer Anuslähmung kommt es besonders morgens zu unwillkürlichem Stuhlabgang.

Die Magenmuskulatur arbeitet so schlecht, daß dem Patienten nachts Speisen aufstoßen, die er bereits mittags gegessen hat. Der Darm ist ebenfalls nicht in voller Tätigkeit und deshalb häufig verstopft. Durch den trägen Stoffwechsel leidet der Zincum-Patient allgemein stark unter Ernährungsstörungen. Außerdem verursachen die herabgesetzten Funktionen Frieren, Übermüdung und Schwäche.

Der Zincum-Patient hemmt sich selbst oder läßt sich durch andere einschränken. Er ist *zu*, hat Angst vor seiner Entwicklung und wagt es nicht, seine Persönlichkeit zu entfalten und seinen eigenen Weg zu gehen. Regeln,

Gebote und Gesetze nimmt er so genau, daß ihm dabei kein Freiraum und keine Beweglichkeit mehr bleibt. Dadurch überfordert er sich und gerät immer mehr in ein Chaos von Schuldgefühlen. Es fehlt ihm an einem starken Rückgrat, denn nicht umsonst leidet er unter einem Schwächegefühl in der Wirbelsäule. Der Patient erfährt durch die unterdrückte Entwicklung letztlich Be-*drückt*-heit und Depression. Dabei denkt er auch an Selbstmord, hat aber nicht den Mut, seine Gedanken in die Tat umzusetzen. Oft findet er eine Hoffnung auf Erlösung in religiösen Vorstellungen. Der Patient kann durch den Glauben aufrecht erhalten werden, weil er sich nur darin die Vergebung seiner Schuld vorstellen kann.

Die Meningen, die Gehirn- und Rückenmarkshäute, sind beim Zincum-Patienten stark betroffen. In schlimmeren Fällen kann es nach unterdrückten Hautausschlägen sogar zur Geisteskrankheit kommen. Es ist signifikant, daß offenbar durch das Zurückdrängen von äußeren Hauterscheinungen die sensiblen inneren Umhüllungen des Zentralnervensystems angegriffen werden. Auch die Augen, deren Häute ja durch Ausstülpungen der Gehirnhäute entstanden sind, werden durch Schmerzen und Entzündungen stark in die Zincum-Symptomatik miteinbezogen.

Die gereizten Meningen spürt der Patient mitunter in einem starken brennenden Schmerz entlang der Wirbelsäule. Die Entzündung der Gehirnhäute bringt noch viele andere Symptome mit sich, worunter vor allem der heftige Kopfschmerz zu nennen ist. Bemerkenswert ist dabei wiederum, daß der Patient das Gefühl hat, daß ihm der Kopf bersten wolle. Auch im Charakter dieses Schmerzes wird deutlich, wie eingeschränkt und eingekapselt sich der Kranke fühlt und welcher Druck hierbei innerlich entsteht.

Der Zincum-Patient leidet an einer gesteigerten Empfindlichkeit gegen Lautreize. Er selbst ist nicht zum Sprechen aufgelegt und verhält sich besonders gegen Abend sehr ruhig. Geräusche, aber auch das Sprechen anderer Personen empfindet er unerträglich, letzteres vor allem dann, wenn er durch seine Reaktionsschwäche einem Gespräch nicht mehr folgen kann. Auf der intellektuellen Ebene macht sich nämlich eine zunehmende Bewußtseinseintrübung bemerkbar, wobei der Kranke schwerfällig und vergeßlich wird. Seine geistige Stumpfheit und sein Mangel an Ideen zeigt, daß auf dieser Ebene nur noch schwer etwas nach außen dringen kann. In der Aufnahme ist er blockiert und hat Schwierigkeiten beim Verstehen, weshalb er oft gar nicht auf Fragen antwortet. Beantwortet er sie doch, so muß er zur Unterstützung seines Denkvorganges die gestellten Fragen erst wiederholen, ehe er sie verinnerlichen und schließlich darauf eingehen kann.

Er zieht seine Grenzen zu eng, und seine starke Isolationsschicht verhindert, daß er aus seinen Beschränkungen auszubrechen vermag. Dadurch kann er sich nicht mehr weiterentfalten und steht allmählich unter einem gewaltigen psychischen Überdruck, der sich auf die Körperfunktionen auswirkt. Die großen Spannungen führen zu unwillkürlichen Entladungen und arten auf der Körperebene in Krämpfe oder in Lähmungen aus. Die enorme Spannung bringt auch einen verstärkten Sexualtrieb mit häufigen Erregungen mit sich, aber es kommt zu frühzeitigen Ejakulationen, weil es den Patienten zur unkontrollierten Entladung drängt.

Im wesentlichen besteht beim Zincum-Patienten ein Konflikt zwischen dem Bedürfnis nach Sicherheit und nach Freiheit. Der Patient schwankt zwischen Vergangenem und Zukünfigem, zwischen Altem und Neuem, zwischen Tradition und Veränderung. Er fühlt sich zwischen diesen beiden Polaritäten hin- und hergerissen, was sich auch in der Launenhaftigkeit des Kranken zeigt. Sein emotionaler Zustand ist sehr unausgeglichen und läßt sehr viel Unzufriedenheit ahnen. Wenn er sich nicht mehr beherrschen kann, klagt und jammert er intensiv und ausdauernd über seine Beschwerden, womit er sein Umfeld als nervtötender Quälgeist stört und schikaniert. Das Jammern braucht er aufgrund seiner heftigen inneren Erregung als Ablaßventil für seine Spannungen.

Die Sicherheit und Unveränderlichkeit, die durch die *Verzinkung* gewährleistet wird, hat den Nachteil, daß sie zu Einengung, Freiheitsverlust und zur Erstarrung führt. Verwirklichung, Individuation und Freiheit bedeuten Bewegung, Veränderung, Fluß und Leben. Das homöopathische Zincum bringt den Lebensfluß wieder in Gang, weil es den Prozeß umzukehren vermag. Nach seiner Entpuppung braucht der Patient auch nicht weiter auf Sicherheit zu verzichten, denn diese findet er zunehmend in sich selbst.

GEMÜT:

Unbeständige, labile oder wechselnde Stimmung.

Mürrisch, mißmutig. Leicht beleidigt, nimmt alles übel.

Ruhelosigkeit. Läuft umher, wie im Schreck. Hast, große Eile beim Trinken und Essen. Ungeduldig. Ungestüm.

Auffahren, Zusammenfahren im Schlaf. Auffahren aus dem Schlaf, besonders während Menses.

Schreien, besonders im Schlaf oder beim Erwachen. Cri encéphalique. Schreien bei Hydrocephalus, bei Chorea oder vor Konvulsionen.

Reizbarkeit. Große Reizbarkeit abends. Zorn mit Zittern. Gerät leicht in Zorn. Zorn mit Wahnideen im Klimakterium.

Wahnidee durch Kummer und Zorn. Wahnidee, schimpfende und unflätige Stimmen zu hören, die aus seinem Inneren sprechen. Bildet sich ein, verfolgt zu werden, von Feinden oder der Polizei. Wahnidee, daß er im Gefängnis eingesperrt werden soll. Wahnidee, einen Teufel zu sehen, der hinter ihm her ist.

Angst. Angst während Fieber. Gewissensangst, als ob eines Verbrechens schuldig.

Reue, Gewissensqual. Auffallende Religiosität.

Furcht abends, vor Räubern, vor Apoplexie. Furcht bei Hydrocephalus.

Gesteigerte Phantasie.

Schreckliche Begebenheiten, traurige Geschichten ergreifen sie tief. Aufregung, Erregung nach Hören schrecklicher Dinge.

Empfindlich. Überempfindlich gegen Sinneseindrücke, Geräusche, Stimmen oder andere sprechen zu hören. Sprechen anderer verschlechtert.

Geht auf die Nerven, ist lästig, besonders abends. Quält jeden mit seinen Beschwerden. Hypochondrie.

Hysterie. Hysterie besser während Menses.

Grundloses Weinen oder Weinen aus Ärger. Weinen im Schlaf, vor oder während Menses.

Traurigkeit, Schwermut, Depression. Schwermütig mittags oder nachmittags. Mittags lebhaft und abends traurig oder umgekehrt. Schwermut besser abends oder während Menses.

Todesgedanken, besonders abends. Gefühl vom Tod. Denkt ganz ruhig an den Tod. Neigung zu Selbstmord.

Apathie oder Faulheit. Gleichgültigkeit und Abneigung gegen Arbeit mit Schläfrigkeit. Neigung zum Sitzen. Abneigung zu gehen.

Schweigsamkeit. Abneigung zu sprechen abends.

Antwortet erst, nachdem er die Frage wiederholt hat.

Vergeßlich. Geistige Trägheit, Stumpfheit. Anfallsweise Schwierigkeiten beim Denken und Begreifen oder nach Wein. Versteht Fragen erst nach Wiederholung.

Geistige Erschöpfung. Geistige Erschöpfung nach dem Stillen. Geistige Arbeit unmöglich.

Unzusammenhängende oder wandernde, abschweifende Gedanken.

Verwirrung, besonders nach Erwachen oder nach Wein.

Benommenheit, Betäubtheit. Stupor. Gedächtnisverlust.

Bewußtlosigkeit, wenn Exanthem langsam erscheint oder nach Unterdrükkung eines Hautausschlages.

Geisteskrankheit, Psychose nach unterdrückten Hautausschlägen.

Mit den Händen Greifen oder Langen nach etwas. Zupft an der Bettdecke.

Manie nach Unterdrückung von Hautausschlägen.

Schlafwandeln, besonders nach unterdrückten Emotionen oder nach Verschwinden von alten Hautausschlägen.

Heftiges, übermäßiges sexuelles Verlangen. Samenabgang zu schnell.

Nymphomanie. Vermehrtes sexuelles Verlangen treibt zur Onanie.

Alkoholismus, Trunksucht. Delirium tremens, Säuferwahnsinn mit Erregung.

Ist zufrieden. Froh, glücklich, lustig, besonders abends. Andauerndes Lachen.

Gemütssymptome schlechter nach unterdrückten oder zurückgetretenen Hautausschlägen oder Hämorrhoiden.

Beschwerden durch: Kummer. Gefühlserregung. Unterdrückte Hautausschläge.

ALLGEMEINES:

Beißende oder bohrende Schmerzen. Brennende, schneidende, reißende, stechende oder drückende Schmerzen äußerlich und innerlich. Innerlich wunde, kneifende oder zusammenschnürende Schmerzen. Äußerlich geschwürige Schmerzen.

In Drüsen geschwürige, brennende oder reißende Schmerzen. In Muskeln oder Gelenken reißende, stechende oder stechend-reißende Schmerzen. In Knochen brennende Schmerzen.

Empfindlich gegen Schmerzen. Körperliches Angstgefühl.

Äußerliches und inneres Ameisenlaufen.

Äußerliche und innerliche Spannung.

Lähmung, Paralysis agitans. Einseitige Lähmung mit Kälte im gelähmten Teil.

Beben. Äußerliches Zittern. Zittern wenn hungrig, bei der leichtesten Anstrengung, durch Zorn oder nach Gemütsbewegungen. Zittern mit Zorn.

Zucken, hier und dort. Zucken mittags, beim Einschlafen, im Schlaf oder beim Zahnen. Innerliche Konvulsionen.

Sehnenhüpfen. Rucke, Zuckungen der Muskeln, besonders beim Einschlafen. Rucke wie bei Konvulsionen.

Konvulsivische Bewegungen. Chorea, besonders abends. Chorea besser durch Körperübungen und schlechter durch Wein. Chorea während Ruhe, durch Schreck, während Menses oder durch unterdrückte Hautausschläge.

Konvulsionen durch unterdrückte Hautausschläge, durch unterdrückte oder nicht herausgekommene Exantheme, oder wenn Hautausschläge nicht herauskommen.

Konvulsionen bei Kindern, beim Zahnen, durch Erregung, Schreck oder während Menses. Konvulsionen in der Schwangerschaft, Eklampsie. Klonische, tonische oder epileptiforme Konvulsionen. Epilepsie. Konvulsionen mit unwillkürlichen Urinabgang oder mit Schreien.

Äußeres oder inneres Pulsieren.

Beschleunigter Puls. Puls morgens langsam, aber abends erhöht.

Hitzegefühl. Hitzewallungen. Erhitzung.

Beim Essen besser. Beschwerden nach dem Essen. Schlechter nach Frühstück.

Kalte Speisen und Getränke bessern. Verlangen nach Bier, besonders abends. Ist leicht betrunken.

Wein, Kalbfleisch, Milch, Brot verschlechtern.

Abneigung gegen Wein, Fisch, Fleisch, Kalbfleisch, Süßigkeiten, Zucker. Abneigung gegen warme und gekochte Speisen. Abneigung gegen Speisen beim Denken an das Essen.

Verlangen nach frischer Luft, aber Luftzug verschlechtert. Gefühl, wie angefächelt.

Äußerliche Gefühllosigkeit, Taubheit. Gefühllosigkeit in einzelnen Teilen. Äußerliches Schweregefühl.

Gefühl der Erschlaffung. Mattigkeit. Große Müdigkeit. Müdigkeit morgens beim Erwachen.

Schwäche durch Hunger oder durch Gehen.

Ohnmacht beim Stehen. Kollaps.

Verlangen, sich zu setzen oder hinzulegen.

Ruhe verschlechtert. Beim Sitzen oder während Schlaf schlechter. Liegen im Bett verschlechtert.

Abscheu vor Baden.

Varizen. Krampfadergeschwür. Varizen in der Schwangerschaft.

Gefühl von Trockenheit innerer Teile. Trockenheit gewöhnlich feuchter innerer Teile.

Blässe, Weißfärbung gewöhnlich roter Teile. Anämie.

Wunden, selbst kleine Wunden, bluten stark.

Einseitige Symptome, besonders linke Seite.

Abmagerung, Marasmus.

Reaktionsmangel. Unempfindlichkeit.

Hautausschläge kommen nicht heraus. Unterdrückte Hautausschläge.

Schnelle Reaktion auf Medikamente. Heftige Reaktion.

Beschwerden durch: Hunger. Mißbrauch von Eisen und Eisenpräparaten. Unterdrückten Fußschweiß. Unterdrückte Hautausschläge.

MODALITÄTEN:

< durch Wärme.

< durch Kälte, kalte Luft.

< durch Luftzug.

< durch körperliche Anstrengung.

< durch Steigen, Hinaufgehen.

< am Beginn der Bewegung.

< beim Gehen.

< bei Ruhe.

< beim Stehen.

< beim Sitzen.

< während Schlaf.

< durch Berührung.

< durch Berühren der Haare.

< durch Sprechen anderer.

< durch Feuerschein.

< durch Abdecken.

< beim Erwachen.

< vor, während, nach Menses.

< bei feuchtem Wetter.

< um 11 Uhr.

< nachmittags von 13-18 Uhr.

< abends von 18-21 Uhr.

< nachts von 21-5 Uhr.

> im Freien.

> durch Reiben.

> durch Fasten.

> durch Samenverlust.

> während Menses.

> bei Durchfall.

> durch vermehrte Schleimhautabsonderung.

Samuel Hahnemann
Organon der Heilkunst, 6. Auflage
§ 282, Fußnote

"Da die Krankheiten im allgemeinen nur dynamische Eingriffe auf das Lebensprinzip sind und ihnen nichts Materielles, keine Materia peccans zugrunde liegt (wie die alte Schule seit Jahrtausenden in ihrem Irrwahn gefabelt und danach immer zum Ruin der Kranken kuriert hat), so ist auch in diesen Fällen [Behandlungen] *nichts Materielles hinwegzunehmen, weg-zuschmieren, wegzubeizen, nichts abzubinden oder abzuschneiden, ohne den Kranken lebenslang unendlich krank und unheilbar zu machen (s. chron. Krankh. I. Teil)..."*

Literaturhinweise:

H. C. Allen, Leitsymptome wichtiger Mittel der homöopathischen Materia Medica, Burgdorf Verlag, 1990

T. F. Allen, The Encyclopedia of Pure Materia Medica, 12 Volumes, B. Jain Publishers, New Delhi, 1990

H. Beuchelt, Konstitutions- und Reaktionstypen in der Medizin mit Berücksichtigung ihrer therapeutischen Auswertbarkeit in Wort und Bild, Haug Verlag, 1987

W. Boericke, Homöopathisches Taschenbuch - Materia Medica, Barthel Verlag, 1991

I. Bub, Lebendige Arzneimittelbilder, Pflaum Verlag, 1985

E. F. Candegabe, Vergleichende Arzneimittellehre, Burgdorf Verlag, 1990

G. Charette, Homöopathische Arzneimittellehre für die Praxis, Hippokrates Verlag, 1985

J. H. Clarke, A Dictionary of Practical Materia Medica, 3 Volumes, B. Jain Publishers, New Delhi, 1988

Der Neue Clarke, Eine Enzyklopädie für den homöopathischen Praktiker, 10 Bände (noch nicht vollständig lieferbar), Stefanovic Verlag, 1990

C. R. Coulter, Portraits homöopathischer Arzneimittel, Haug Verlag, 1988

C. R. Coulter, Portraits homöopathischer Arzneimittel II, Haug Verlag, 1991

R. Dahlke, Krankheit als Sprache der Seele, Bertelsmann Verlag, 1992

R. und M. Dahlke, Die Psychologie des blauen Dunstes, Droemer Knaur, 1989

T. Dethlefsen / R. Dahlke, Krankheit als Weg, Bertelsmann Verlag, 1983

E. und P. Friedrich, Charaktere homöopathischer Arzneimittel, Traupe Verlag, 1991

W. Gawlik, Arzneimittelbild und Persönlichkeitsportrait, Hippokrates Verlag, 1990

F. E. Gladwin, Die Materia-Medica-Familie, Haug Verlag, 1985

W. Gutman, Grundlage der Homöopathie und das Wesen der Arznei, Haug Verlag, 1987

S. Hahnemann, Organon der Heilkunst, 6. Auflage, Haug Verlag, 1987

S. Hahnemann, Reine Arzneimittellehre, Haug Verlag, 1983

S. Hahnemann, Chronische Krankheiten, Barthel Verlag, 1983

C. Hering, The Guiding Symptoms of our Materia Medica, 10 Volumes, B. Jain Publishers, New Delhi, 1989

C. Hering, Kurzgefaßte Arzneimittellehre,, Burgdorf Verlag, 1979

G. H. G. Jahr, Ausführlicher Symptomen-Kodex der homöopathischen Arzneimittellehre, Leipzig 1848; Nachdruck Bernd von der Lieht Verlag

K. T. Kent, Arzneimittelbilder, Haug Verlag, 1986

J. A. Lathoud, Materia Medica, Barthel Verlag, 1985

Leesers Lehrbuch der Homöopathie, Mineralische Arzneistoffe / Pflanzliche Arzneistoffe I + II / Tierstoffe, Bd. 2 - 5, Haug Verlag, 1987 - 1989

A. von Lippe, Key Notes & Red Line Symptoms of the Materia Medica, B. Jain Publishers, New Delhi, 1989

J. Mezger, Gesichtete homöopathische Arzneimittellehre, Haug Verlag, 1988

E. B. Nash, Leitsymptome in der homöopathischen Therapie, Haug Verlag, 1988

R. Sankaran, The Spirit of Homoeopathy, by Rajan Sankaran, Bombay, 1991

K. Stauffer, Klinische Homöopathische Arzneimittellehre, Johannes Sonntag Verlag, 1988

M. L. Tyler, Homoeopathic Drug Pictures, B. Jain Publishers, New Delhi, 1990

F. Vermeulen, Kindertypen in der Homöopathie, Sonntag Verlag, 1988

G. Vithoulkas, Essenzen homöopathischer Arzneimittel, Sylvia Faust Verlag, 1986

G. Vithoulkas, Materia Medica Viva, 10 Bände (noch nicht vollständig lieferbar), Burgdorf Verlag, 1991

E. C. Whitmont, Psyche und Substanz - Essays zur Homöopathie im Lichte der Psychologie C. G. Jungs, Burgdorf Verlag, 1987

Repertorien:

Kent's Repertorium Generale, von Künzli/Barthel; Barthel Verlag, 1989

Synthetisches Repertorium, Bd. 1 - 3, von Barthel/Klunker; Haug Verlag, 1987

Repertory of the Homoepathic Materia Medica, von J. T. Kent, Sixth American Edition; B. Jain Publishers Ltd., New Delhi, 1990

Repertory of Hering's Guiding Symptoms, von Calvin B. Knerr; B. Jain Publishers, New Delhi, 1988

Unabridged Dictionary of the Sensations "As If", von J. W. Ward; B. Jain Publishers, New Delhi, 1988

Sensations As If , von H. A. Robberts; B. Jain Publishers, New Delhi, 1990

Als-Ob-Symptome in der Homöopathie (Repertorium und Materia Medica), von M. Hackl; Sonntag Verlag, 1986

Symptomen-Verzeichnis, von K. Stauffer; Sonntag Verlag, 1973

Vergleichende Materia Medica, von Groß/Hering; Barthel Verlag, 1985

Repertorium der homöopathischen Arzneien, von C. von Bönninghausen, Münster 1833/35; Nachdruckausgabe Sylvia Faust Verlag

Homöopathische Therapie der Geisteskrankheiten, mit Repertorium, von G. H. G. Jahr; Barthel Verlag, 1986

Psychismus und Homöopathie, mit Repertorium, von Jean-Pierre Gallavardin; Haug Verlag, 1987

Materia Medica und Repertorium, Homöopathische Mittel und ihre Wirkungen, von W. Boericke / O. E. Boericke; Verlag Grundlagen und Praxis, 1991

CHARAKTERE HOMÖOPATHISCHER ARZNEIMITTEL
Edeltraud und Peter Friedrich

In dem ersten Band werden die Charaktere von 40 Arzneimitteln dargestellt. Kurzgeschichte, Wesenserklärung, Auflistung der wichtigsten Gemüts- und Allgemeinsymptome sowie Modalitäten vermitteln ein umfangreiches Bild eines jeden Arzneimittels.
512 Seiten, 2. Auflage
ISBN 3-9802834-0-2

GRUNDLAGEN DER HOMÖOPATHIE
Edeltraud und Peter Friedrich

Entdeckung und Entwicklung der Homöopathie. Entstehung von Krankheit. Das homöopathische Prinzip. Herstellung und Einsatz homöopathischer Arzneimittel. Die Behandlung beim Homöopathen. Heilung durch Homöopathie.
Broschüre, DIN A 5, 40 Seiten
ISBN 3-9802834-1-0

GEDANKEN ZUR HOMÖOPATHIE
Edeltraud und Peter Friedrich

Homöopathie - Allopathie: Gegenüberstellung zweier Denkweisen.
Der Heilerfolg in der Homöopathie.
Broschüre, DIN A 5, 20 Seiten

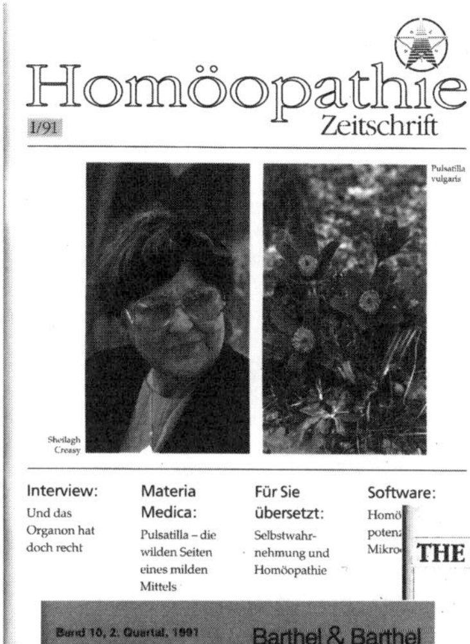
Homöopathie
I/91
Zeitschrift
Pulsatilla vulgaris
Sheilagh Creasy
Interview:
Und das Organon hat doch recht
Materia Medica:
Pulsatilla – die wilden Seiten eines milden Mittels
Für Sie übersetzt:
Selbstwahrnehmung und Homöopathie
Software:

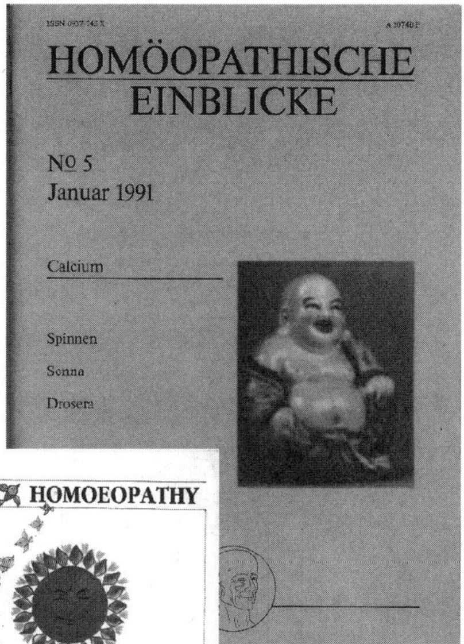
HOMÖOPATHISCHE EINBLICKE
No 5
Januar 1991
Calcium
Spinnen
Senna
Drosera

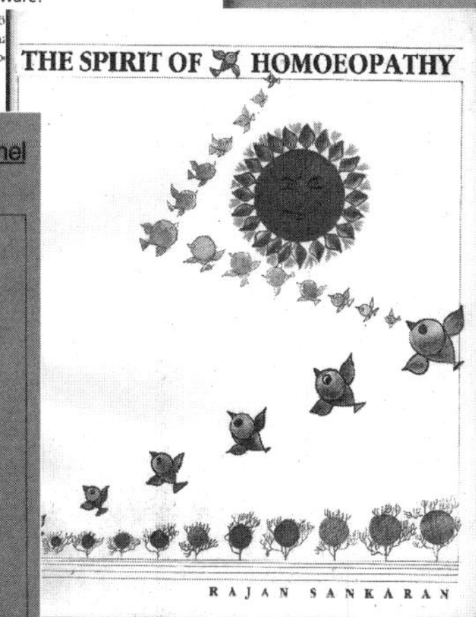
THE SPIRIT OF HOMOEOPATHY
RAJAN SANKARAN

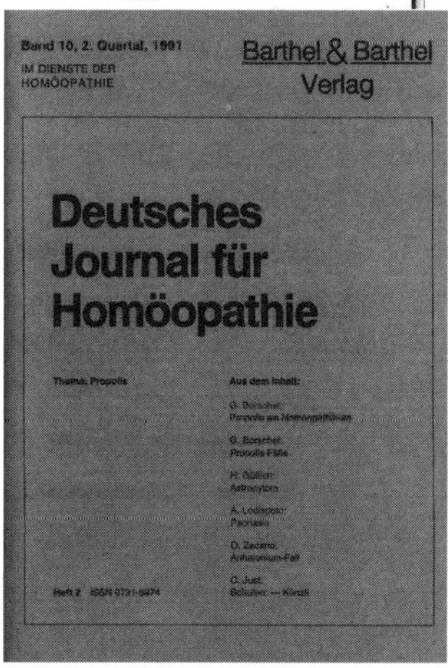
Band 10, 2. Quartal, 1991
IM DIENSTE DER HOMÖOPATHIE
Barthel & Barthel Verlag
Deutsches Journal für Homöopathie